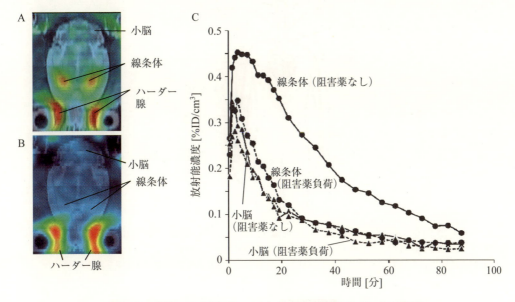

図3.15 動物PET実験（ラット）による放射性リガンドの評価
A. 阻害剤未投与のPET画像（水平断）をT2強調画像に重ねたもの．受容体が豊富な線条体に集積するが，受容体のない小脳への集積は低い．
B. 阻害薬を前投与したときのPET画像．放射性リガンドの結合が阻害され，線条体への集積はなくなったが，ハーダー腺への結合は阻害されないことからハーダー腺への結合は非特異結合であることがわかる．
C. 時間放射能曲線．●線条体，▲小脳，実線：阻害薬なし，点線：阻害薬負荷時．阻害薬負荷により，線条体の時間放射能曲線は小脳の時間放射能曲線に近づく一方，小脳の時間放射能曲線は阻害薬負荷条件でもほとんど変わらない．（65ページ参照）

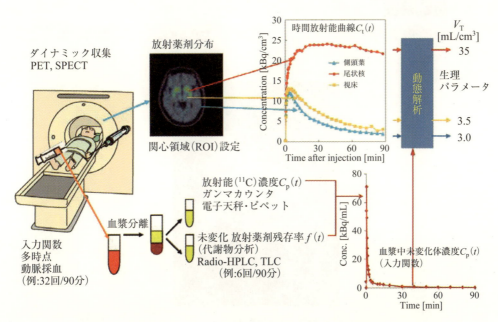

図3.17 生体機能パラメータ定量のための計測から動態解析までの過程
（68ページ参照）

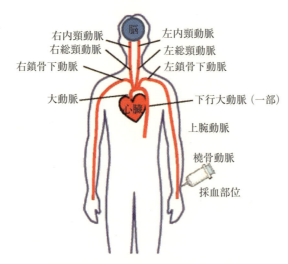

図3.18 入力関数測定のための動脈採血部位と関心臓器（脳）の位置関係
関心領域（臓器）にかかわらず，表在して被験者への負担が少なく確保・止血しやすい橈骨動脈（手首親指側の動脈）または上腕動脈（肘）から行う．図は動脈走行の概要で，分岐は省略されている．
（69ページ参照）

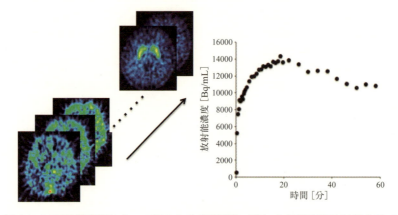

図4.1 PET動態撮影によって得られる動態画像（左）と組織時間放射能曲線（右）
（72ページ参照）

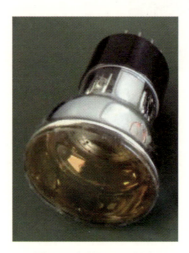

図7.6 丸型PMTの写真
（204ページ参照）

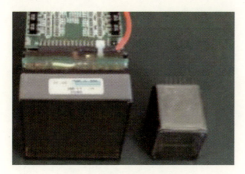

図7.7 PS-PMTの写真
2インチ角型（左）と1インチ角型（右）
（205ページ参照）

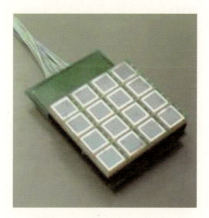

図7.8 Si-PMアレーの写真
（205ページ参照）

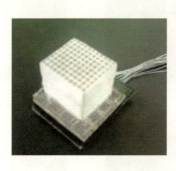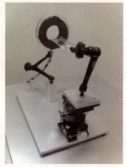

図7.17 Si-PMを用いた検出器ブロック（左）と小型PET装置の例（右）
（212ページ参照）

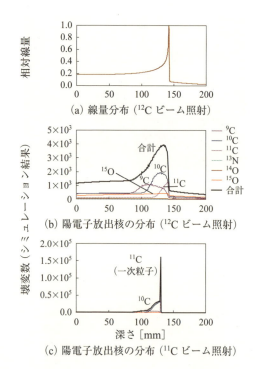

図7.54 重粒子線照射によってPMMAファントム中に生じる陽電子放出核種の分布を計算したシミュレーション結果

290 MeV/uの^{12}Cビーム（a）を10^7 ppsの強度にて10秒間照射している間の陽電子放出核の壊変数の分布（b）．（c）は，同条件で^{11}Cビームを照射した結果．（258ページ参照）

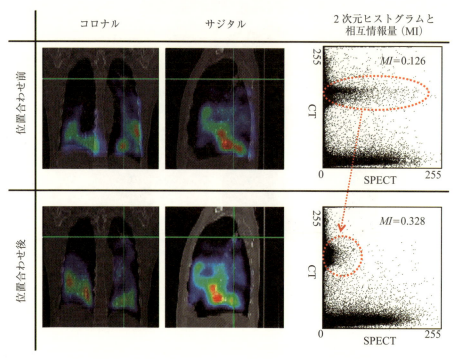

図8.8 相互情報量を用いたCTと灌流SPECTの画像融合
（291ページ参照）

医学物理学教科書
Medical Physics Textbooks

核医学物理学

Physics of Nuclear Medicine

村山秀雄 編著
日本医学物理学会 監修

国際文献社

「医学物理学教科書シリーズ」の刊行にあたって

　医学物理学を体系的に記述した日本語の教科書は，いままで出版されておりませんでした．したがって，医学物理学を学ぶ際には，英語の教科書や20年以上前に当学会から出版された「医学物理データブック」を使用していました．このような方法は，非常に大きな労力を要し，それにもかかわらず，体系的な知識を得ることは困難でした．一方，X線CT，MRI，PETの高度化やIMRTなど高精度放射線治療の発展に伴い，その基盤を形成する医学物理学への関心が高まっており，この分野に参入する人の数も著しく増加しております．

　当学会は，医学物理学への関心の高まりに応えるため，おおよそ4年前の2011年春に医学物理学の体系的な教科書シリーズの刊行を決定しました．予想していたこととはいえ，いままで出版されていない分野の教科書を出版することは，大変な難事でした．しかし，編者，執筆者のたゆまぬ努力により，4年という歳月を要しましたが，ようやく，最初の巻として，本書「核医学物理学」を刊行する運びとなりました．医学物理学教科書シリーズは全部で7巻の構成であり，まず本書および「放射線計測学」が刊行されます．そして，この2巻に引き続き，さらに5巻の刊行が予定されております．

　企画にあたり，この教科書シリーズは，大学院レベルの内容とすることをねらいました．すなわち，確立した内容を医学物理学の観点から体系化して記載するだけではなく，その基礎の上に行われている最近の重要な研究の入口までをカバーすることをめざしました．したがって，本シリーズの第一の対象は，医学物理学を学ぶ大学院生であり，その人たちの行う「研究の導入口」となることを期待しています．

　しかし，それだけではなく，日本で初めての体系的な教科書として多くの方のお役にたつことをめざしています．医学物理学およびその関連分野で働く研究者や医療技術者にとっては，いままでに修得された知識や経験を整理し，体系化するガイドとしてご使用いただけるのではないかと考えています．特に，本書「核医学物理学」については，医学物理の関係者だけではなく，核医学分野で働く診療放射線技師やエンジニアの方にもぜひ，お読みいただき，ご意見，ご批判いただきたいと考えています．

　いままで出版されていない分野の教科書の刊行にご尽力いただいた執筆者，編者，編集顧問の皆様に深く感謝いたします．また，本シリーズの執筆者は延べ100名を超え，当学会としてはかつてない大きさの出版プロジェクトでした．このようなプロジェクトは，未経験の私たちには手に余るものでした．出版事務局として，プロジェクトを進めていただいた(株)国際文献社の若月千尋氏の献身的な努力なしには刊行できなかったのではないかと思います．この場を借りて感謝の意を表します．

2015年3月

日本医学物理学会
会長　松本政雄
同　医学物理学教科書編集 ad hoc 委員会
委員長　遠藤真広

まえがき

「核医学物理学」とは核医学に関する物理学であり，歴史的に見るとX線診断の物理学や放射線治療の物理学に比べて出足は遅く，やや異なる足場から出発しました．もちろん，他の医学物理分野と同様に放射線と人体がかかわる物理学としてその基盤は同じです．しかし，「核医学物理学」は臨床現場で放射性同位元素を用いる核医学の特色を生かすべく，問題解決のための独自の進歩を遂げました．特に，放射線パルス計測の手法や体内放射能分布の画像の取得，動態イメージングなどにおいて，際だった成果を上げてきました．これらの成果をまとめあげることにより，欧米では20年以上も前から「核医学物理学」の講義のための本格的な教科書が存在しています．日本の大学でも，核医学検査学，核医学技術学，核医学機器学などの講義はあり，それらの講義の中で相応の努力はなされてきたと思いますが，系統的に「核医学物理学」を教える講義はなく，教科書も存在しません．その原因は，日本固有の歴史から生じているように思えます．

日本において診療放射線技師の方々は，現場に役立つ技術的側面や，装置を使いこなす側面に重点を置き，しっかりした教育体系を築き上げてきました．これらの技術に関する知識・品質管理の体系化は，世界に誇れるものです．しかし一方では，「核医学物理学」が医学の側に中途半端なまま置き去りにされたため，教育現場から抜け落ちたような印象を私は受けます．もちろん，研究者は必要性があるため，独自に「核医学物理学」を学び，かつ発展させてきました．そのような実績があるのですから，この分野を専攻する大学院生が多数世に出るようになった現在，「核医学物理学」を日本独自に体系づける必要があり，その意義は大きいと思います．また，関連する産業界でもその必要性を十分認識しているのではないでしょうか．本書は，このような時代の要請に応えるべく企画された教科書であり，教科内容を厳選し，それぞれの教科にふさわしい執筆者に原稿を依頼して完成したものです．

第1章では，装置関連を中心に核医学物理学の歴史を簡単に紹介しています．第2章は，核医学物理学の基礎をまとめています．医学物理学教科書シリーズの他巻で収められた項目と多少の重複はありますが，体系的に扱うことを重視する編集方針と読者の便宜を考えて，簡潔にまとめた内容です．第3章は，核医学における機能測定の原理を紐解きます．標識化合物の体内動態に数学的モデルを当てはめ，生体イメージングにおける定量的な機能測定が行われる方法の原理について具体的に解説します．第4章では，放射性薬剤の動態機能解析法についてさらに踏み込んで解説をします．第3章と姉妹関係にある内容であり，モデル解析を臨床データに適用する際の手順をわかりやすく紹介します．

第5章では，シンチレーション（ガンマ）カメラを取り上げます．企業においてシンチレーションカメラの開発・製造に関わった経歴をもつ執筆者により，原理，構造，補正法などが詳細かつ明快に解説されています．第6章はSPECTです．日本におけるSPECT研究の第一人者による執筆であり，随所に物理的な考察が示されています．第7章は，PETに関する内容です．検出器から画像再構成に至るまで，それぞれの項目ごとに研究に直接携わった執筆者が詳細な解説をします．第8章は，5章から7章で解説しなかった核医学イメージング装

置として，コーディットアパチャ・イメージングとコンプトンイメージングを紹介します。さらに，融合画像処理について簡単な解説をします。第9章では，アイソトープ治療および放射性同位元素の安全な取り扱いについて紹介します。放射線治療物理学と直接関連する内容ですが，本書に収めました。

　本教科書は，核医学物理学の諸問題について深く掘り下げた内容となり，海外でこれまで出版された「核医学物理学」にも見られない特色ある本となりました。本書が臨床現場で活躍する医学物理士，診療放射線技師や医師のみならず，学生，院生，ならびに企業人にも役立つ座右の書となることを祈願しています。

　2015年3月

編集責任者　村山秀雄
（茨城県立医療大学　客員教授）

医学物理学教科書シリーズ（構成と編著者）

日本医学物理学会編集
  編集代表者：遠藤真広（公益財団法人医用原子力技術研究振興財団）
  編集顧問：鬼塚昌彦（純真学園大学）
      西臺武弘（京都医療科学大学）
      丸橋　晃（京都大学原子炉実験所）

・放射線物理学
  編著者：榮　武二（筑波大学　陽子線医学利用研究センター）
・放射線計測学
  編著者：納冨昭弘（九州大学医学部）
・画像工学・情報処理
  編著者：尾川浩一（法政大学理工学部）
・放射線治療物理学
  編著者：荒木不次男（熊本大学医学部）
・放射線診断物理学
  編著者：松本政雄（大阪大学大学院医学系研究科）
・核医学物理学
  編著者：村山秀雄（茨城県立医療大学　客員教授）
・医療放射線防護学
  編著者：赤羽恵一（国立研究開発法人　量子科学技術研究開発機構　放射線医学総合研究所）

核医学物理学　執筆者（掲載順）

村山秀雄　　（第1章, 第7章第7節・第8節, 第8章第1節）
　　茨城県立医療大学　客員教授
長谷川智之　（第2章, 第7章第12節）
　　北里大学　医療衛生学部医療工学科
関　千江　　（第3章）
　　量子科学技術研究開発機構　放射線医学総合研究所
　　臨床研究クラスタ脳機能イメージング研究部
生駒洋子　　（第4章）
　　量子科学技術研究開発機構　放射線医学総合研究所　分子イメージング診断治療
　　研究部
木原朝彦　　（第5章）
　　岡山理科大学　工学部生命医療工学科
渡部浩司　　（第6章）
　　東北大学　サイクロトロン・ラジオアイソトープセンター
尾川浩一　　（第6章）
　　法政大学　理工学部応用情報工学科
山本誠一　　（第7章第1節・第2節）
　　名古屋大学　大学院医学系研究科
吉田英治　　（第7章第3節〜第6節）
　　量子科学技術研究開発機構　放射線医学総合研究所　計測・線量評価部
田島英朗　　（第7章第9節）
　　量子科学技術研究開発機構　放射線医学総合研究所　計測・線量評価部
山谷泰賀　　（第7章第10節〜第11節）
　　量子科学技術研究開発機構　放射線医学総合研究所　計測・線量評価部
河地有木　　（第8章第2節）
　　量子科学技術研究開発機構　高崎量子応用研究所
羽石秀昭　　（第8章第3節）
　　千葉大学　フロンティア医工学センター
赤羽惠一　　（第9章）
　　量子科学技術研究開発機構　放射線医学総合研究所

目　次

医学物理学教科書
核 医 学 物 理 学

口絵
「医学物理学教科書シリーズ」の刊行にあたって　iii
まえがき　iv

第1章　核医学物理学とは
第1節　核医学イメージング技術の歴史 …………………………………………… 2
  1.1　核医学計測機器の誕生 ……………………………………………………… 2
  1.2　核医学用放射性同位元素の製造と利用 …………………………………… 3
  1.3　シンチレーションカメラの開発と性能改善 ……………………………… 3
  1.4　SPECTの開発と性能改善 …………………………………………………… 4
  1.5　PETの開発と性能改善 ……………………………………………………… 5
  1.6　その他の核医学イメージング装置 ………………………………………… 5
第2節　分子イメージングと核医学イメージング ………………………………… 6

第2章　核医学物理学の基礎
第1節　放射線物理学の基礎 ………………………………………………………… 10
  1.1　放射線の種類と単位 ………………………………………………………… 10
  1.2　原子と特性X線 ……………………………………………………………… 11
  1.3　原子核の構造と遷移 ………………………………………………………… 13
  1.4　原子核の壊変 ………………………………………………………………… 14
  1.5　放射能と放射平衡 …………………………………………………………… 15
  1.6　反応断面積 …………………………………………………………………… 17
第2節　放射線と物質との相互作用 ………………………………………………… 18
  2.1　光子と物質との相互作用 …………………………………………………… 18
  2.2　電子・陽電子と物質の相互作用 …………………………………………… 21
  2.3　陽電子消滅 …………………………………………………………………… 25
第3節　放射性同位元素の性質 ……………………………………………………… 26
第4節　放射性同位元素の生成 ……………………………………………………… 29
  4.1　原子核反応 …………………………………………………………………… 29
  4.2　放射化 ………………………………………………………………………… 30
  4.3　荷電粒子加速器 ……………………………………………………………… 31
  4.4　ジェネレータ ………………………………………………………………… 32
第5節　パルス計測の基礎 …………………………………………………………… 33
  5.1　計数値の統計的性質 ………………………………………………………… 33

    5.2　時間間隔の統計的性質 ··· 35
    5.3　計数損失モデル ·· 35

第3章　機能測定
第1節　標識化合物 ·· 43
    1.1　医薬品としての特徴 ··· 43
    1.2　単光子放出核種の標識化合物 ··· 43
    1.3　ポジトロン標識核種の標識化合物 ··· 43
    1.4　RIジェネレータ・ミルキングと自動合成装置 ··· 44
    1.5　比放射能 ·· 46
第2節　機能測定における時間放射能曲線 ·· 46
第3節　臓器血流量 ·· 47
    3.1　マイクロスフェアモデル ··· 48
    3.2　Fick の原理 ··· 48
    3.3　single capillary モデルと初回循環摂取率（Crone-Renkin モデル）···················· 49
    3.4　Kety-Schmidt モデル ·· 51
第4節　代謝 ·· 53
    4.1　代謝測定 ·· 55
    4.2　酸素代謝 ·· 55
    4.3　脂肪酸代謝 ·· 59
    4.4　グルコース代謝 ·· 59
    4.5　酵素反応速度論に基づく［^{18}F］FDGによるグルコース代謝率測定 ················· 60
第5節　神経伝達機能測定 ·· 63
    5.1　放射性リガンド ·· 63
    5.2　レセプタアッセイ ·· 65
第6節　標識化合物の速度論的薬物動態解析のための入力関数測定 ······························· 68

第4章　動態機能解析
第1節　動態解析とは ·· 72
    1.1　動態撮影と時間放射能曲線 ··· 72
    1.2　動態解析の流れ ·· 72
    1.3　関心領域解析と画素解析 ··· 73
第2節　コンパートメントモデル解析 ·· 74
    2.1　1-組織コンパートメントモデル ··· 75
    2.2　2-組織コンパートメントモデル ··· 76
    2.3　局所血流量と循環摂取率 ··· 77
    2.4　蓄積型トレーサの取り込み ··· 78
    2.5　平衡型トレーサの分布体積 ··· 78
    2.6　最小二乗法によるパラメータ推定 ··· 79
第3節　解析法の簡略化 ·· 80
    3.1　グラフ法 ·· 81

3.1.1　平衡型トレーサのグラフ法（Logan Plot）………………………………81
   3.1.2　蓄積型トレーサのグラフ法（Patlak Plot）………………………………82
  3.2　参照領域法………………………………………………………………………82
第4節　動態解析による生理機能の定量評価……………………………………………83
  4.1　PETによる脳血流測定…………………………………………………………83
  4.2　PETによる脳のグルコース代謝率の測定……………………………………85
  4.3　PETによる脳神経受容体の測定………………………………………………86
第5節　動態解析の推定誤差………………………………………………………………90
  5.1　血液体積（blood volume）……………………………………………………91
  5.2　体動……………………………………………………………………………91
  5.3　解析法…………………………………………………………………………91

第5章　シンチレーションカメラ

第1節　NaI（Tl）検出器……………………………………………………………………95
  1.1　NaI（Tl）検出器の構成………………………………………………………95
  1.2　NaI（Tl）の特性………………………………………………………………96
  1.3　NaI（Tl）の効率………………………………………………………………97
  1.4　PMT出力信号の時間特性……………………………………………………97
  1.5　シンチレーション光応答関数………………………………………………98
第2節　プリアンプ………………………………………………………………………100
  2.1　プリアンプの役割……………………………………………………………100
  2.2　RC積分器……………………………………………………………………101
  2.3　遅延線によるパルス短縮……………………………………………………103
  2.4　variable sampling technique 法………………………………………………104
  2.5　high-yield pileup-event recovery法…………………………………………106
  2.6　不感時間と計数率特性………………………………………………………107
第3節　エネルギー弁別…………………………………………………………………109
  3.1　エネルギー弁別の目的………………………………………………………109
  3.2　エネルギースペクトラム……………………………………………………110
  3.3　エネルギー弁別信号…………………………………………………………111
  3.4　エネルギー弁別と散乱線の影響……………………………………………113
第4節　位置演算…………………………………………………………………………114
  4.1　位置演算の原理………………………………………………………………114
  4.2　位置演算の分解能……………………………………………………………116
  4.3　位置演算分解能の最適化……………………………………………………118
第5節　コリメータ………………………………………………………………………120
  5.1　コリメータの種類……………………………………………………………120
  5.2　ペネトレーション……………………………………………………………121
  5.3　位置分解能……………………………………………………………………123
  5.4　幾何学的効率…………………………………………………………………124
  5.5　マルチピーク核種用コリメータ……………………………………………126

5.6　システム分解能と効率 126
第6節　シンチレーションカメラのディジタル化 127
 6.1　シンチレーションカメラのデータ収集 127
 6.2　シンチレーションカメラの補正 129
 6.3　エネルギーと散乱線の補正 130
  6.3.1　エネルギー補正 130
  6.3.2　散乱線補正 131
 6.4　直線性補正 131
 6.5　均一性補正 133
 6.6　PMT感度補正 133
 6.7　シンチレーションカメラのフルディジタル化 134
第7節　半導体検出器 135
第8節　シンチレーションカメラの性能測定と関連規格 137

第6章　SPECT

第1節　SPECT装置の種類と原理 140
 1.1　ガンマカメラ回転型SPECT装置 141
 1.2　脳SPECT装置 143
 1.3　心筋SPECT装置 143
 1.4　小動物用SPECT装置 144
 1.5　マルチモダリティ装置 145
第2節　SPECT画像再構成 145
 2.1　解析的画像再構成法 147
  2.1.1　単純逆投影法 147
  2.1.2　フーリエ変換法 149
  2.1.3　フィルタ付き逆投影法 150
 2.2　FBP法におけるサンプリングの影響 153
 2.3　逐次近似型画像再構成法 155
 2.4　ポアソン分布 156
  2.4.1　古典的逐次近似型画像再構成法 157
  2.4.2　統計学的逐次近似型画像再構成法 160
 2.5　ファンビーム，コーンビーム，ピンホールコリメータの画像再構成 165
第3節　SPECTの画像劣化とその補正 166
 3.1　生体に起因する要因 166
 3.2　物理的要因 167
 3.3　技術的要因 172
 3.4　γ線の減衰補正法 172
  3.4.1　対向する投影データの平均化による減衰補正法 173
  3.4.2　Chang法 175
  3.4.3　解析的減衰補正画像再構成法 177
  3.4.4　減衰補正付き逐次近似型画像再構成法 179

3.4.5　減衰マップの取得 ･･･ 179
　3.5　散乱線補正法 ･･･ 183
　3.6　コリメータ開口補正・部分容積効果補正 ･･ 188
第4節　モンテカルロシミュレーション ･･ 190
第5節　SPECT装置の品質管理・保証 ･･ 192
　5.1　空間分解能 ･･･ 192
　5.2　画像コントラスト ･･ 193
　5.3　雑音 ･･･ 194
　5.4　その他の評価 ･･･ 194

第7章　PET

第1節　PET装置の原理と種類 ･･ 198
　1.1　ポジトロン放出核種 ･･･ 198
　1.2　対消滅放射線 ･･･ 198
　1.3　同時計数 ･･･ 199
　1.4　検出器配列方式 ･･･ 199
　1.5　TOF-PET ･･ 200
　1.6　OpenPET ･･ 201
第2節　PET用検出器 ･･･ 201
　2.1　シンチレータ ･･･ 201
　2.2　受光素子 ･･･ 204
　2.3　半導体検出器 ･･･ 205
　2.4　PET用検出器モジュール ･･ 206
　2.5　DOI検出器 ･･ 207
　2.6　TOF用検出器 ･･ 209
　2.7　MRI内装着型PET用検出器 ･･･ 210
第3節　散乱同時計数と偶発同時計数 ･･ 212
　3.1　散乱同時計数 ･･･ 212
　3.2　偶発同時計数 ･･･ 213
　3.3　雑音等価計数率 ･･･ 214
第4節　データ収集：2Dモードと3Dモード ･･ 215
　4.1　2Dモード ･･ 215
　4.2　3Dモード ･･ 216
　4.3　ミッチェログラム ･･･ 218
　4.4　有効視野 ･･･ 219
　4.5　ヒストグラムモードとリストモード ･･ 219
第5節　投影データの種類 ･･･ 220
　5.1　エミッションデータ ･･･ 220
　5.2　ブランクデータ ･･･ 221
　5.3　トランスミッションデータ ･･･ 221
第6節　偶発同時計数補正と散乱同時計数補正 ･･････････････････････････････････････ 222

6.1	偶発同時計数補正	222
6.2	散乱同時計数補正	223

第7節　立体計測における3次元画像再構成 ················· 224
 7.1　中央断面定理 ················· 224
 7.2　Orlovの条件 ················· 225
 7.3　立体計測像再構成法 ················· 227
 7.4　実用的な画像再構成法 ················· 231

第8節　再構成画像の統計的ノイズ ················· 231
 8.1　2次元再構成画像の統計的ノイズ ················· 232
 8.2　円形線源分布における再構成画像の統計的ノイズ ················· 233

第9節　逐次近似型画像再構成 ················· 236
 9.1　PET観測系のモデル化 ················· 236
 9.2　ML-EM法 ················· 238
 9.3　OSEM法 ················· 241
 9.4　RAMLA法 ················· 244
 9.5　DRAMA法 ················· 246

第10節　3次元画像再構成の高速化 ················· 247
 10.1　最大リング差 ················· 248
 10.2　SSRB法 ················· 249
 10.3　FORE法 ················· 250
 10.4　その他の方法 ················· 251

第11節　ハイブリッド型PET：他の機器との融合 ················· 252
 11.1　SPECT/PET ················· 252
 11.2　PET/CT ················· 253
 11.3　PET/MRI ················· 256
 11.4　治療機器との融合 ················· 257

第12節　PET装置の品質管理・保証 ················· 259
 12.1　導入 ················· 259
 12.2　プロトコルとガイドラインの概要 ················· 260
 12.3　空間分解能 ················· 260
 12.4　散乱フラクション ················· 262
 12.5　計数率特性 ················· 263
 12.6　計数損失・偶発同時計数補正精度 ················· 265
 12.7　感度 ················· 265
 12.8　定量性 ················· 267
 12.9　校正 ················· 268
 12.10　ノーマリゼーション ················· 270
 12.11　保守点検 ················· 271

第8章　その他の核医学イメージング装置と融合画像処理
第1節　コーディットアパチャイメージング ················· 278

			1.1	シャドウイメージとデコーディング	278
			1.2	復元画像の画質と応用	279
	第2節	コンプトンイメージング			280
			2.1	概要	280
			2.2	コンプトンイメージングの原理	280
			2.3	コンプトンカメラの空間分解能	283
	第3節	融合画像処理			285
			3.1	画像の変形モデル	285
				3.1.1　大域的変形	286
				3.1.2　局所的変形	287
			3.2	画像の類似性	288
				3.2.1　残差二乗和および相互相関	289
				3.2.2　相互情報量	289
				3.2.3　相互情報量を用いた画像融合の具体例	291

第9章　アイソトープ治療および放射性同位元素の安全取り扱い

第1節	治療に用いる放射性同位元素			296
	1.1	種類と特徴		296
	1.2	ヨウ素		296
	1.3	ストロンチウム		296
	1.4	イットリウム		296
第2節	非密封線源によるアイソトープ治療			297
	2.1	甲状腺治療		297
	2.2	骨転移の疼痛緩和		297
	2.3	リンパ腫治療		297
第3節	放射性薬剤の投与に伴う吸収線量評価			298
	3.1	MIRD法		298
		3.1.1	概要	298
		3.1.2	体内動態計算	298
		3.1.3	吸収割合計算	298
		3.1.4	臓器線量および実効線量評価	300
	3.2	核医学治療における被ばく線量評価		302
第4節	放射性同位元素の安全取り扱い			303
	4.1	考え方		303
	4.2	個人モニタリング		303
	4.3	環境モニタリング		304
	4.4	従事者の防護		304
	4.5	患者の退出基準		304

索引　308

第1章
核医学物理学とは

核医学は，放射性同位元素（RI）で標識した放射性薬剤を生体に投与して放射線の体外計測を行い，生体内でのその薬剤の挙動を分析して機能診断などを行う医学の一分野である．放射性同位元素を追尾するトレーサ法を駆使するのが特徴であり，その基盤となるのは化学・薬学と物理学である．放射性医薬品を開発・製造し，それらを臨床で利用するには，核医学特有の新たな化学・薬学を築いていく必要があった．同様に物理学においても，トレーサ法の特徴を生かすために，X線診断の物理や放射線治療の物理とは異なる足場から出発して計測装置の開発を行い，データ処理にも独自に問題解決を図っていく努力が求められた．

　多くの研究者・技術者によって，核医学で必要とされる装置の開発や，測定値の定量性を向上させる創意工夫がなされていくなかで，核医学物理学と称される独自の領域が形成され，体系化がなされてきた．特に，生体内の放射性同位元素分布を画像化する核医学イメージング装置の開発において，測定値の定量性向上を目的に，データ収集法やデータ処理法に新しい概念が導入され，革新的な手法が次々と生み出されてきた．そして，現実に即して進歩を遂げてきた核医学イメージング技術は，問題解決のためのユニークな発想と先見性から，天文など他の分野にも多大な影響を与えている．

　核医学イメージング装置は，放射線検出器を2次元的に走査して画像を得るスキャナの開発から始まった．次に，さらなる性能向上を目指してガンマカメラ（シンチレーションカメラ）が研究開発され，単光子放射断層撮影（single photon emission computed tomography: SPECT）や陽電子放射断層撮影（positron emission tomography: PET）の装置へと発展を遂げてきた．次節では，核医学イメージング装置が研究開発されてきた歴史を簡単に紹介する．装置の開発に核医学物理学が果たしてきた意義を再認識するとともに，日本人の功績が少なからずみられることは，注目に値する．

　核医学イメージング技術の歴史

1.1　核医学計測機器の誕生

　E. Rutherfordの研究室で学んでいたG. Hevesyは，^{210}Pbを安定な鉛の同位体から分離する研究に取り組んでいたが，分離は成功しなかった．しかし，逆にこの経験からトレーサ法の原理を発見するに至った[1]．原理の発見に至った1913年は現在，核医学誕生の年とみなされている．その後，彼が実際に生体内でのトレーサ動態測定までこぎ着けるには，22年の年月が必要であった．遅れた理由は2つある．まず第1は短寿命人工放射性同位元素の供給問題であり，第2は測定装置の問題であった．

　人工放射性同位元素を生成するのに初めて成功したのは1934年であり，Irene, Jean Frederic Joliot Curie夫妻が^{30}Pを得た．1932年にE. O. Lawrenceによりサイクロトロンが開発されると[2]，1937年にはサイクロトロンで照射されたモリブデンから安定同位体のない新しい元素Tcが発見された．

1925年 H. L. Blumgart と O. C. Yens は，自然放射性元素ラドンより得た ^{214}Bi を体内に投与して，両腕間の血液循環時間を測定することに成功した[3]．この年は，核医学用測定機器誕生の年とされている．このとき，GM 計数管のような計数率特性のよいパルス計数装置は存在せず，彼らは計数装置として特殊なウィルソンの霧箱を用いた．高計数率特性の優れたその特殊な霧箱は，E. Rutherford の研究室に留学していた清水武雄が1921年に考案した装置[4]を参考にして作られた．

1.2 核医学用放射性同位元素の製造と利用

1942年に E. Fermi らが開発した原子炉は，第二次世界大戦後に平和利用が進み，^{131}I など核医学検査用の放射性同位元素が生産されるようになった．1948年に C. E. Moore らは，脳腫瘍に特異的な集積をする物質を ^{131}I で標識し，投与後 GM 計数管で体外計測をした．短寿命の ^{99m}Tc を供給する技術は，1958年に米国 Brookhaven National Laboratory（BNL）の W. D. Tucker らが開発に着手し，1961～1964年に P. V. Harper らがミルキング法によるジェネレータ技術を確立した[5]．また1957年には Ter-Pogossian らが，サイクロトロン産生の短寿命ポジトロン放出核 ^{15}O で標識した薬剤を開発し，1960年には G. I. Gleason らが ^{68}Ge-^{68}Ga ジェネレータを開発した．

1948年に R. Hofstader により NaI（Tl）が開発されると，第二次世界大戦中に軍事技術としてすでに開発されていた光電子増倍管と光学結合させて NaI（Tl）シンチレーション検出器が誕生した．この検出器は GM 計数管より高感度でγ線を検出できるのが特徴である．投与した ^{131}I の甲状腺分布像を得るために，1950年に B. Cassen はシンチレーション検出器にコリメータを装着して2次元的に走査するシンチスキャナを開発し，翌年にはシンチレータを $CaWCO_4$ から NaI（Tl）に交換して感度を改善した[6]．

1.3 シンチレーションカメラの開発と性能改善

H. O. Anger は，1950年代の初期からイメージ増倍管を用いた RI カメラや，複数のシンチスキャナを配列してこれを走査する RI カメラなどを開発していたが，1958年には，板状の NaI（Tl）に複数の光電子増倍管を光学結合した本格的なガンマカメラ（シンチレーションカメラ）を開発した[7]．これをアンガーカメラと称することもある．一方 M. A. Bender と M. Blau は，1960年に小型 NaI（Tl）素子を2次元配列して，行および列に相当する光電子増倍管にそれぞれライトガイドで光学結合することで，γ線の検出された素子を同定できるガンマカメラを開発し，オートフルオロスコープと名づけた[8]．

アンガーカメラの性能向上は，ハードウェアのみならず信号処理の工夫により図られた．位置信号をエネルギー信号で規格化することで解像度と画像ひずみの改善がみられ，シンチレーション出力信号のパルス短縮により計数率特性の向上が図られた．特に1970年には，田中栄一らが位置演算の最適化に関する理論を定式化し，アンガーカメラに対して遅延線を用いた位置演算方式を新規に導入することで，その理論の正しいことを実証した[9]．また1972年には Muehllehner らが，発光点より離れた光電子増倍管出力の影響を抑えるために

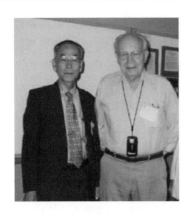

Hal O. Anger(右)と田中栄一(左)(1995年)

スレショルド増幅器を用い,位置分解能を向上した.アンガーカメラの視野が大きくなると計数率特性とエネルギー特性の両立が困難となる.この問題の改善を図るため,1979年田中栄一らは,シンチレーション出力信号の短縮を計数率で可変とした[10].一方W. H. Wongらは1998年に,シンチレーション出力信号のパイルアップに対して補償法を工夫し改善を図った[11].また,位置演算処理を発光位置の近くに限局して行うことで計数率を図る方法が,J. Karpらによって1986年に提案されている[12].

1.4　SPECTの開発と性能改善

SPECT装置の研究は,1960年代初めにD. E. Kuhlらによって始められた[13].日本でも1973年に放医研と東芝が協力してKuhlらの開発したMARK IVに類似した装置を試作した[14].この当時は画像再構成法が未成熟であったため,良好な画質を得ることが難しかった.しかし,X線CTが開発されて画像再構成法が確立されたことにより,SPECT装置の開発は大いに前進した.日本では1979年に秋田脳研と島津製作所が協力してSPECT/PET兼用の装置Headtome Iを開発した[15].この装置はリング状に検出器が配列されており,特殊なコリメータを振角運動することで投影データを収集する.2年後のHeadtome IIでは,さらにターボファン・コリメータが連続回転する方式へと改良が進んだ[16].ただし1980年以降は,通常のシンチグラム画像も容易に得られるガンマカメラ回転型SPECT装置が普及した.

SPECTの画質向上のため,γ線の体内吸収および散乱線の補正が欠かせない.近似的な方法が多々考案されてきたが,散乱線補正法でよく利用されるのは,1991年に尾川浩一,市原隆らが考案したtriple energy window法である[17].なお,SPECT用検出器としてもっぱら利用されてきたシンチレーション検出器と並んで,最近はエネルギー分解能の優れた半導体検出器が注目されてきた.

SPECTでは,対向する一対の投影データが一般に異なるため,これらを幾何平均してから指数関数的な補正値を施して逆投影する前処理法や,未補正のまま逆投影した画像の画素ごとに吸収因子を乗じる後処理法などの近似法が考案された.一様吸収体という条件下において,SPECTは吸収ラドン変換のよい具体例であり,多くの研究者が問題解決に取り組んだ.対向する投影データをどのような加重で画像再構成に利用するかにより再構成法は無数にあるが,画像のノイズ特性はそれぞれ異なることが判明した[18],[19].

1.5 PETの開発と性能改善

　陽電子が電子と結合して消滅する際，一対の消滅放射線を互いに逆向きに放出する．この対消滅放射線を同時計数することで，陽電子放出核種の体内分布情報が得られる．この陽電子イメージングは，1951年F. R. WrennらとW. H. Sweetにより，それぞれ独立に医学利用の見地から提案された[20),21)]．1960年代には，ガンマカメラを対向させたポジトロンカメラが開発され，縦断層イメージングに利用された．縦断層イメージングとは，焦点面以外の画像をぼかして目的とする面の画像を得る手法であり，コントラストは横断断層イメージングより劣る．横断断層を得るX線CTの出現に触発されて，1975年には初めて画像再構成法を盛り込んだPET装置がM. M. TerPogossianらにより試作された[22)]．PET用検出器に使用するシンチレータとしてはNaI（TI）よりBGOのほうが有利であるという提案が1977年に出され[23)]，日本でも1979年に放医研と日立製作所が協力してBGOを用いた頭部用PET装置Positologica Iを試作した[24)]．

　光子の飛行時間（TOF）情報を利用すればPET画像の画質向上が見込まれることから，1980年頃米国ワシントン大学とフランスのLETI（電子技術情報研究所）が，それぞれCsFおよびBaF_2をシンチレータとしたTOF-PET装置の開発を進めた．TOF-PETの特徴を生かす画像再構成法も研究され，TOF情報を書き込む逆投影演算に最適な手法のあることが判明した[25)]．

　初期のPETは，X線CTの画像再構成法をそのまま転用していた．これは3次元を2次元の積層とみなし，断面ごとに画像再構成を行う2次元イメージングである．PETの投影データ取得は2Dモード収集となるため，検出器リングを多層化しても体内の線源から放射状に出る対消滅放射線のほとんどは，検出されずむだになる．PET本来の感度を達成するには，消滅放射線を立体計測する3Dモード収集が不可欠であるが，その前提としてPET独自の3次元画像再構成法を世に出す必要があった．1980年に入ると，PET用3次元画像再構成法の研究が活発化した[26)]．

　PET用検出器としては，小型シンチレータを稠密配列したブロックに複数の受光素子を光学結合する方式が多く，1次元を2次元に拡張したモジュラー検出器が主流となった．1990年代後半からは，時間特性の優れたLSOシンチレータが利用されるようになった[27)]．また，高解像度・高感度を共に達成するため，シンチレータの奥行き方向でも放射線が吸収された位置を確定できる3次元位置検出器が開発された．この方式の検出器をDOI（depth of interaction）検出器という[28),29)]．

　PET装置と他の診断機器，治療装置を組み合わせる方式の研究が進められている．特に先行しているのがX線CT装置を組み合わせたPET/CT装置である[30)]が，MRI装置を組み合わせたPET/MRI装置も有望である[31)]．

1.6 その他の核医学イメージング装置

　一般に，SPECTはコリメータの使用により感度と解像度を共に改善することは困難である．これを克服する方式として，コーディットアパチャ（coded aperture）イメージングが

考案された[32]．これは，特殊なパターンの穴（アパチャ）を備えた鉛板を被写体と検出器の間に置いて測定した符号化画像をデコーディングすることで，原画像を復元する方法である．アパチャとしては，フレネルゾーンプレートやランダムマルチピンホールなどがある．

光子が物質中の電子でコンプトン散乱されると，散乱後の光子のエネルギーは散乱角に依存する．この現象を利用して，γ線放出核種の分布画像を復元する手法がコンプトンカメラである[33]．コンプトンカメラは，コンプトン散乱を起こす散乱検出器と散乱後の光子を吸収する吸収検出器のみから構成される．コリメータを用いないので，SPECTに比べて感度を向上できる可能性があると考えられ，1970年頃から現在に至るまで地道な研究が行われてきた[34]．

第2節 分子イメージングと核医学イメージング

分子イメージングは，生体内における分子レベルの異常を生体外から画像としてとらえる手法であり，分子生物学の進歩を画像技術に導入することで基礎研究の成果を臨床医学に結びつける集約的な技術である[35],[36]．最近注目されつつある分子イメージングであるが，むしろさまざまな分野で長年にわたって育まれてきたイメージング技術が基盤となっている．生体内の分子の挙動を体外から計測するには，まず体内で発する信号が体の外に出てこなくてはならず，それを選択的に検出する必要がある．

生体を透過しやすい信号媒体として，電磁波すなわち光子がもっぱら利用されてきた．なかでも，ラジオ波，可視光，放射線は，それぞれが全く異なる検出法で活用が進んでいる．ラジオ波は，原子核の磁気共鳴現象を利用した磁気共鳴イメージング（magnetic resonance imaging: MRI）で利用される．可視光は直接目で検知できるため，古くから顕微鏡をはじめとして利用されているイメージング技術である．

分子イメージングを支えるのは，イメージング機器と分子プローブである．分子プローブとは，生体中の標的となる分子（標的分子）と特異的に相互作用し，その標的分子の存在・機能をイメージングする分子のことを指す．分子・細胞レベルの生物学的なプロセスの空間的および時間的挙動を in vivo で画像化する分子イメージングでは，検出試薬である分子プローブの開発は重要である．そのためには，生体内で起こっている生理的もしくは病的な生命現象に特異的に発現し変化をする標的分子を狙って，これに特異的に結合あるいは相互作用する分子の設計が不可欠である．

電離放射線を用いるイメージングの中でも，核医学イメージング技術は分子プローブの生体内挙動を可視化する実用的な手法として大きな期待が寄せられている．放射性同位元素の壊変率と放射線の吸収は生体の化学構造の影響を受けない．さらに高エネルギーの光子は生体内で高い透過性を示す．他のイメージング法にはないこれらの優れた特性のため，臨床応用を目指した分子イメージングとしては，核医学イメージングが最も利用されている．

（村山秀雄）

参考文献
- Wagner HN, et al. eds: Principles of nuclear medicine. 1995, WB Saunders, 2nd ed.
- Cherry SR, et al.: Physics in nuclear medicine. 2003, WB Saunders, 3rd ed.
- 田中栄一：医学物理 **30**: 143, 2011
- 野原功全：放射線 **35**: 134, 2009

引用文献
1) Hevesy G, et al.: Z. Anorg. Chem. **82**: 323, 1913
2) Lawrence EO, et al.: Phys. Rev. **40**: 19, 1932
3) Blumgart HL, et al.: J. Clin. Invest. **4**: 1, 1927
4) Shimizu T.: Proc. R. Soc. Lond. A **99** 425 1921
5) Harper PV, et al.: In Medical radioisotope scanning, Vienna, IAEA, **II**: 33, 1964
6) Cassen B, et al.: Nucleonics **9**: 46, 1951
7) Anger HO: Rev. Sci. Instrum. **29**: 27, 1958
8) Bender MA, et al.: Nucleonics **21**: 52, 1963
9) Tanaka E, et al.: J. Nucl. Med. **11**: 542, 1970
10) Tanaka E, et al.: Nucl. Instrum. Methods. **158**: 459, 1979
11) Wong WH, et al.: IEEE Tran. Nucl. Sci. **45**: 838, 1998
12) Karp JS, et al.: IEEE Tran. Nucl. Sci. **33**: 550, 1986
13) Kuhl DE, et al.: Radiology. **121**: 405, 1976
14) Tanaka E, et al.: Intern. Cong. Ser. No. 339, Radiology, Vol. 2, Proc. XIII Int. Cong. Radiol., Madrid, 15-20, Oct., 1973
15) Kanno I, et al.: Headtome: J. Comput. Assist. Tomo. **5**: 216, 1981
16) Hirose Y, et al.: IEEE Trans. Nucl. Sci. **29**: 520, 1982
17) Ogawa K, et al.: IEEE Trans. Med. Imag. **10**: 408, 1991
18) Metz CF, et al.: IEEE Trans. Med. Imag. **MI-14**: 643, 1995
19) 工藤博幸，他：電子情報通信学会論文誌D **J79-D2**: 977, 1996
20) Wrenn Jr FR, et al.: Science **113**: 525, 1951
21) Sweet WH: New Eng. J. Med. **245**: 875, 1951
22) Phelps ME, et al: IEEE Trans. Nucl. Sci. **23**: 516, 1976
23) Cho ZH, et al.: J Nucl Med. **18**: 840, 1977
24) Nohara N, et al.: IEEE Trans. Nucl. Sci. **27**: 1128, 1980
25) Tomitani T: IEEE Trans. Nucl. Sci. **28**: 4582, 1981
26) Defrise M, et al.: Phy. Med. Biol. **34**: 573, 1989
27) Casey ME, et al.: IEEE Trans. Nucl. Sci. **33**: 460, 1986
28) Yamamoto S, et al.: IEEE Trans. Nucl. Sci. **45**: 1078, 1998
29) Murayama H, et al.: IEEE Trans. Nucl. Sci. **45**: 1152, 1998
30) Beyer T, et al.: J. Nucl. Med. **41**: 1369, 2000
31) Shao Y, et al.: Phy. Med. Biol. **42**: 1965, 1997
32) Barrett HH: J. Nucl. Med. **13**: 382, 1972
33) Todd RW, et al.: Nature **251**: 132, 1974
34) Singh M: Med. Phy. **10**: 421, 1983
35) Phelps ME: J. Nucl. Med. **41**: 661, 2000
36) Cherry SR: Phys. Med. Biol. **49**: R13, 2004

第2章

核医学物理学の基礎

第1節 放射線物理学の基礎

1.1 放射線の種類と単位

電離放射線（ionizing radiation）は，直接あるいは間接に原子を電離する能力を有する粒子線あるいは電磁波と定義され，単に放射線（radiation）とも呼ばれる．電離放射線は直接電離放射線と間接電離放射線に分けられる．直接電離放射線は電荷を有する荷電粒子線で，これにはα線，β$^{\pm}$線，電子線などが含まれる．間接電離放射線は電荷を有さない放射線で，これにはX線やγ線などの光子，中性子線などが含まれる．

放射線のエネルギーを表すにはJ単位よりeV単位が一般によく用いられる．1 eVは電子を1 Vの電圧で加速したときに得られる運動エネルギーである．J単位とeV単位は次式で変換できる．

$$1 \text{ eV} = 1.6021765 \times 10^{-19} \text{ J} \tag{2.1}$$

原子核や素粒子などの質量を表すのにもeV単位が用いられる．このとき，質量とエネルギーの等価性を表すアインシュタインの関係式$E = mc^2$（Eはエネルギー，mは質量，cは真空中の光速）に基づき質量をエネルギーに換算して考える．このエネルギーを静止エネルギー（rest energy）あるいは静止質量エネルギー（rest mass energy）と呼ぶ．

^{12}C原子の質量の1/12を統一原子質量単位（unified atomic mass unit）と呼び単位uで表す．そのほか，本書で使用する主な定数を表2.1に示す．また，本書にかかわる主な放射線の特徴を表2.2に示す．なお，粒子記号の上に線を引くと反粒子を表す．たとえば，電子ニュートリノν_eの反粒子である反電子ニュートリノは$\overline{\nu_e}$と記す．

X線やγ線などの光子は電磁放射線（electromagnetic radiation）とも呼ばれる．光子は質量がなく静止エネルギーを有さず，そのエネルギーEと運動量の大きさpは振動数ν，波長λを用いて次式で表される．

表2.1 主な定数[1]

名称	記号	数値
プランク定数	h	6.626070×10^{-34} J·s
真空中の光速	c	2.99792458×10^{8} m/s
素電荷	e	$1.6021765 \times 10^{-19}$ C
アボガドロ数	N_A	6.22141×10^{23}/mol
ボルツマン定数	k_B	1.38065×10^{-23} J/K
電子の質量[†]	$m_e c^2$	0.5109989 MeV
陽子の質量[†]	$m_p c^2$	938.2720 MeV
中性子の質量[†]	$m_n c^2$	939.5654 MeV
統一原子質量単位	u	931.4941 MeV

[†]静止エネルギー

表2.2 主な放射線の特徴[1]

名称	英語名称	記号	電荷[†]	スピンの大きさ[‡]	補足
光子（X線，γ線）	photon	γ	0	1	質量ゼロ
電子（β⁻線）	electron	$e^-(\beta^-)$	-1	1/2	
陽電子（β⁺線）	positron	$e^+(\beta^+)$	1	1/2	電子の反粒子
陽子	proton	p	1	1/2	
中性子	neutron	n	0	1/2	単独ではβ⁻壊変
α線	α-particle	α	2	0（基底状態）	
重陽子	deuteron	d	1	1（基底状態）	
電子ニュートリノ	electron neutrino	ν_e	0	1/2	

[†] 電荷の単位は素電荷 e [‡] スピンの大きさの単位は $\hbar = h/2\pi$

$$E = h\nu = \frac{hc}{\lambda}$$
$$p = \frac{E}{c} = \frac{h\nu}{c} = \frac{h}{\lambda} \quad (2.2)$$

特に，エネルギーをkeV単位，波長をnm単位で表すと以下の便利な近似式が成り立つ．

$$\lambda[\text{nm}] \approx \frac{1.24}{E[\text{keV}]} \quad (2.3)$$

電子や陽電子など質量を有する放射線の全エネルギー（total energy）E は，静止しているときの全エネルギーである静止エネルギー mc^2 と運動エネルギー（kinetic energy）K の和として次式で表される．

$$E = mc^2 + K = \frac{mc^2}{\sqrt{1-\beta^2}} \quad (2.4)$$

ここで，$\beta = v/c$（v は粒子の速さ）である．また，運動量の大きさ p は次式で表される．

$$p = \frac{mc\beta}{\sqrt{1-\beta^2}} \quad (2.5)$$

なお，全エネルギー E と運動量の大きさ p は次式を満たしている．

$$E^2 = p^2 c^2 + (mc^2)^2 \quad (2.6)$$

1.2 原子と特性X線

原子は，電磁相互作用であるクーロン力により電子が原子核に束縛された系である．束縛された電子のことを軌道電子（orbital electron）と呼び，この電子の状態を電子軌道（electron orbit）と呼ぶ．量子力学によると，Schrödinger方程式の解となる固有状態のみが電子軌道となる．そして，各電子軌道に対するエネルギー固有値をエネルギー準位（energy level）と呼ぶ．

電荷Zeの原子核に1個の電子が束縛された系を水素様原子と呼び，この簡単な系のエネルギー準位についてはBohrの原子モデルにより説明できる．これによると，水素様原子のエネルギー準位E_nは次式で与えられる．

$$E_n \approx -13.6\frac{Z^2}{n^2}[\text{eV}] \tag{2.7}$$

Bohrの原子モデルで求めたエネルギー準位はSchrödinger方程式の解として求めたエネルギー固有値に等しい．ここで，電子と原子核が無限に離れた場合をエネルギー0としている．電子軌道の半径は$a_0 n^2/Z$（a_0はBohr半径で約0.53 Å）である．自然数nは主量子数と呼ばれ，$n=1, 2, 3, \cdots$の電子軌道はそれぞれK殻，L殻，M殻，$\cdots$と呼ばれる．電子軌道には，主量子数のほかに方位量子数l（$0 \sim n-1$），磁気量数m（$-l \sim l$），スピン量子数s（$\pm 1/2$）が割り当てられる．そして，Pauliの排他率により1つの電子軌道には1つの電子しか存在できない．水素様原子ではエネルギー準位は主量子数のみに依存し他の量子数に依存しなくなる．このように，量子数が異なる複数の状態が同一のエネルギー準位に重なることを縮退（degeneracy）と呼ぶ．なお，軌道電子が複数存在する現実の原子では，エネルギー準位は方位量子数lにも依存する．

最もエネルギーが低い安定な状態を基底状態（ground state）と呼ぶ．これは，エネルギーの低い電子軌道から順番に軌道電子が埋まった状態である．基底状態よりもエネルギーの高い状態は励起状態（excited state）と呼ばれ，一般に，不安定な状態である．

高いエネルギー準位から低いエネルギー準位に軌道電子が遷移（transition）するとき，光子が放出されるか，あるいは，オージェ効果（Auger effect）により軌道電子が放出される（図2.1）．放出される光子は放射線の場合には特性X線（characteristic x-ray）と呼ばれ，光子エネルギーはエネルギー準位差に等しくなる．軌道電子がK殻，L殻，M殻へ遷移する際に放出される特性X線はそれぞれK-X線，L-X線，M-X線などと呼ばれる．一般に，K-X線のエネルギーが最も高くなる．一方，オージェ効果で放出される軌道電子はオージェ電子（Auger electron）と呼ばれ，その運動エネルギーはエネルギー準位差から軌道電子の束縛エネルギーを差し引いた値となる．特性X線の放出とオージェ効果は競合する．特性X線が放出される割合ωを蛍光収率（fluorescence yield）と呼び，オージェ電子が放出される割合$1-\omega$をオージェ収率（Auger yield）と呼ぶ．一般に，原子番号が大きいほど蛍光収率が高くなる．

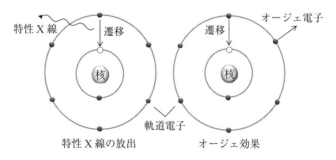

図2.1　軌道電子の遷移に伴う特性X線の放出とオージェ効果

1.3 原子核の構造と遷移

　原子核は強い相互作用である核力によりいくつかの陽子と中性子が結合した系である．原子番号（atomic number）Zは陽子数を示し，質量数（mass number）Aは陽子数Zと中性子数Nの和を示す．原子番号が等しく質量数が異なる原子核を同位体（isotope），質量数が等しく原子番号が異なる原子核を同重体（isobar）と呼ぶ．

　原子核の半径rは，原子核の電荷分布に関する電子散乱実験から近似的に次式で表されることが知られている．

$$r \approx 1.2 \times A^{1/3} \, [\text{fm}] \tag{2.8}$$

原子核の質量Mは次式で表される．

$$Mc^2 = Zm_p c^2 + (A-Z)m_n c^2 - B \tag{2.9}$$

ここで，Bは原子核の結合エネルギー（binding energy）であり，原子核の質量は構成要素の質量和よりも結合エネルギーの分だけ小さい．結合エネルギーが最大で質量が最小となる状態が原子核の基底状態である．

　核子1個当たりの結合エネルギーB/Aは質量数60付近で最大となり，質量数10以下の領域を除きほぼ7～9 MeV程度の範囲に収まっている．このような大局的な性質は，原子核を一様で連続的な流体のようなものとみなす液滴模型（liquid drop model）で説明することができる．一方，陽子数，中性子数が2，8，20，28，50，82，126となる原子核は核子当たりの結合エネルギーが大きく安定であることが知られており，これらは魔法数（magic number）と呼ばれる．この性質は，原子核が作り出す核力の平均的な場の中で陽子と中性子がお互いに独立な核子軌道に入ると考える殻模型（shell model）で説明することができる．そのほか，原子核の性質を説明するための基本的な模型として集団運動模型（collective model）などがある．

　原子核の励起状態は，エネルギーが高く不安定な状態であり，ほとんどは直ちによりエネルギーが低い状態に遷移する（図2.2）．原子核が光子を放出して遷移することをγ遷移（transition）と呼び，このとき放出される光子がγ線である．γ線エネルギーは遷移前後のエネルギー準位の差に等しく，そのエネルギースペクトルは原子核の種類に固有な線スペクトルとなる．原子核が原子を形成しているときは，γ線を放出する代わりに軌道電子を放出してエネルギーを放出する内部転換（internal conversion: IC）も起こり，このとき放出さ

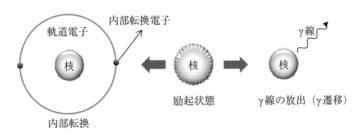

図2.2　原子核のγ遷移と内部転換

れる電子を内部転換電子（conversion electron）と呼ぶ．内部転換電子の運動エネルギーは原子核のエネルギー準位の差から軌道電子の束縛エネルギーを引いた値となり，そのエネルギースペクトルも原子核の種類に固有な線スペクトルとなる．内部転換とγ線放出はお互いに競合する．内部転換電子の数をγ線の数で除した比を内部転換係数（conversion coefficient）と呼びαあるいはe/γなどと表記する．一般に，遷移エネルギーが小さいほど，原子番号が大きいほど，K殻やL殻など内殻の軌道電子ほど内部転換係数が大きくなる傾向がある．内殻の軌道電子が放出され電子軌道にホールが生じると，引き続き，特性X線の放出かオージェ効果が起こる．

原子核の励起状態の中には，比較的に寿命が長く準安定（meta-stable）な状態が存在する．このような準安定状態にある原子核を核異性体（isomer）と呼び，核異性体からの遷移を核異性体転移（isomeric transition: IT）と呼ぶ．核異性体は，質量数の後ろにmを付けて^{99m}Tcのように表記する．

1.4 原子核の壊変

原子核の基底状態は安定とは限らない．基底状態が不安定な原子核は放射性同位元素（radioisotope）と呼ばれ，壊変（decay）して他の原子核に変化する（図2.3）．約3千種類の原子核が存在することが実験的に確かめられているが，そのうち，安定な原子核は約1割であり，そのほかはすべて放射性同位元素である．放射性同位元素は，自然に存在する自然放射性同位元素と人工的に生成する人工放射性同位元素に分けられる．

β^-壊変では，原子核の中で中性子が陽子に変わり，核外に電子と反電子ニュートリノが放出される．このとき放出される電子e^-をβ^-線と呼ぶ．質量数は変化せず，原子番号が1つ増加する．

$$^A_Z X \rightarrow ^A_{Z+1} X' + e^- + \overline{\nu_e} \tag{2.10}$$

β^+壊変では，原子核の中で陽子が中性子に変わり，核外に陽電子と電子ニュートリノが放出される．このとき放出される陽電子e^+をβ^+線と呼ぶ．質量数は変化せず，原子番号が

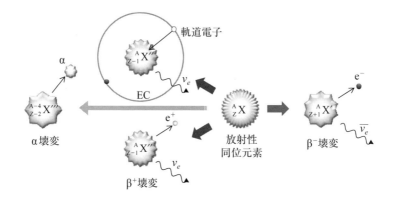

図 **2.3**　原子核の壊変

1つ減少する.

$$\ce{^A_Z X} \rightarrow \ce{^A_{Z-1} X''} + e^+ + \nu_e \tag{2.11}$$

β±壊変ではβ±線とともにニュートリノが放出されるが,ニュートリノに配分される運動エネルギーの割合は一定ではない.このため,β±線のエネルギースペクトルは連続スペクトルとなり,その最大エネルギーのみ原子核の種類によって定まる.

原子核が原子を形成している場合は,β$^+$壊変を起こす代わりに,原子核が軌道電子を取り込みニュートリノを放出する軌道電子捕獲(electron capture: EC)が起こる場合もある.

$$\ce{^A_Z X} + e^- \rightarrow \ce{^A_{Z-1} X''} + \nu_e \tag{2.12}$$

β$^+$壊変とECは競合する過程であり,その割合は原子核の種類に応じて確率的に定まっている.ECで内殻の軌道電子が捕獲されると,その後には特性X線の放出やオージェ効果が起こる.

α壊変では,核外にα粒子が放出され,原子番号が2減少し,質量数が4減少する.

$$\ce{^A_Z X} \rightarrow \ce{^{A-4}_{Z-2} X'''} + \alpha \tag{2.13}$$

このとき放出されるα粒子をα線と呼び,そのエネルギースペクトルは原子核の種類に固有な線スペクトルとなる.

原子番号Zを中性子数Nに対してプロットした原子核チャートにおいて,安定な原子核が存在する領域は軽い原子核($A<20$)では$N \sim Z$の近辺であるが,質量数が大きくなるに従い中性子の割合が徐々に増え,重い原子核($Z>80$)では$N \sim 1.5Z$程度となる.これは,陽子数が多くなるとクーロン反発力が強くなり結合エネルギーが減少し,同じ核子数ならば陽子数が少なめのほうが安定するためである.一般に,安定な原子核よりも陽子数が多めの原子核はβ$^+$壊変やECを起こしやすく,逆に中性子が過剰な原子核はβ$^-$壊変を起こしやすい.

1.5 放射能と放射平衡

放射能(radioactivity)は1秒間に壊変する原子核数である.ここでいう壊変にはITやECも含まれている.原子核の壊変は確率的な現象であり,ある時刻tにおける放射能$A(t)$は,まだ壊変していない原子核数$N(t)$に比例する.

$$A(t) = \lambda N(t) = -\frac{d}{dt}N(t) \tag{2.14}$$

比例定数λは壊変定数(decay constant)と呼ばれ,原子核に固有の物理量である.この微分方程式を解くと以下の指数関数的な減衰の式が得られる.

$$A(t) = A(0)e^{-\lambda t} = A(0)\left(\frac{1}{2}\right)^{\frac{t}{T}} \tag{2.15}$$

ここで,定数Tは放射能が1/2に減衰するまでの時間,半減期(half life)である.半減期と

壊変定数の間には以下の関係が成り立つ.

$$\lambda T = \ln 2 \approx 0.69315 \tag{2.16}$$

ある有限の計測時間における平均放射能が必要な場合がある．時刻$t=t_1$からt_2までの平均放射能$\overline{A}$は式(2.15)を積分して次式で表される．

$$\overline{A} = A(0)(e^{-\lambda t_1} - e^{-\lambda t_2})/\lambda(t_2 - t_1) = A(t_1)(1 - e^{-\lambda(t_2-t_1)})/\lambda(t_2 - t_1) \tag{2.17}$$

原子核が壊変するまでの平均時間を平均寿命（average lifetime）と呼びτで表す．時刻$t=0$において存在した原子核が時刻tにおいて壊変せずに残っている確率が$e^{-\lambda t}$なので，平均寿命は次式で求まる．

$$\tau = \int_0^\infty t e^{-\lambda t} dt \bigg/ \int_0^\infty e^{-\lambda t} dt = \lambda^{-1} = T/\ln 2 \tag{2.18}$$

壊変により生じた原子核が不安定な状態である場合，引き続き原子核の壊変が起こる．このとき，最初の原子核を親核（parent nucleus）という．また，親核の壊変で生じた原子核を娘核（daughter nucleus），娘核の壊変で生じた原子核を孫核（grand-daughter nucleus）と呼び，これらをまとめて子孫核種（descendant nuclei）という．時刻tにおける親核と娘核の原子核数をそれぞれ$N_1(t)$，$N_2(t)$，放射能をそれぞれ$A_1(t)$，$A_2(t)$，壊変定数をそれぞれλ_1，λ_2とすると，以下の微分方程式が成り立つ．

$$\begin{aligned}\frac{d}{dt}N_1(t) &= -\lambda_1 N_1(t) = -A_1(t) \\ \frac{d}{dt}N_2(t) &= -\lambda_2 N_2(t) + r\lambda_1 N_1(t) = -A_2(t) + rA_1(t)\end{aligned} \tag{2.19}$$

ここで，rは親核の壊変でこの娘核が生じる分岐比（branching ratio）である．微分方程式を解くと以下の解が得られる．

$$\begin{aligned}A_1(t) &= A_1(0) e^{-\lambda_1 t} \\ A_2(t) &= rA_1(0)\frac{\lambda_2}{\lambda_2 - \lambda_1}(e^{-\lambda_1 t} - e^{-\lambda_2 t}) + A_2(0) e^{-\lambda_2 t}\end{aligned} \tag{2.20}$$

親核の半減期T_1が娘核の半減期T_2よりも長いとき，親核と娘核の放射能の比率が平衡状態になる場合がある．これを放射平衡（radioactive equilibrium）と呼ぶ．放射平衡には過渡平衡（transient equilibrium）と永続平衡（secular equilibrium）がある．

過渡平衡は，$\lambda_1 < \lambda_2$が満たされ，十分な時間がたち$e^{-\lambda_1 t}$の項に比べて$e^{-\lambda_2 t}$の項が無視できるほど小さくなるときに成り立つ．すなわち，式(2.20)で$e^{-\lambda_2 t}/e^{-\lambda_1 t} \approx 0$と近似すれば次の関係式が得られる．

$$A_2(t) \approx r\frac{\lambda_2}{\lambda_2 - \lambda_1} A_1(t) = r\frac{T_1}{T_1 - T_2} A_1(t) \tag{2.21}$$

この関係式は娘核の初期放射能$A_2(0)$には依存しない．$A_2(0)=0$とすると，時間の経過ととも

に $A_2(t)$ は大きくなり親核の放射能 $A_1(t)$ を超えた後に最大値に達し，その後に式(2.21)で表される過渡平衡の状態へと移行する．ここで，$A_2(t)$ が最大になる時間 t_{max} は次式で求まる．

$$t_{max} = \frac{1}{\lambda_2 - \lambda_1} \ln\left(\frac{\lambda_2}{\lambda_1}\right) = \frac{1}{\ln 2} \frac{T_1 T_2}{T_1 - T_2} \ln\left(\frac{T_1}{T_2}\right) \tag{2.22}$$

^{99}Mo から ^{99m}Tc への壊変は過渡平衡の代表例である．^{99}Mo は，半減期 $T_1 = 66$ 時間で β$^-$ 壊変により ^{99m}Tc に壊変する．引き続き，^{99m}Tc は半減期 $T_2 = 6$ 時間で IT を起こす．このとき，$\lambda_1 \sim \lambda_2/11$ となり十分な時間が経過した後には過渡平衡が成立する．$t = 0$ において ^{99m}Tc の放射能 $A_2(0) = 0$ と仮定すると，その放射能 $A_2(t)$ が最大になるのはおよそ $t_{max} \sim 22$ 時間後である．さらに，時間が経過すると，$A_2(t)/A_1(t) \sim 1.1$ という過渡平衡状態に移行する．

永続平衡は，過渡平衡の条件に加えてさらに $\lambda_1 \ll \lambda_2$ が満たされる場合に成立する．すなわち，式(2.21)において $\lambda_1/\lambda_2 \approx 0$ と近似すると次の関係が得られる．

$$A_2(t) \approx r A_1(t) \tag{2.23}$$

^{137}Cs の β$^-$ 壊変（$r = 0.946$）の半減期は $T_1 = 30.2$ 年，その娘核である ^{137m}Ba の IT の半減期は $T_2 = 2.55$ 分であり，$\lambda_1 \ll \lambda_2$ が十分に満たされる．よって，十分な時間が経過したのちには，^{137m}Ba の放射能は ^{137}Cs の放射能のおよそ r 倍となり永続平衡状態になる．

1.6 反応断面積

放射線と物質の相互作用確率の大きさを表す物理量に断面積（cross section）がある．標的1個当たりの断面積を σ とすると，相互作用確率 P は次式で表される．

$$P = n\sigma dx \tag{2.24}$$

ここで，dx は物質の厚さ，n は標的数密度である．断面積は面積の次元を持つ物理量であり，単位としては b（バーン，$1\,\text{b} = 10^{-24}\,\text{cm}^2$）が用いられる．また，放出粒子の散乱角度領域を微小立体角 $d\Omega$ とし，$d\Omega$ に対する断面積を微分断面積（differential cross section）$d\sigma/d\Omega$ と定義する．微分断面積を全立体角領域にわたり積分したものが全断面積 σ である．

$$\sigma = \int_0^{4\pi} d\Omega \frac{d\sigma}{d\Omega} = \int_0^{2\pi} d\phi \int_{-1}^{1} d(\cos\theta) \frac{d\sigma}{d\Omega} \tag{2.25}$$

ここで，$d\Omega = d\phi\, d(\cos\theta)$ であり，θ と ϕ はそれぞれ極座標における極角（polar angle）と方位角（azimuth angle）である

第 2 節　放射線と物質との相互作用

2.1　光子と物質との相互作用

　光子（X線やγ線）と物質の相互作用には，干渉性散乱（coherent scattering），光電効果（photoelectric effect），コンプトン散乱（Compton scattering），電子対生成（pair production）などがある（図2.4）．このうち，干渉性散乱とコンプトン散乱では光子の進行方向が変化し，光電効果と電子対生成では光子が消滅する．また，光電効果とコンプトン散乱では軌道電子が放出される．光子が物質中を進むときは，相互作用しない場合には直進して透過し，相互作用する場合には，散乱のたびに進行方向を変え，光電効果あるいは電子対生成では光子は消滅する．

　干渉性散乱はレイリー散乱（Rayleigh scattering）とも呼ばれ，光子が原子に束縛された軌道電子により散乱される現象として記述される．標的原子の内部構造が変化しない弾性散乱であり，光子エネルギーはほとんど変化しない．光子の波動性を反映した現象のため干渉性散乱と呼ばれる．なお，自由電子により光子が散乱される現象をトムソン散乱と呼び，その微分断面積は下式で与えられる．

$$\frac{d\sigma}{d\Omega}=\frac{r_e^2}{2}(1+\cos^2\theta) \qquad (2.26)$$

ここで，θは散乱角度，r_eは電子の古典半径（$r_e \approx 2.818\times 10^{-15}$ m）である．このトムソン散乱の断面積を用いて，レイリー散乱の断面積は次式で与えられる．

$$\frac{d\sigma}{d\Omega}=|F|^2\frac{r_e^2}{2}(1+\cos^2\theta) \qquad (2.27)$$

ここで，Fは軌道電子が原子に束縛されている効果を表す原子形状因子であり，原子番号，散乱角度，エネルギーの関数である．

　光電効果は光電吸収（photoelectric absorption）とも呼ばれ，光子が消滅し軌道電子が放

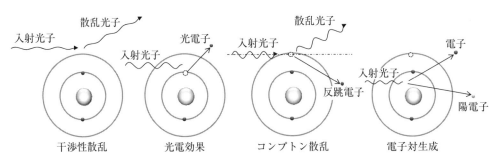

図2.4　光子と物質の相互作用

出される現象である．放出される軌道電子は光電子（photoelectron）と呼ばれ，その運動エネルギーK_eは次式で表される．

$$K_e = h\nu - B_e \tag{2.28}$$

ここで，$h\nu$は入射光子エネルギー，B_eは軌道電子の束縛エネルギーである．軌道電子の束縛エネルギーが光電効果の敷居エネルギーとなる．これに伴い反応断面積や質量減弱係数のエネルギー依存性に生じる非連続的な段差を吸収端（absorption edge）と呼ぶ．光電効果の原子当たりの反応断面積σ_{atom}は物質の原子番号Zへの依存性が特に強く，おおむね$Z^{4\sim 5}$に比例し変化するため，高原子番号物質ほど光電効果の寄与が急激に大きくなる．一方，光子エネルギーが高くなるとおおむね$(h\nu)^{-2\sim 3}$に比例して小さくなる．また，内殻の軌道電子ほど断面積が大きく，内殻の電子軌道にホールが生じると，引き続き，特性X線の放出かオージェ効果が起こる．

コンプトン散乱では，光子が軌道電子と相互作用を起こしてその軌道電子を弾き出すとともに，光子はエネルギーを減じて散乱される．放出された軌道電子を反跳電子（recoil electron）あるいはコンプトン電子（Compton electron）と呼ぶ．コンプトン散乱は，自由電子と光子との相互作用としてよく説明でき，光子の粒子性を強く反映していることから，非干渉性散乱（incoherent scattering）とも呼ばれる．

入射光子のエネルギーを$h\nu$，散乱光子のエネルギーを$h\nu'$，反跳電子の運動エネルギーをK_eとすると，エネルギー保存則により次式が成り立つ．

$$h\nu \approx h\nu' + K_e \tag{2.29}$$

ここで，軌道電子の束縛エネルギーは近似的に無視している．さらに，運動量保存の法則を組み合わせて方程式を解くと，以下の運動学的な関係式が得られる．

$$h\nu' \approx h\nu \frac{1}{1+\alpha(1-\cos\theta)} \tag{2.30}$$

$$K_e \approx h\nu \frac{\alpha(1-\cos\theta)}{1+\alpha(1-\cos\theta)} \tag{2.31}$$

$$\cot\theta_e \approx (1+\alpha)\tan\frac{\theta}{2} \tag{2.32}$$

ここで，$\alpha = h\nu/mc^2$，θは光子の散乱角度，θ_eは反跳電子の放出角度である．この式より，散乱光子のエネルギーは$\theta=0$のとき最大値$h\nu'_{max}=h\nu$をとる．逆に，$\theta=\pi$のとき最小値

$$h\nu'_{min} \approx h\nu \frac{1}{1+2\alpha} \tag{2.33}$$

をとり，このとき，反跳電子の運動エネルギーは最大値

$$K_{e\,max} \approx h\nu \frac{2\alpha}{1+2\alpha} \tag{2.34}$$

をとることがわかる．γ線検出器のエネルギースペクトルにおいて，$h\nu'_{min}$は後方散乱ピー

クが現れるエネルギーであり，$K_{e\,max}$はコンプトンエッジ（Compton edge）が現れるエネルギーである．たとえば，$h\nu = 0.511$ MeV とすると $h\nu'_{min} = 0.170$ MeV，$K_{e\,max} = 0.341$ MeV となり，$h\nu = 141$ keV とすると $h\nu'_{min} = 91$ keV，$K_{e\,max} = 50$ keV となる．

電子1個に対するコンプトン散乱の微分断面積は以下の式で表される．

$$\frac{d\sigma}{d\Omega} = \frac{r_0^2}{2}(1+\cos^2\theta)\left\{\frac{1}{1+\alpha(1-\cos\theta)}\right\}^2\left[1+\frac{\alpha^2(1-\cos\theta)^2}{\{1+\alpha(1-\cos\theta)\}(1+\cos^2\theta)}\right] \quad (2.35)$$

この式はクライン・仁科の式と呼ばれ，$\alpha \to 0$ の極限においてトムソン散乱の微分断面積と等しくなる．原子当たりの断面積 σ_{atom} は，おおむね原子番号に比例すると考えられる．エネルギー依存性は比較的に緩やかで，40～100 keV程度で最大となる．

電子対生成は，主として原子核のクーロン場との電磁相互作用により光子が消滅し，電子と陽電子が対で生成される現象である．原子核にかかわるので核電子対生成（nuclear pair production）と呼ばれることもある．生成される2粒子の静止エネルギー和 $2m_ec^2 = 1.022$ MeV が敷居エネルギー（threshold energy）となり，電子および陽電子の運動エネルギー K_{e^-}，K_{e^+} の和は次式で表される．

$$K_{e^-} + K_{e^+} = h\nu - 2m_ec^2 \quad (2.36)$$

ここで，K_{e^-} と K_{e^+} の比率は定まっていない．光子エネルギーが高いほど原子当たりの断面積 σ_{atom} は大きくなり，高エネルギー領域では電子対生成が中心的な相互作用となる．原子番号依存性についてはおおむね Z^2 に比例する．

電子対生成に類似した相互作用に3電子生成（triplet production）がある．3電子生成では，電子・陽電子対が生成されるとともに，1個の軌道電子が放出される．主として軌道電子にかかわるので電子電子対生成（electronic pair production）と呼ばれることもある．敷居エネルギーは $4m_ec^2$ である．相互作用確率は電子対生成に比べると小さく，断面積は電子対生成のおおむね 10^{-2} 以下である．

上記の相互作用のほかに，光核反応（photo nuclear reaction）がある．光核反応は高エネルギー光子により引き起こされる原子核反応であり，後述するとおり放射性同位元素の生成に利用される．

X線やγ線などの光子が物質中を距離 x だけ進むとき，相互作用せずに透過する光子数 $I(x)$ は以下の指数関数な減弱（attenuation）の式に従う．

$$I(x) = I(0)e^{-\mu x} \quad (2.37)$$

ここで，μ は物質の種類と光子エネルギーに依存する定数であり，線減弱係数（linear attenuation coefficient）と呼ばれる．また，線減弱係数を密度 ρ で除した物理量 μ/ρ は質量減弱係数（mass attenuation coefficient）と呼ばれる．

微小な厚さ dx で相互作用する光子数の割合は μdx であり，線減弱係数および質量減弱係数は相互作用確率に比例する物理量である．一方，相互作用確率は原子当たりの断面積 σ_{atom} と原子数密度 n を用いて $\sigma_{atom} n dx$ と表せる．よって，質量減弱係数と断面積の間には以下の関係が成り立つ．

$$\frac{\mu}{\rho} = \sigma_{\text{atom}} \frac{N_A}{M} \tag{2.38}$$

ここで，N_A はアボガドロ数，M は原子量である．

全反応断面積は各相互作用に対する断面積の総和であるから，全質量減弱係数 μ_{total}/ρ は各相互作用の質量減弱係数 μ_i/ρ（i は相互作用の種類）の和として次式で表すことができる．

$$\frac{\mu_{\text{total}}}{\rho} = \sum_i \frac{\mu_i}{\rho} \tag{2.39}$$

図2.5に代表的な物質に対する質量減弱係数の光子エネルギー依存性を示す．原子番号 Z が大きい物質では，光電効果の相対的な寄与が大きく，100 keV以下の領域では吸収端の寄与が目立つ．一方，低原子番号の物質では，コンプトン散乱の寄与が相対的に大きくなる．また，干渉性散乱の寄与率はいずれのエネルギー領域においてもおおむね全体の10%以下と小さい．

2.2 電子・陽電子と物質の相互作用

電子と物質の相互作用には，弾性散乱（elastic scattering），非弾性散乱（inelastic scattering），制動放射（bremsstrahlung），チェレンコフ効果（Cherenkov effect）がある．陽電子の場合には，これに電子・陽電子消滅（annihilation）が加わる．電子・陽電子は，物質中を微小距離進むごとに相互作用を繰り返し，徐々に運動エネルギーを減じていく．散乱により進行方向が頻繁に変わり，軌跡は曲がりくねった形状となる（図2.6）．このように，多数回の散乱を繰り返すことを多重散乱（multiple scattering）と呼び，特に，進行方向が逆向きになる現象を後方散乱（backscattering）と呼ぶ．

弾性散乱と非弾性散乱は，電子・陽電子が主として物質中の原子との電磁相互作用により散乱される現象である．このうち，弾性散乱は，標的である原子の内部構造が変化しない散乱である．電子・陽電子の質量は原子質量に比べて非常に小さいため，弾性散乱では電子・陽電子の運動エネルギーはほとんど変化しない．一方，非弾性散乱は，原子が励起されたり電離されたりする散乱である．非弾性散乱が起こるたびに励起・電離に必要なエネルギーの分だけ運動エネルギーが減少する．

制動放射は，荷電粒子に加速度が生じた際に光子が放出される現象であり，主として原子核との電磁相互作用により起こる．制動放射で放出される光子を制動放射線，あるいは制動X線と呼ぶ．制動放射線のエネルギースペクトルは連続スペクトルとなり，その最大エネルギーは荷電粒子の運動エネルギーに等しい．また，制動放射線強度は加速度の二乗に比例し，加速度は質量に反比例するため，電子・陽電子など軽い荷電粒子で重要となるが，陽子や重荷電粒子など重たい荷電粒子の場合は無視できる．

チェレンコフ効果は，荷電粒子の速さ v が物質中の光速 c/n（n は屈折率）を超えるときに電磁相互作用で光子が放出される現象である．荷電粒子の静止エネルギーを mc^2 とすれば，チェレンコフ効果の敷居エネルギー K_{th} は次式で表される．

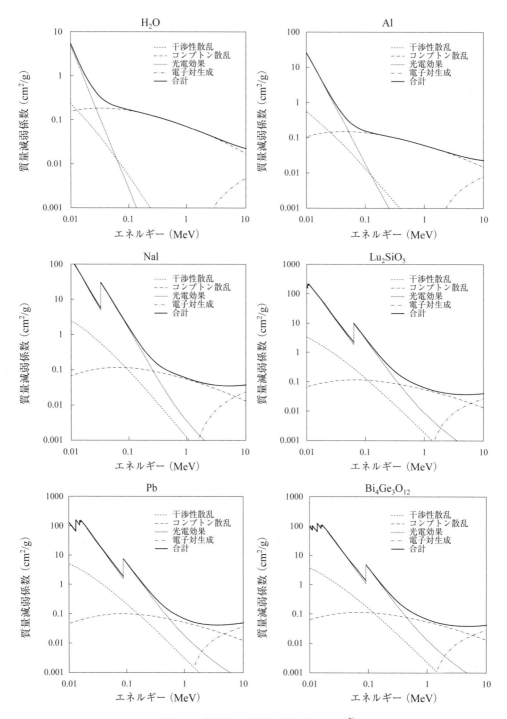

図2.5 代表的な物質の質量減弱係数[3)]

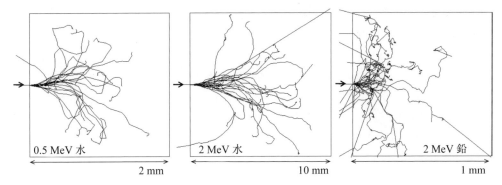

図2.6 モンテカルロシミュレーション[4]で計算した物質中の電子の軌跡
立方体形状の物質へ，左側から電子20個を入射．物質中の直線は制動放射線，その他は電子の軌跡．

$$K_{th} = mc^2 \left(\frac{1}{\sqrt{1-(1/n)^2}} - 1 \right) \tag{2.40}$$

たとえば，水中（$n \approx 1.33$）では$K_{th} \approx 0.52\,mc^2$となり，電子・陽電子に対する敷居エネルギーは約264 keVとなる．

荷電粒子が物質中で失うエネルギーをエネルギー損失（energy loss）と呼ぶ．このうち，電離や励起など非弾性散乱により失うエネルギーを衝突損失（collision loss），制動放射により失うエネルギーを放射損失（radiation loss）と呼ぶ．エネルギー損失は統計的に変動する物理量であり，そのゆらぎを（straggling）と呼ぶ．

物質中をdxだけ進むときの平均的な運動エネルギーの変化をdEとすると，阻止能（stopping power）は次式で表される．

$$S = -\frac{dE}{dx} \tag{2.41}$$

エネルギー損失は統計的に変動するため，阻止能は平均値として定義される物理量である．全阻止能S_{total}は，次式のとおり2つの成分に分解できる．

$$S_{total} = S_{col} + S_{rad} \tag{2.42}$$

ここで，S_{col}は衝突損失による阻止能で衝突阻止能（collision stopping power），S_{rad}は放射損失による阻止能で放射阻止能（radiative stopping power）である．また，阻止能を密度ρで除した物理量S/ρを質量阻止能（mass stopping power），同様に，量S_{col}/ρとS_{rad}/ρをそれぞれ質量衝突阻止能，質量放射阻止能と呼ぶ．

衝突阻止能のエネルギーEおよび物質の原子番号Zへの依存性は近似的に次式で表すことができる[5]．

$$\frac{S_{col}}{\rho} \approx 2\pi r_e^2 \frac{Z}{A} N_A \frac{m_e c^2}{\beta^2} f_{col}(E) \tag{2.43}$$

ここで，βは電子・陽電子の速さの真空中の光速に対する比，$f_{col}(E)$は無次元の係数でエネ

ルギーの緩やかな関数である．放射阻止能のエネルギーEおよび物質の原子番号Zへの依存性は近似的に次式で表される[5]．

$$\frac{S_{rad}}{\rho} \approx \alpha r_e^2 \frac{Z^2}{A} N_A E f_{rad}(E) \tag{2.44}$$

ここで，αは微細構造定数（$\alpha = 1/137$），$f_{rad}(E)$も無次元の係数でエネルギーの緩やかな関数である．衝突阻止能と放射阻止能が等しくなるエネルギーを臨界エネルギー（critical energy）と呼ぶ．臨界エネルギーE_cは経験的に次式で表される[8]．

$$E_c [\text{MeV}] \approx \frac{800}{Z} \tag{2.45}$$

たとえば，鉛原子では$E_c \sim 10\,\text{MeV}$であり，酸素原子では臨界エネルギーはさらにその10倍程度となる．代表的な物質に対する質量衝突阻止能および質量放射阻止能のエネルギー依存性を図2.7に示す．核医学分野で重要となる1 MeV以下の低エネルギー領域では，質量衝突阻止能が中心でありエネルギーの増加とともに徐々に減少する．そして，1 MeV前後のエネルギーで極小となり，これを最小電離と呼ぶ．また，詳しくみると物質の原子番号Zが大きいほどその寄与はやや小さくなる．一方，数MeVから臨界エネルギーを超える高エネルギー領域にかけては，質量放射阻止能が支配的となっていき，Zが大きいほどその寄与は大きくなる．

荷電粒子が物質中でどの程度の深さまで到達するかを表す物理量が飛程（range）である．荷電粒子が到達する最大の深さ，すなわち飛程の最大値を最大飛程（maximum range）と呼ぶ．個々の電子・陽電子の軌跡の曲がり方はさまざまに変化するため，飛程の分布は最大飛程を最大値として連続的な広い分布を示す．最大飛程については次の経験式が知られている[6),7)]．

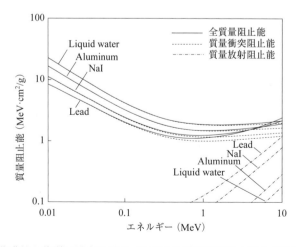

図2.7　代表的な物質に対する電子・陽電子の質量衝突阻止能と質量放射阻止能[5]

$$\rho R_{max} \approx 0.412 E^{1.265-0.0954 \ln E} \quad (0.01 < E < 2.5)$$
$$\rho R_{max} \approx 0.530 E - 0.106 \quad (2.5 < E < 20)$$
(2.46)

ここで，E は MeV 単位のエネルギー，ρR_{max} は g/cm^2 単位に換算した最大飛程である．^{18}F や ^{22}Na では β$^+$ 最大エネルギーが 0.5〜0.6 MeV 程度と小さく最大飛程も水中で 2 mm 程度と小さいが，^{62}Cu や ^{82}Rb では β$^+$ 最大エネルギーが比較的に大きいため，飛程が空間分解能へ与える影響についてはとくに注意が必要である．

放射線検出器で測定した電離量をもとに実験的に飛程を求めようとすると，制動放射線による電離成分が最大飛程よりも深い部分にまでバックグラウンド成分として残る．このバックグラウンド成分の影響を補正するため，外挿計算により求める最大飛程を外挿飛程（extrapolated range）と呼ぶ．

軌跡の長さを表す物理量に CSDA（continuous slowing down approximation）飛程がある．CSDA 飛程 R_{CSDA} と阻止能 S の間には次式の関係が成り立つ．

$$R_{CSDA} \approx \left| \int_E^0 \frac{dE}{S} \right|$$
(2.47)

電子・陽電子の場合は軌跡が曲線状となるため $R_{CSDA} > R_{max}$ となるが，陽子や重荷電粒子の場合は軌跡がほぼ直線状となるため $R_{CSDA} \approx R_{max}$ となる．

2.3 陽電子消滅

陽電子と物質の相互作用で特徴的なのは陽電子・電子消滅である．これは，陽電子が物質中の電子とともに消滅し，一対の消滅放射線（annihilation photon）が放出される現象である．3 個以上の光子が放出される場合もあるが通常 1% 以下であり[9]，ほとんどは 2 光子のみ放出される．電子・陽電子の重心系で考えると，合計運動量は保存されるため 2 つの消滅放射線はお互いに反対方向に放出される．また，エネルギー保存則により各光子のエネルギーは電子・陽電子の静止エネルギー 0.511 MeV に等しくなる．

電子・陽電子消滅が起こるのは，ほとんどの場合，陽電子が物質中でほぼすべての運動エネルギーを失ったときである．一部の陽電子は，消滅する前に電子と陽電子の準安定な結合状態，ポジトロニウム（positronium）を形成した後，$10^{-7} \sim 10^{-10}$ s 程度の平均寿命で消滅する．ただし，いずれの場合も，消滅時において電子と陽電子は完全には静止しておらず，軌道電子あるいは熱運動と同程度の運動量を有しているため，2 粒子の重心系は静止系とはならない．このため，実験系で観測したときには消滅放射線対の放出方向が正確にはお互いに反対方向とはならず，わずかにずれることになる．この角度のゆらぎを角度揺動（angular deviation）と呼ぶ．ここで，一方の消滅放射線の放出方向を基準軸として，もう一方の消滅放射線の放出方向を，基準軸を含む平面へ射影した 1 次元の角度で表す．角度相関（angular correlation）の詳細は物質の種類や状態などにも依存し，また，角度分布は正規分布とはならない[9]．なお，核医学分野では，180°を中心としておおむね ±0.25°（FWHM）の広がりを持つ正規分布を用いて角度揺動を近似することが多い．

陽電子が大きな運動エネルギーを有したまま電子・陽電子消滅を起こす現象も数%以下の確率で起こり，これはインフライト消滅（in-flight annihilation）と呼ばれる．インフライト消滅では，消滅放射線のエネルギースペクトルは連続スペクトルとなり，2光子が消滅放射線として放出される場合には，その最大エネルギー$h\nu_{max}$および最小エネルギー$h\nu_{min}$は次式で表される[8),9)]．

$$h\nu_{max} \approx \frac{1}{2}\left(K + 2m_e c^2 + K\sqrt{1 + \frac{2m_e c^2}{K}}\right) \tag{2.48}$$

$$h\nu_{min} = \frac{1}{2}\left(K + 2m_e c^2 - K\sqrt{1 + \frac{2m_e c^2}{K}}\right) \tag{2.49}$$

ここで，Kは消滅時における陽電子の運動エネルギーである．実際，消滅放射線のエネルギースペクトルを詳しく調べると，0.511 MeVより高いエネルギー領域にも連続的に事象が現れる．

第3節 放射性同位元素の性質

核医学で用いられる主な単一光子放出核種を表2.3，壊変図（decay scheme）の具体例を図2.8に示す．単一光子核種の多くは，$\beta^{\pm}$壊変やECで原子番号が1つだけ異なる原子核の励起状態に壊変した後，その励起状態からの遷移によりγ線が放出される．

核異性体^{99m}Tcは^{99}Tcのエネルギー準位142.7 keVにある励起状態にあたる．^{99m}Tcから140.5 keVの励起状態へは内部転換係数αが大きくほぼすべてが内部転換で遷移し，140.5 keVから基底状態への遷移では$\alpha \sim 0.1$程度となり，全体でみると放出割合89.4%で140.5 keVのγ線が放出される[15)]．

ECで壊変する場合，内殻の電子軌道にホールができると蛍光収率に従い特性X線が放出される．たとえば，^{201}TlではECにより^{201}Hgに壊変した後，Hg原子における軌道電子の遷

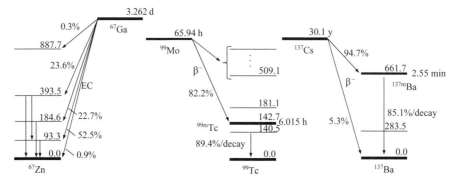

図2.8 代表的な単一光子放出核種の壊変図（エネルギー単位はkeV）[15)]

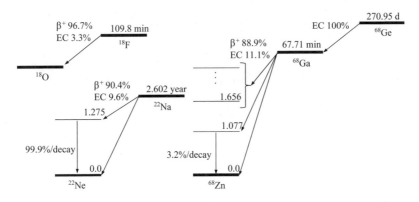

図2.9 代表的な陽電子放出核種の壊変図（エネルギー単位はMeV）[15]

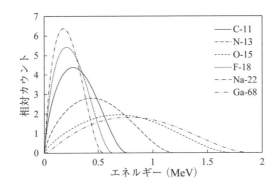

図2.10 代表的な陽電子放出核種のβ⁺線エネルギースペクトル

移により約70 keVおよび約80 keVの特性X線が放出される．

ガンマカメラおよびSPECT用の放射性同位元素薬剤に用いられる単一光子放出核種の半減期は，生体内に投与することから数日以下となっている．一方，^{137}Csは半減期が長く利便性が高いため，放射線検出器の物理特性評価やPETトランスミッション用線源およびノーマリゼーション用線源などとして用いられる．

核医学で用いられる主な陽電子放出核種を表2.4に，代表的な壊変図を図2.9に示す．陽電子放出核種はβ⁺壊変で陽電子を放出する．競合するECの割合はここに挙げた核種ではおおむね10%以下と低くなっている．単一光子放出核種に比べると，C，N，Oなど低原子番号の生体構成元素が含まれているのが特徴である．また，一部を除き半減期が数十分以下と短いため，放射性同位元素を各利用施設において生成する必要がある．ただし，^{18}Fでは半減期が約110分と比較的に長いため，施設外からのデリバリ供給も行われている．

^{22}Naと^{68}Geについては，半減期が長いため放射性同位元素薬剤に用いられることはなく，半減期の長さを生かして，装置物理特性の評価，校正，ノーマリゼーション，トランスミッションなどに用いられる．なお，^{22}Naについてはβ⁺壊変に伴いほぼ100%の確率で1.275 MeVのγ線が放出されるため，PET装置の定量性評価や校正に利用するときには注意が必要である．

これら許容遷移のβ⁺壊変のエネルギースペクトルは近似的に次式で表すことができる[6), 10), 11)]．

表2.3 核医学で用いられる主なβ⁻および単一光子放出核種[15]

核　種	半減期	壊変形式（%）	主な光子エネルギー（%）	主な生成反応
^{67}Ga	3.262 d	EC(100)	93.3 keV(38.8) 185 keV(21.4) 300 keV(16.6) 394 keV(4.6)	^{68}Zn(p, 2n)^{67}Ga ^{66}Zn(d, n)^{67}Ga
^{81m}Kr	13.1 s	IT(100)	190 keV(67.7)	^{82}Kr(p, 2n)^{81}Rb→^{81m}Kr
^{99m}Tc	6.015 h	IT(100)	141 keV(89.4)	^{235}U(n, f)^{99}Mo→^{99m}Tc ^{98}Mo(n, γ)^{99}Mo→^{99m}Tc
^{111}In	2.805 d	EC(100)	171 keV(90.7) 245 keV(94.1)	^{112}Cd(p, 2n)^{111}In ^{111}Cd(p, n)^{111}In
^{123}I	13.2 h	EC(100)	159 keV(83.3)	^{124}Te(p, 2n)^{123}I ^{124}Xe(p, 2n)^{123}Cs→^{123}Xe→^{123}I
^{125}I	59.4 d	EC(100)	27.2～27.5 keV(113)† 30.9～31.7 keV(24)†	^{124}Xe(n, γ)^{125}Xe→^{125}I
^{131}I	8.03 d	β⁻(100)	284 keV (6.1) 365 keV(81.5) 637 keV (7.2)	^{235}U(n, f)^{131}I ^{130}Te(n, γ)^{131}Te→^{131}I
^{133}Xe	5.25 d	β⁻(100)	81.0 keV(36.9)	^{132}Xe(n, γ)^{133}Xe ^{235}U(n, f)^{133}Xe
^{137}Cs	30.1 y	β⁻(100)	662 keV(85.1)	^{235}U(n, f)^{137}Cs
^{201}Tl	3.042 d	EC(100)	68.9～70.8 keV(60)† 79.8～82.5 keV(17)† 135 keV(2.6) 167 keV(10.0)	^{203}Tl(p, 3n)^{201}Pb→^{201}Tl ^{201}Hg(d, 2n)^{201}Tl

† 特性X線

表2.4 核医学で用いられる主な陽電子放出核種[15]

核　種	半減期	壊変形式（%）	β⁺最大エネルギー（%）	主な光子エネルギー（%）	主な生成反応
^{11}C	20.36 min	β⁺ (99.8) EC (0.2)	0.960 MeV (99.8)		^{14}N(p, α)^{11}C ^{10}B(d, n)^{11}C ^{11}B(p, n)^{11}C
^{13}N	9.965 min	β⁺ (99.8) EC (0.2)	1.198 MeV (99.8)		^{16}O(p, α)^{13}N ^{12}C(d, n)^{13}N ^{13}C(p, n)^{13}N
^{15}O	2.037 min	β⁺ (99.9) EC (0.1)	1.732 MeV (99.9)		^{14}N(d, n)^{15}O ^{15}N(p, n)^{15}O
^{18}F	109.8 min	β⁺ (96.7) EC (3.3)	0.634 MeV (96.7)		^{18}O(p, n)^{18}F ^{20}Ne(d, α)^{18}F
^{22}Na	2.603 y	β⁺ (90.4) EC (9.6)	0.547 MeV (90.3)	1.275 MeV (99.9)	^{23}Na(p, pn)^{22}Na ^{24}Mg(d, α)^{22}Na
^{62}Cu	9.67 min	β⁺ (97.8) EC (2.2)	2.937 MeV (97.6)		^{63}Cu(p, 2n)^{62}Zn → ^{62}Cu
^{68}Ga	67.71 min	β⁺ (88.9) EC (11.1)	1.899 MeV (87.7) 0.822 MeV (1.2)	1.077 MeV (3.2)	^{69}Ga(p, 2n)^{68}Ge → ^{68}Ga
^{82}Rb	1.258 min	β⁺ (95.5) EC (4.6)	3.381 MeV (81.8) 2.604 MeV (13.1)	0.777 MeV (15.1)	^{85}Rb(p, 4n)^{82}Sr → ^{82}Rb

$$N(E) = \beta(E + m_e c^2)^2 (E_{\max} - E)^2 \frac{2\pi\eta}{1 - e^{-2\pi\eta}} \qquad (2.50)$$

ここで，$N(E)$は運動エネルギーEにおける陽電子の相対強度，βは陽電子の速さの真空中の光速cに対する比，$m_e c^2$は電子の静止エネルギー，$E_{\max}$はβ^+最大エネルギー，Zは原子番号，αは微細構造定数，$\eta = -Z\alpha/\beta$である．式(2.50)を用いて計算したエネルギースペクトルを図2.10に示す．

第4節　放射性同位元素の生成

4.1　原子核反応

　放射性同位元素を生成する方法には，荷電粒子加速器（charged particle accelerator）により加速した陽子や重陽子などを原子核標的に照射して原子核反応（nuclear reaction）を起こさせる方法，原子炉（nuclear reactor）からの中性子線を用いて原子核反応を起こさせる方法，誘導核分裂による核分裂生成物（fission products）から目的とする放射性同位元素を化学的に抽出する手法がある．

　荷電粒子による原子核反応としては，（p, n），（p, 2n），（p, α），（d, n），（d, α）反応などが主として利用される．これらの原子核反応では，生成原子核の原子番号が標的原子核とは異なるため，原理的には，キャリアフリー（無担体）で比放射能を高めることが可能となる．たとえば，^{18}O(p, n)^{18}F反応はPETの臨床利用に不可欠な^{18}Fの製造に利用されている．その反応断面積は図2.11に示すとおり陽子エネルギー5〜10 MeVで極大となる．（p, n）反応など陽子数が増え中性子数が減る原子核反応は，生成原子核の陽子数が過剰になりやすいため，β^+壊変する放射性同位元素を生成するのに適している．

　中性子線による原子核反応の中で特に重要なのは（n, γ）反応である．原子番号は変化せ

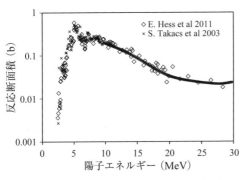

図2.11　^{18}O(p, n)^{18}Fの反応断面積[12), 13)]

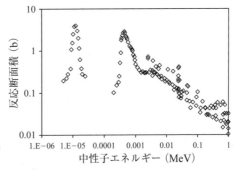

図2.12　^{98}Mo(n, γ)^{99}Moの反応断面積[14)]

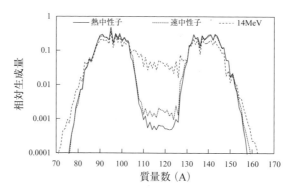

図2.13 ^{235}U核分裂生成物の質量数分布[15]

ず，標的原子核よりも中性子数が1つ大きな同位元素が生成される．中性子数が過剰となりやすいので，β⁻壊変する放射性同位元素を生成するのに適している．参考のため^{98}Mo(n, γ)^{99}Mo反応の反応断面積を図2.12に示す．(n, γ)反応では，標的原子核と生成原子核の原子番号が等しいため，一般には化学的分離により比放射能を高めることが難しい．ただし，生成原子核が短半減期でβ⁻壊変する場合は，壊変後の生成原子核をキャリアフリーで得ることが可能となる．たとえば，^{130}Te(n, γ)^{131}Te反応では，生成原子核である^{131}Teが半減期25 minでβ⁻壊変して^{131}Iを得られる．

中性子線による^{235}Uの誘導核分裂反応では，核分裂生成物として放射性同位元素を生成することができる．核分裂生成物をfと略して核分裂反応は(n, f)反応と記される．熱中性子を吸収した^{235}Uは不安定な中間状態^{236}U*を介して，ほとんどの場合，2つの核分裂生成物f_1, f_2に分裂するとともに数個の速中性子が放出される．

$$^{235}U + n \rightarrow {}^{236}U^* \rightarrow f_1 + f_2 + \nu n \tag{2.51}$$

ここで，νは放出される速中性子の数である．核分裂生成物の質量数の分布は，図2.13に示すように95および140付近にピークを持つことが知られている．^{235}UのN/Z比は143/92と大きいため，核分裂生成物の中性子数も陽子数より大きくなりがちで，β⁻壊変する放射性同位元素が生成されやすい．比放射能の高い^{99}Moを大量に生成することができるため，現在，臨床利用される^{99}Moのほとんどは(n, f)反応で生成されたものとなっている．一方，(n, γ)反応で生成した^{99}Moを臨床利用につなげる研究も続けられている．

4.2 放射化

原子核反応で放射性同位元素を生成することを放射化（radioactivation）という．標的原子核1個当たりの断面積をσ，入射粒子の粒子フルエンス率をf，標的原子核数Nとすると，放射性同位元素の生成率は$f\sigma N$となる．よって，その壊変定数をλとすると，生成される放射性同位元素数N_xの時間変化について次の微分方程式が成り立つ．

$$\frac{dN_x}{dt} = f\sigma N - \lambda N_x = f\sigma N_0 e^{-f\sigma t} - \lambda N_x \tag{2.52}$$

ここで, N_0 は標的原子核数の初期値である. $t=0$ で $N_x=0$ とすると以下の解が得られる.

$$N_x = \frac{1}{\lambda - f\sigma} f\sigma N_0 (e^{-f\sigma t} - e^{-\lambda t}) \tag{2.53}$$

よって放射化で得られる生成原子核の放射能 A_x は次式で表される.

$$A_x = \lambda N_x = \frac{\lambda}{\lambda - f\sigma} f\sigma N_0 (e^{-f\sigma t} - e^{-\lambda t}) \tag{2.54}$$

特に, $f\sigma \ll \lambda$ のときには以下の近似式を用いることができる.

$$A_x \approx f\sigma N(1 - e^{-\lambda t}) \tag{2.55}$$

$\lambda t \ll 1$ のときには, 生成核の放射能は照射時間に比例して増加し, $\lambda t \gg 1$ では飽和して放射性同位元素の生成率にほぼ等しくなる.

4.3　荷電粒子加速器

　放射性同位元素製造用の荷電粒子加速器として広く普及しているのがサイクロトロン（cyclotron）である. サイクロトロンでは, 磁場によるローレンツ力で軌道が曲げられながら, イオン源から放出された荷電粒子がDee電極と呼ばれる2つの半円状の電極空洞の間を行き来するたびに, 電極間にかけられた高周波電界により加速される（図2.14）. 粒子軌道が渦巻き状の周回軌道を描くためサイクロトロンと名づけられた. 小型のサイクロトロンはベビーサイクロトロンと呼ばれ, 多くのPET施設に設置されている.

　加速される荷電粒子の電荷を ze, 質量を m, 速さを v, 磁束密度の大きさを B, 軌道半径を r とすると, 以下の運動方程式が成り立つ.

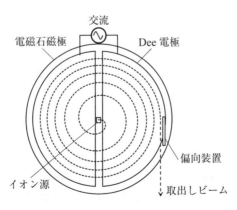

図2.14　サイクロトロン

$$zevB = \frac{mv^2}{r} \tag{2.56}$$

よって，回転周期 T は次式で表される．

$$T = \frac{2\pi r}{v} = \frac{2\pi m}{zeB} \tag{2.57}$$

この関係をサイクロトロン条件と呼び，回転周期 T が荷電粒子の速さおよび軌道半径に依存しないことがわかる．このため，一定周波数の交流電圧を Dee 電極間に印加することで，ほぼ連続的に荷電粒子の加速を継続することができる．ただし，これは非相対論的な場合に限られ，陽子エネルギーにして 15～20 MeV 程度が加速限界となる．

エネルギーが高くなると相対論的効果によりサイクロトロン条件が満たされなくなる．この問題を解決するため，軌道半径が増加するに従い実効的な磁場強度が強まるように磁極間隔が広い領域と狭い領域を交互に配置し，サイクロトロン条件を満たすと同時にビームの収束性を高めた装置が AVF（azimuthal varying field）サイクロトロンである．一方，質量の増加に合わせて周期 T を変化させる装置はシンクロサイクロトロンあるいは周波数変調（FM）サイクロトロンと呼ばれる．ただし，シンクロサイクロトロンでは，加速を開始してからビームを取り出すまでは次の加速を開始できないため，ビームのパルス性が強くなり，ビーム強度の点では不利となる．

加速した荷電粒子ビームを外周部で取り出すとき，陽子 H^+ や重陽子 D^+ など正電荷の荷電粒子（正イオン）の場合には，電場の力を利用した静電偏向装置（electrostatic deflector）が用いられる．ただし，この方法では数十％程度のビーム損失が避けられず，また，軌道を外れたビームによる装置の放射化も問題となる．これら問題を解消するため考えられたのが，負イオン（H^-）を加速するサイクロトロンである．H^- は陽子に 2 個の軌道電子を束縛させた状態である．この場合，外周部に設置した電荷剥奪用の薄膜（stripping foil）を通過させることで電荷をはぎ取り正イオンへ変換し，ほとんど 100％の効率でビームを取り出すことが可能となる．

サイクロトロン以外に，線形加速器（linear accelerator: LINAC）も放射性同位元素製造に利用されている．線形加速器は，加速空洞に供給したマイクロ波の電場で荷電粒子を直線的に加速する装置である．この線形加速器を偏向電磁石と複数組み合わせて同期させ，周回軌道で加速する装置がシンクロトロン（synchrotron）である．さらに，これら加速器を大強度の陽子加速器として用い，二次ビームとして取り出した中性子ビームや 2 次荷電粒子ビームを原子核反応に供する装置も利用されている．

4.4 ジェネレータ

放射平衡が成立する放射性同位元素では，比較的に半減期が長い親核を保管しておき，必要なときに半減期が短い娘核を化学的に分離して取り出す装置，ジェネレータ（generator）が利用されている．表 2.5 にジェネレータに利用される代表的な放射平衡反応を示す．娘核

表2.5 ジェネレータに利用される放射平衡[15]

親核種	半減期（T_1）	壊変形式（%）	娘核種	半減期（T_2）	壊変形式（%）	λ_1/λ_2
^{62}Zn	9.193 h	β^+（8.2） EC（91.7）	^{62}Cu	9.67 min	β^+（97.8） EC（2.2）	2×10^{-2}
^{68}Ge	270.9 d	EC（100）	^{68}Ca	67.71 min	β^+（88.9） EC（11.1）	2×10^{-4}
^{81}Rb	4.572 h	β^+（27.2） EC（72.9）	^{81m}Kr	13.1 s	IT（100）	8×10^{-4}
^{82}Sr	25.35 d	EC（100）	^{82}Rb	1.258 min	β^+（95.5） EC（4.6）	2×10^{-5}
^{87}Y	79.8 h	β^+（0.2） EC（99.8）	^{87m}Sr	2.815 h	IT（99.7） EC（0.3）	4×10^{-2}
^{99}Mo	65.98 h	β^-（100）	^{99m}Tc	6.015 h	IT（100）	9×10^{-2}
^{113}Sn	115.09 d	EC（100）	^{113m}In	1.658 h	IT（100）	6×10^{-4}

の壊変形式がITのものは単一光子放出核種として，壊変形式がβ^+のものは陽電子放出核種として用いられる．この中で最も普及しているのは^{99}Mo-^{99m}Tcのジェネレータである．

^{99}Mo-^{99m}Tcジェネレータの中では^{99}MoがMoO_4^{2-}という化学形でアルミナカラムに吸着されている．式(2.21)に従い娘核種である^{99m}Tcが生成されるが，$^{99m}TcO_4^-$はアルミナカラムへの結合が弱いため，生理食塩水による1回の溶出で7割以上の^{99m}Tcを取り出すことができる．この操作をミルキング（milking）と呼ぶ．1日経過すれば^{99m}Tcの放射能は極大となりその後は再び過渡平衡状態へ移行する．^{68}Ge-^{68}Gaについては，ジェネレータとしての利用もあるが，娘核を親核から分離せずにそのまま線源としても利用されている．

第5節　パルス計測の基礎

5.1　計数値の統計的性質

　放射線検出器には，電流モードで連続的かつ平均的に電気信号を処理して電流値を計測するものと，パルスモードで一つひとつの放射線による信号を処理するものがある．ドーズキャリブレータ（キュリーメータ）は，感度を高めるためアルゴンガスを高圧で封入した電離箱で，電流モードで電気信号を処理する放射線検出器である．検出器特性やフルエンス率などにも依存するが，一般に，単位時間当たりの放射線数が10^9 cps以上でも使用できる．一方，ガンマカメラ装置やPET装置などの核医学イメージング装置に用いられるシンチレーション検出器や半導体検出器はパルスモードで使用され，計数値（カウント：count）や放射線エネルギーの計測が可能となる．

母集団の平均をλとすると，カウントNを得る確率は次式のポアソン分布（Poisson distribution）で表される．

$$P(N) = \frac{e^{-\lambda}\lambda^N}{N!} \tag{2.58}$$

ポアソン分布の分散σ^2は次式で表される．

$$\sigma^2 = \lambda \tag{2.59}$$

λが十分に大きいとき（$\lambda \geq 20$），中心極限定理（central limit theorem）によりポアソン分布は次式の正規分布（normal distribution）で近似できる．

$$P(N) = \frac{1}{\sqrt{2\pi\sigma^2}} e^{-\frac{(N-\lambda)^2}{2\sigma^2}} \tag{2.60}$$

正規分布では，分布の半値幅（full width at half maximum: FWHM）はσを用いて

$$FWHM \approx 2.35\sigma \tag{2.61}$$

と表せる．1回の計測でカウント数Nを得たとすると，λの最適な推定量はNとなり，カウント数Nが$\lambda \pm \sqrt{\lambda}$，$\lambda \pm 2\sqrt{\lambda}$，$\lambda \pm 3\sqrt{\lambda}$の範囲に入る確率はそれぞれ68.3％，95.4％，99.7％となる．

$$\lambda \approx N \tag{2.62}$$

全カウントN_tにバックグラウンドカウントN_bが含まれるとき，それぞれの母集団の平均をλ_t，λ_bとし，それぞれの分布を正規分布で近似できるとすれば，全カウントからバックグラウンドカウントを差し引いた正味（net）のカウントN_nは，平均$\lambda_t - \lambda_b$，分散

$$\sigma^2 = \lambda_t + \lambda_b \tag{2.63}$$

の正規分布に従う．ここで，λ_t，λ_bの最適な推定量はN_t，N_bである．

現実に測定されるカウントには，ポアソン分布による不確かさ以外の分散成分Δ^2が含まれる場合がある．このとき，測定値のガウス分布の分散σ^2はポアソン分布の分散λより大きくなる．

$$\sigma^2 = \lambda + \Delta^2 \tag{2.64}$$

逆に，ポアソン分布から予想される分散λよりも観測される測定値の分散σ^2が小さくなる場合がある．このとき，ファノ因子（Fano factor）が次式で定義される．

$$F = \frac{\sigma^2}{\lambda} \tag{2.65}$$

たとえば，半導体検出器や比例計数管などでは，生成キャリア数から予想されるよりもエネルギー分解能が高くなり，ファノ因子は1よりも小さな値となる．一方，シンチレーション

検出器の場合にはファノ因子はほぼ1と考えられている．

5.2　時間間隔の統計的性質

　原子核の壊変や放射線のパルス計測などのようにランダムな時間間隔で事象が発生するとき，時間間隔tの間に事象が発生せず次の時間dtの間に事象が発生する確率は，発生率の平均をrとすると次式で表される．

$$P(t)dt = \frac{(rt)^0 e^{-rt}}{0!} \cdot (rdt) \tag{2.66}$$

ここで，右辺の第1因子は式(2.58)により時間間隔tの間に発生する事象数が0となる確率を表すポアソン分布であり，第2因子は時間dtの間に1つの事象が発生する確率である．よって，時間間隔の分布関数として次式を得られる．

$$P(t) = re^{-rt} \tag{2.67}$$

この分布関数は$t=0$で最大となる．また，積分値が1となるように規格化されており，平均時間間隔$\bar{t}$は次のように求められる．

$$\bar{t} = \int_0^\infty tP(t)dt = r^{-1} \tag{2.68}$$

5.3　計数損失モデル

　パルスモードでの計測においては，1つの入力信号を処理するのに有限の時間がかかると，ある一定の時間，次の入力信号を処理できなくなる場合がある．この時間を不感時間（dead time）と呼ぶ．入力信号の計数率が高くなると不感時間により計数損失（count loss）が生じ，入力信号の計数率に比べて出力信号の計数率が低くなる．計数損失の特性は装置の詳細に依存するが，最も基本的な計数損失モデルとしてまひ型（paralyzable model）と非まひ型（nonoparalyzable model）が知られている（図2.15）．

　まひ型では，不感時間の間に次の入力信号が到達すると，その時点を始点として改めて計

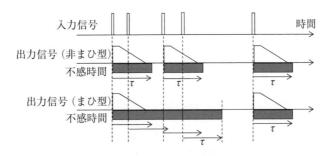

図2.15　まひ型および非まひ型係数損失モデル

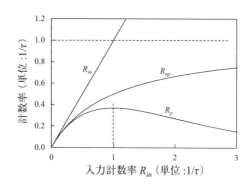

図2.16 まひ型および非まひ型計数損失モデルの計数率特性

測装置に不感時間が生じ，合計での不感時間が延長される．一方，非まひ型では，不感時間の間に到達した入力信号を処理できないのはまひ型と同じだが，不感時間は延長されない．不感時間をτ，入力信号の計数率をR_{in}とすると，非まひ型での計数率R_{np}は次式を満たす．

$$R_{np} = \frac{R_{in}}{1+R_{in}\cdot\tau} \tag{2.69}$$

この式は，装置が入力信号を受け付ける実効的な時間が$\frac{1}{1+R_{in}\cdot\tau}$倍に減じているものと解釈できる．図2.16に示すとおり，R_{np}は単調に増加するが，$R_{in}\to\infty$の極限では飽和して$R_{np}\to\tau^{-1}$となる．一方，まひ型の計数率R_pは次式で表される．

$$R_p = R_{in}\cdot e^{-R_{in}\tau} \tag{2.70}$$

この式の右辺の第2因子は，時間間隔τの間に事象が発生せずに，それ以降に事象が発生する確率，すなわち，式(2.67)を$t=\tau$から$t=\infty$まで積分した値

$$\int_{\tau}^{\infty} P(t)dt = e^{-R_{in}\tau} \tag{2.71}$$

に等しい．R_pはR_{np}よりも常に小さく，$R_{in}=\tau^{-1}$で極大値$(e\tau)^{-1}$となる（図2.16）．一般には，複数の計数損失モデルを組み合わせて現実のシステムの計数率特性を再現する必要がある．なお，$R_{in}\tau$が十分に小さきとき（$R_{in}\tau \ll 1$），R_pとR_{np}はほぼ等しくなり次の近似式が成り立つ．

$$R_p \approx R_{np} \tag{2.72}$$

（長谷川智之）

参考文献
- Cherry SR, et al.: Physics in nuclear medicine (3rd ed), 2003, Saunders, An Imprint of Elsevier, Philadelphia
- Chandra R.: Nuclear medicine physic the basics (5th ed), 1998, Williams & Wilkins, Baltimore
- 西臺武弘：放射線医学物理学（第3版増補），2011，文光堂，東京
- 柴田徳思，他：放射線物理学，通商産業研究者，2011，東京

- Knoll GF, 木村逸郎・阪井英次（訳）：放射線計測ハンドブック（第3版），2001，日刊工業新聞社，東京
- 飯塚幸三（監修），今井秀孝他（訳）：計測における不確かさの表現のガイド，1996，日本規格協会，東京
- Bevington PR, et al.: Data reduction and error analysis for the physical sciences (3rd ed), 2003, McGraw-Hill, New York
- Lyons L: Statistics for nuclear particle physicists, 1986, Cambridge University Press, New York

引用文献

1) Particle data group. Review of particle physics. Phys. Rev. D. **86**: 1-1526, 2012
2) 日本アイソトープ協会編：アイソトープ手帳，2011，日本アイソトープ協会東京
3) Berger MJ, et al.: Photon cross sections database. National Institute of Standards and Technology (NIST)
4) Geant4 collaboration. Nucl. Instrum. Meth. **A 506**: 250, 2003
5) International commission on radiation units and measurements (ICRU). Stopping powers for electrons and positrons. ICRU report 37 1984
6) Evans RD: The atomic nucleus. 1955, McGraw-Hill, New York
7) Katz L, et al.: Rev. Mod. Phys. **24**: 28 1952
8) Podgoršk EB.: Radiation physics for medical physicists (2nd, enlarged ed). 2010, Springer, Verlag, Berlin, Heidelberg
9) Charlton M, et al.: Positron physics. 2001, Cambridge University Press, New York
10) Cross WG, et al.: Phys. Med. Biol. **28**: 1251, 1983
11) Levin CS, et al.: Phys. Med. Biol. **44**: 781, 1999
12) Hess E, et al.: Radiochimica Acta **89**: 357, 2001
13) Takacs S, et al.: Nucl. Instrum. Meth. **B 211**: 169, 2003
14) Pritychenko B, et al.: Experimental Nuclear Reaction Data (EXFOR/CSISRS) NNDC, Brookhaven National Laboratory Network of Nuclear Reaction Data Centres
15) International Atomic Energy Agency (IAEA), Nuclear Data Services, Live chart of nucleide

第3章

機能測定

核医学では生体機能を標識化合物（radiolabeled compound）の体内の振る舞いに映し出して計測する．核医学計測の基本は体外に放出されるγ線の検出であり，標識化合物は一般的に目的の生理機能を反映して局所的に動態が変わる化学体として設計されている．そのような標識化合物の，生体内での振る舞いを通した機能測定の手法はいくつかの型に分類できる．

　一般に物質の生体内での振る舞いは大きく分けて血管壁や細胞膜をはじめとする膜間移動，代謝・生合成等生化学反応・酸化還元反応などによる化学構造変化，そして生体分子への結合によって変わる．これらを利用してデザインされた標識化合物の生体内で振る舞いを測定することにより，機能を抽出する代表的な例を，標識化合物を●として図3.1の①〜④に示した．

　①標識化合物は動脈側から流入し毛細血管で血管外組織への移行および逆方向の排出が行われる．この移行過程を測定することにより機能測定を行うもの．
　（1-a）血流量．自由拡散で移行する場合，標識化合物の血管内外移行速度は血流量に相関する．高い組織移行性を持つ物質を標識化合物として移行率を指標に局所血流量（regional blood flow）測定が可能である（第3節参照）．
　（1-b）薬物トランスポータ機能．特定の分子を輸送する輸送担体（トランスポータ）の基質を標識化合物とし，その移行率で輸送能力の測定が可能である．組織から血流への排出トランスポータ機能も同様である．例としては，脳への移行率が，血液脳関門におけるP糖蛋

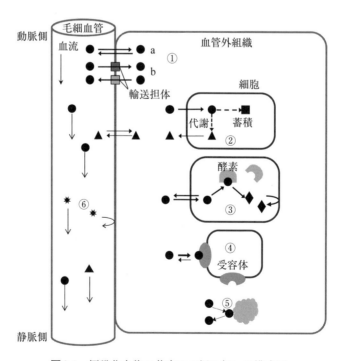

図3.1　標識化合物の体内での振る舞いの模式図
●は標識化合物，■は細胞内への蓄積，▲は代謝物，＊は標識代謝物，◆は極性代謝産物，▧は輸送担体を示す．

白の薬物排出能力の指標となる基質の［^{11}C］verapamilがある．

そのほか，輸送担体は介在しないが臓器の機能として腎臓における糸球体ろ過（［^{99m}Tc］DTPA），腎クリアランス（［^{99m}Tc］MAG3）も，血液からの移行率が各腎機能の指標となる．

また，以下に説明する②〜④は標識化合物と特定の生体分子（群）とが相互作用する場合であるが，これらを目的とした標識化合物でも第一に血管外への移行が必要である．

②エネルギー産生基質やアミノ酸の天然または類似構造を持つ基質の標識体によって，取り込みにより一連の生化学反応過程を総合的に評価するもの．

これらの標識化合物は生体環境に応じて取り込み・代謝され細胞外，血管内外に移行可能な二酸化炭素，水，神経伝達物質やその代謝産物群に変換される．代謝物はその物性により血管外に移行するもの（▲）と蓄積されるもの（■）がある（②）．特にアミノ酸の代謝産物はさまざまな経路をとるため複数の標識生成物が生じる．多くの場合，標識体由来の複数種の生成物が体内に生ずる．標識化合物の例を以下の（2-a），（2-b），（2-c），（2-d）に示す．

(2-a) ［^{15}O］O$_2$: 酸素代謝．標識代謝産物（radioactive metabolite）▲は［^{15}O］H$_2$Oのみ（4.2項）．

(2-b) ［^{11}C］palmitate: 脂肪酸代謝（free fatty acid metabolism）．■［^{11}C］triglyceride（脂質プール），▲［^{11}C］CO$_2$（代謝産物）（4.3項）．

(2-c) L-3,4-[β-^{11}C] DOPA: L型アミノ酸トランスポータ（LAT）により血管外へ移行し芳香族アミノ酸脱炭素酵素（AADC）により標識生成物ドーパミンとなる．その後細胞内外で代謝を受け複数種類の標識代謝産物に変換される（詳細は図3.14参照）．一部の標識代謝産物は血液から脳内へ移行する．取り込みがドーパミン合成能の指標と考えられる．

(2-d) [S-methyl-^{11}C]-L-methionine（メチオニン）：LATによる細胞内移行を経て蛋白合成ルートをはじめ，複数の反応ルートに入る．取り込みがLAT輸送と蛋白合成能の複合的な指標と考えられる．

③特定の酵素反応の基質で，反応により生じた極性標識代謝産物の集積により酵素活性や，それに関連する機能を評価するもの．

②のような複数の生化学反応プロセスをたどる基質の標識体は複数種類の標識代謝産物を生じ，それを詳細に同定することは困難になる．そこで一連の反応の中の最初の反応酵素の基質でその代謝産物が次の反応に進まない基質を標識化すると，代謝産物は1種類となる．特にリン酸化など極性標識代謝産物（◆）は細胞壁（または血管壁）を透過しにくくなるため代謝速度に応じて局所的に集積する．この機序を利用した方法を代謝捕獲（metabolic trapping）という．標識化合物の例を以下の（3-a），（3-b），（3-c），（3-d）に示す．

(3-a) ［^{18}F］FDG：ヘキソキナーゼ（解糖系の最初のリン酸化酵素）によるリン酸化生成物が集積し，グルコース代謝機能の指標となる（4.4項）．

(3-b) ［^{11}C］MP4A，［^{11}C］MP4P：アセチルコリンエステラーゼ活性（アセチルコリン神経機能）の指標となる．

(3-c) ［^{18}F］FLT：チミジンキナーゼ活性（核酸代謝）の指標．

(3-d) ［^{62}Cu］ATSM：ミクロソーム電子伝達系酵素による^{62}Cuの還元により低酸素状態

の指標となる.

④特定の受容体機能に高い親和性と選択性を持つ阻害または作動薬を標識化し，すると，その受容体への高い親和性のため結合状態が保持される．標識化合物の例を以下の（4-a），（4-b）に示す.

（4-a）[^{11}C] raclopride：ドーパミン D2 受容体拮抗薬であり，D2 受容体機能評価に用いる．（第5節）．

（4-b）[^{123}I] FP-CIT, [^{11}C] PE2I：ドーパミントランスポータ（DAT）阻害薬であり，ドーパミントランスポータ機能の指標となる.

図3.1の⑤，⑥は，上記の機能抽出の際バックグランド放射能となり機能測定に影響を与える要素であるので，標識化合物開発の際に最小限に抑えることが，目的となる生体機能測定精度の向上につながる.

⑤標的分子以外への非特異的結合.

⑥全身循環中に代謝され血液中を循環する標識代謝物（✱）．極性が上がるためやや血管外移行性は低下し，特に脳内への移行性は低いものの，無視できないものもある.

生体イメージングによる定量的な機能測定では，標識化合物の動態に数学的モデルを当てはめ解析を経て定量値を得る．数学的モデルにおいては未知パラメータ数の少ないほうが好ましいため，目的の生体機能が他の作用に比して際立って反映される標識化合物を選んで用いる必要がある．上記を鑑み，生体機能定量測定に用いる標識化合物が持つべき性質をまとめると以下のようになる.

1. 十分な組織移行性（血管外への移行透過性）.
2. 高い標的生体分子への特異性.
3. 標識化合物が代謝基質の場合，1段階またはできる限り少ないステップの代謝のみを反映する.
4. 目的の代謝（結合）にかかわらない標識薬剤は速やかに関心領域から消失する.
5. 血流からの消失が速い.
6. 肝臓を含む末梢代謝を受けにくい.
7. 非特異結合が特異結合に比べて有意に低い.
8. 高比放射能（specific activity）

核医学における生体機能の定量値は標識化合物，測定装置の性能，測定（撮像）法，画像解析法が統合されたもので決まるため，同じ生体機能パラメータでも用いる標識薬剤の違い，装置性能や解析法の違いなどにより，測定結果が若干変動する.

第1節 標識化合物

1.1 医薬品としての特徴

　核医学イメージングに用いられる化合物の第一の特徴は，評価目的の生体機能に応じた動態を持つ化合物を標識合成できることである．そして，γ線計測技術を基盤に置いた核医学イメージングはその検出感度のよさから，薬物量としては生体機能に影響を及ぼさないごく微量の標識化合物の投与で撮像可能である．このことが，身体への影響（副作用）がきわめて少なく安全な検査を実現し，標識化合物を「トレーサ（tracer：追跡子）」と呼ぶゆえんとなっている．そして，第二の特徴としては，被検者の安全のため，半減期が比較的短い化合物に標識しやすい放射性核種が使われていることである．安全のためには体内に蓄積する元素よりは体外へ排泄される元素を用いることも重要である．標識化合物の放射能は，目的臓器への集積の仕方，核種の半減期から，イメージング画像の質を十分に保ち，かつ被検者の被ばくを抑えるため最低限必要な量として決められる．

1.2 単光子放出核種の標識化合物

　単光子放出核種を標識した化合物は，ガンマカメラや単光子放射断層撮影（single photon emission computed tomography: SPECT）装置によって撮像される．代表的な核種は^{99m}Tcや^{123}Iである．^{99m}Tcの利点はジェネレータで供給が可能で院内標識による迅速検査が可能なことであり，一方^{123}Iの利点は低分子化合物への標識が容易なことである．検出感度としては^{99m}Tcのほうが優れているため，被ばくが^{123}I標識薬剤より少なくすむ．標識化合物としては，不活性ガス，イオン，コロイド粒子，金属錯体，赤血球や白血球などの血液成分などがある．

1.3 ポジトロン放出核種の標識化合物

　ポジトロン核種^{15}O, ^{11}C, ^{13}N, ^{18}Fは生体の構成元素であるので，アミノ酸や代謝基質そのものまたはその類似化合物，さらに生理活性物質や治療薬を標識化合物化し，生体内での機能分子の振る舞いそのものを測定することが可能である．^{15}O, ^{13}N, ^{11}Cはそれぞれ半減期が2.04分，9.97分，20.4分と短いため，使用する場所の近傍でサイクロトロンによる核種製造および標識合成を行う設備の設置が必要である．逆に短半減期であることにより，短時間で繰り返し測定が行える利点もある．

　^{18}Fは半減期が109.8分と比較的長いため，^{18}F標識化合物は製造後にやや離れた使用場所に運搬することが可能である．現在は，［^{18}F］FDGは単光子放出核種の製剤と同様に，標識化合物を市販する体制が整っているため，サイクロトロンや合成装置を設置せずに［^{18}F］FDGを用いたPET検査が実施されている．

1.4 RIジェネレータ・ミルキングと自動合成装置

　標識化合物に用いられる核種の生産は，原子炉，サイクロトロンによって行われる．原子炉では，モリブデン^{99}Moが濃縮ウランの核分裂（^{235}U(n, f)^{99}Mo）または天然モリブデン^{98}Moへの中性子放射化（^{98}Mo(n, γ)^{99}Mo）により生産されるが，現在前者が主な^{99}Mo製造法である．^{99}Moは，β$^-$壊変し半減期66時間でその86%が半減期6時間の単光子放出核種テクネチウム^{99m}Tcに変換し，さらに半減期の長い^{99}Tc（半減期21万年），安定な核種^{99}Ruとなる．残りの14%は^{99}Moから直接^{99}Tcに壊変する．原子核の壊変では元の原子核を親核種，変換後の核種を娘核種という．^{99}Moから^{99m}Tcへの壊変では，^{99}Moが親核種，^{99m}Tcが娘核種である．

　娘核種の半減期が親核種の半減期より短い場合，放射平衡（transient equilibrium）が成り立つ．放射平衡状態では娘核種を取り出した後も長半減期の親核種は壊変を続けるため，一定の時間が経過すると再び娘核種が増加し，繰り返し娘核種を取り出し利用できるようになる．これが娘核種を標識核種として生産するRIジェネレータ（generator）の原理である．RIジェネレータとしてのシステムが構築できるには，親核種と娘核種の半減期の関係のほか，娘核種の選択的な分離法の確立が必要である．親核種と娘核種の分離法は親核種を吸着させたカラムに溶媒を流して娘核種のみを選択的に分離溶出するカラム溶出法，娘核種が気体の場合ガスを流して溶出させるガス溶出法，親核種と娘核種の有機溶媒への溶解性の差を利用して娘核種を溶出する溶媒抽出法などがある．ジェネレータから娘核種を溶出する工程を乳牛（cow）から乳を搾ること（milking）にたとえ，ジェネレータをカウ（cow）娘核種を分離・抽出する工程をミルキング（milking）と呼ぶ．核医学イメージングで最も広く利用されているのが^{99}Mo/^{99m}Tcジェネレータである．^{99}Mo/^{99m}Tcジェネレータでは放射平衡状態からカラムに生理食塩水を通すとNa^{99m}TcO$_4$として^{99m}Tcが溶出される．残った親核種^{99}Moは^{99m}Tcに崩壊を続け，約23時間で最大放射能状態になる．そのときの放射能は前回のミルキング時の約68%であり，再びミルキングで^{99m}Tcを溶出し利用することが可能となる．また，^{99m}Tcは化合物への標識が容易であるため，^{99}Mo/^{99m}Tcジェネレータが利用場所（病院検査室など）にあれば，必要なときにミルキングと標識を行って利用できるので，緊急検査に対応可能という大きな利点があり，脳血流，心筋血流イメージング用標識薬剤に広く利用されている．

　PETで用いられる陽電子放射核種^{11}C, ^{13}N, ^{15}O, ^{18}Fなどは短半減期なため，使用施設内に設置されたサイクロトロン（cyclotron）で生産する．十分な放射能，化学的純度および比放射能を持たせて，目的の標識化合物を迅速に製造する必要がある．また，日常的な臨床利用のためには確実な無菌環境下で安定した高品質の合成が繰り返し可能な利便性が必要である．さらに，合成作業従事者への被ばく軽減も必須である．そのため標識化合物の製造は，自動合成装置をホットセル内に設置し，多くの使い捨て部品を使用してコンピュータ制御による遠隔操作で行われている．現在，臨床検査で多く使われるPET用標識薬剤，たとえば腫瘍診断に使われているグルコース代謝イメージングマーカーである［^{18}F］FDG，脳循環代謝イメージングに使われるH$_2^{15}$O, ^{15}O$_2$, C^{15}O, C^{15}O$_2$, 心筋血流イメージングに使われる^{13}NH$_3$などは自動合成装置が販売されている．以下に，その例を示す．

(1) ^{15}O-水（$H_2^{15}O$），酸素（$^{15}O_2$），二酸化炭素（$C^{15}O_2$），一酸化炭素（$C^{15}O$）

^{15}Oは半減期が2.04分と非常に速く減衰するのでオンラインで^{15}O標識の$H_2^{15}O$，$^{15}O_2$などを製造する．サイクロトロンで重陽子を加速し，$^{14}N(d, n)^{15}O$により生成した^{15}Oガスを原料として，150℃に加熱，白金を触媒として以下のような反応式で合成する．

$$^{15}O_2 + 2H_2 \rightarrow （白金触媒150℃）\rightarrow 2H_2^{15}O$$

生成された$^{15}H_2O$を生理食塩水を入れたバイアルに注射針でバブリングをして捕獲する．

^{15}O-酸素は$^{14}N(d, n)^{15}O$により生成した^{15}Oガスをそのまま使う．^{15}O-二酸化炭素は^{15}O-酸素を400℃に加熱した活性炭カラムに通すことによって得る．^{15}O-一酸化炭素は^{15}O-酸素を900℃に加熱した性炭カラムを通し，未反応の^{15}O-二酸化炭素をソーダライムに通すことによって得る．

(2) ^{13}N-アンモニア（$^{13}NH_3$）

^{13}Nは半減期が9.97分と短いため，迅速な生成が必要で，水をターゲットにしてサイクロトロンによる陽子線照射で核反応$^{16}O(p, \alpha)^{13}N$により$^{13}NO_x$を生成する．生成されるのは主に$^{13}NO_3^-$で，還元して$^{13}NH_3$を得る．また，水素ガス（H_2）を照射容器内に充満させH_2添加した水をターゲットにして陽子線照射を行うことで，直接$^{13}NH_3$を合成する方法もある．

(3) ^{11}C-ヨウ化メチル（$^{11}CH_3I$）

^{11}C-ヨウ化メチル（$^{11}CH_3I$）は，窒素，酸素，硫黄などにメチル基を導入するメチル化試薬として，^{11}C標識薬剤合成の中で最も多く用いられる^{11}C標識前駆体である．

窒素N_2をターゲットにしてサイクロトロンによる陽子照射で核反応$^{14}N(p, \alpha)^{11}C$を，酸素O_2を添加して行うと，$^{11}CO_2$が直接生成できる．それを$LiAlH_4$で還元し^{11}C-メタノール（$^{11}CH_3OH$）にしてヨウ化水素酸HIで加熱生成する．

$$^{11}CO_2 \rightarrow (LiAlH_4) \rightarrow {}^{11}CH_3OH \rightarrow (HI) \rightarrow {}^{11}CH_3I$$

もう1つの方法は，核反応$^{14}N(p, \alpha)^{11}C$を水素H_2添加により行い，それにより生成した$^{11}CH_4$にヨウ素I_2を添加して熱反応で$^{11}CH_3I$を生成させ吸着カラムで捕獲する．そして，未反応の$^{11}CH_4$を再びI_2と反応させる過程に戻す方法であり，$^{11}CO_2$から始める反応系より高い比放射能での標識合成が可能である．

^{11}C-ヨウ化メチル合成システムにメチル化合物合成システムを接続し，合成試薬やプログ

$$^{11}CH_4 + I_2 \rightarrow （空カラムで加熱）\rightarrow {}^{11}CH_3I/^{11}CH_4 \rightarrow （吸着カラム）\rightarrow （加熱）\rightarrow {}^{11}CH_3I$$
$$\downarrow$$
$$^{11}CH_4$$

ラムを変えることにより，［S-methyl-^{11}C］-L-methionineや［^{11}C］raclopriedなど多くの標識合成を行えるようになっている．

(4) ^{18}F-フルオロデオキシグルコース（［^{18}F］FDG）

グルコースの2位の水酸基をフッ素に換えて標識したグルコース類縁体の標識化合物である2-deoxy-2-［^{18}F］fluoro-D-glucose（［^{18}F］FDG）は現在臨床で，腫瘍診断などを目的に最も利用されているPET用の放射性化合物である[1]．^{18}F標識薬剤は，^{18}O-濃縮水（$H_2^{18}O$）を

ターゲットに陽子線を照射して核反応 $^{18}O(p,n)^{18}F$ によりフッ素イオン $^{18}F^-$ を生成するところから始まる．生成された $^{18}F^-$ をイオン交換樹脂に吸着させ，炭酸カリウム水溶液で $K^{18}F$ として回収し，マンノーストリフレートを前駆体として得られた中間体を塩酸または水酸化ナトリウムで加水分解して ［^{18}F］FDG を得る．

1.5 比放射能

核医学計測では，投与による生体内での変化が起こらない微量な化学量（物質量）で，かつ精度よい画像データを得るに十分な放射能を持つ標識化合物を合成する必要がある．放射性化合物の化学量と放射能の関係は，化学量に対する放射能量の比として比放射能（specific activity）［GBq/μmol など］で表す．比放射能が高い放射性化合物ほど，生体に薬理的効果を生じない微量な薬物量で使用でき，かつ計測の面からは高い計数値を得ることが可能な理想的な標識化合物といえる．

第 2 節 機能測定における時間放射能曲線

図3.1に示したように放射性化合物は生体内で目的の生体機能のほかさまざまな作用を受けながら，体内を移動したり留まったりする．それを体外から撮像し，画像の関心領域での局所的な放射能濃度の推移すなわち「時間放射能曲線」（time activity curve: TAC）を得る．時間放射能曲線は一般に，静脈内に瞬時投与（ボーラス投与）される時間を横軸の原点（$t=0$）とし，標識体の物理的減衰を補正した放射能濃度を縦軸としたグラフで表す．標識化合物は，生体機能を反映するように設計されているので時間放射能曲線そのものでも定性的に生体機能を評価することができるが，生体機能パラメータ（血流量など）を含んだ数学モデルを当てはめると時間放射能曲線から生体機能のパラメータを算出することが可能である．

代謝捕獲型の標識薬剤では代謝機能を放射性化合物の集積で示すものであり，時間放射能曲線は図3.2のようになる．代謝機能が高い領域ほど，代謝された放射性化合物が集積する．一定時間（図3.2の場合は20分）経過後，統計的に十分な画素値になる時間をかけてデータを収集すれば生体機能画像が得られることになる．このように，1フレーム（1コマ）だけの撮像をスタティック（静態）収集（static acquisition）という．それに対し，時間変化をマルチフレームで収集する方法をダイナミック（動態）収集（dynamic acquisition）という．ダイナミック収集された画像から時間放射能曲線が得られる放射性化合物の関心領域での体内動態や核種の半減期を考慮して，早い時間帯では時間フレームを短く，時間の経過とともに1フレームの収集時間を長くすることが一般的である．

撮像や機能評価の簡易さという点では生体機能と組織集積が対応している標識化合物のほうがスタティック収集画像で機能評価ができるので，実用性に優れているため臨床で応用しやすい．これは特に ^{99m}Tc 骨シンチグラフィや，FDG-PETによる腫瘍検査のように，全身

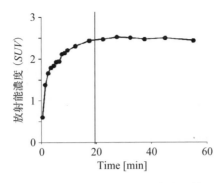

図 3.2 代謝捕獲型の標識化合物の時間放射能曲線の例（[^{18}F] FDG）
縦軸は standardized uptake value (*SUV*). 時間放射能曲線は投与時間 $t=0$ に減衰補正されている.

画像収集を行う検査に用いるためにも重要である．それは，現在の核医学装置では全身を1回の撮像で撮ることはできず，カメラを体軸方向に何回か走査しながら時間をかけて収集する必要があるからである．全身画像収集は，特に腫瘍の転移の診断には有力な撮像方法である．

放射性化合物の体内集積はクロスキャリブレーション（cross-calibration）により，プラナーイメージでは放射能量，PET や SPECT では放射能濃度を単位として定量される．放射性化合物の集積を生体機能の指標にするために，組織放射能濃度を投与放射能と被検者の体重で正規化して表すと，個人間または個人での経時的変化を評価しやすくなる．最も一般的な表し方は，standardized uptake value (*SUV*) で，投与放射能 *ID* [kBq]，組織放射能濃度 C_t [kBq/cm^3]，被検者体重 *W* [g] とすると，

$$SUV = \frac{C_t}{ID/W} \tag{3.1}$$

体外への排泄など漏出がなく全身に均一に投与した放射能が分布した場合，身体の比重を 1 g/cm^3 と仮定すると，SUV 値は全身で 1 となる．

臓器血流量

臓器血流量とは臓器組織に単位時間当たり灌流する血液量である．たとえば心臓においては冠動脈から心筋組織の毛細血管を経て静脈へ流れる血液の灌流量で，動脈硬化などで冠動脈の一部に狭窄が生じ，支配する領域の心筋が「局所的に」血流量不足となった状態が虚血性心疾患である．局所血液量の単位は，臓器組織採取による定量法が標準的であったため単位重量当たりの灌流血液流量として mL/min/g または mL/min/100 g を用いていたが，画像は単位組織体積当たりの灌流血液流量 mL/min/cm^3 として測定される．慣習的にも，また生

体組織の比重はおおよそ1であることも手伝い画像から得た血流量でもmL/min/gまたはmL/min/100 gを用いることが多いが厳密には組織比重［g/cm³］を用いて単位重量当たりへ変換する．

3.1 マイクロスフェアモデル

マイクロスフェア（microsphere）とは毛細血管径よりやや大きい直径8〜15 μmの⁶⁸Gaや⁶²Cuなどで標識した微小塞栓子である．測定対象の臓器より上流の動脈血中に塞栓子を注入すると，臓器組織内の毛細血管に局所血流量に応じた濃度で捕獲される．マイクロスフェアによる局所血流量定量法[2]は最も標準的で他の定量法の検証に用いられる．式で表すと，放射性塞栓子は動脈血中濃度$C_a(t)$で組織に流入し局所血流量Fに応じた局所放射能濃度$M(t)$で集積し，動脈血中はその間の数分で$C_a(t)=0$となる．

$$\frac{dM(t)}{dt}=FC_a(t) \quad (3.2)$$

これを積分して，

$$M(t)=F\int_0^t C_a(\tau)d\tau \quad (3.3)$$

測定原理上，目的臓器の上流の動脈血中内（左心房内など）へ投与する必要があり，軽微であっても血管を塞栓するため大変侵襲的である．そこで末梢静脈内から投与可能で血流量に応じて血管外組織に移行し留まる標識化合物（ケミカルマイクロスフェア）が開発された．現在SPECTで用いられる血流量定量のための標識薬剤の多くはこの種である．

毛細血管への物理的捕獲を集積原理とした微小塞栓子とケミカルマイクロスフェア型標識化合物との大きな相違点は3つある．

1. 標識化合物は溶質であり，血管壁を越えて組織への血管外移行は自由拡散過程を経る．
2. 組織内への集積機序に生化学的作用を利用するため，血流以外の生理機能の影響を受ける．
3. 組織に移行した放射薬剤が少なからず静脈に流出する．

1の血管外移行は後述するように高血流量になるほど移行率が頭打ちになる性質がある．血流量の計測のためには，高血流でも組織への摂取率が高い標識化合物を使用する必要がある．2に関しては，虚血などの組織病変に極力依存せず，飽和しないキャパシティを持つ組織滞留機序の薬剤が選ばれる．3に関しては，時間放射能曲線から流出が無視できるようデータ収集時間を最適化する必要がある．

以下は血管外へ移行する一般的な標識化合物の動態と血流の関係を表す．血流量定量解析の基礎になる原理やモデルである．

3.2 Fickの原理

血管外へ移行し，生体に不活性な物質を血流量測定の指標（indicator）とする．指標は臓

器に動脈血液とともに流れ込み，一部は血管外臓器組織に移行し，残りは静脈へ流出する．このとき動脈からの単位時間当たりの指標の流入量は，血管外臓器組織内への移行量と静脈への流出量の和となる．指標として放射性物質を用いると指標量は放射能量として計測され，動脈血中放射能濃度を $C_a(t)$ [Bq/mL]，臓器放射能を $M(t)$ [Bq]，静脈血中放射能濃度を $C_v(t)$ [Bq/mL] として，上記を式で表すと，

$$FC_a(t) = \frac{dM(t)}{dt} + FC_v(t) \tag{3.4}$$

移項して，

$$\frac{dM(t)}{dt} = F\{C_a(t) - C_v(t)\} \tag{3.5}$$

これはAdolf Fickによって1870年代に提唱された生理学における質量保存の法則の一表現で，Fickの原理（Fick's principle）と呼ぶ（図3.3A）．

Fickの原理をそのまま臓器血流量定量測定に適用すると，入口の動脈と，出口の目的臓器の静脈から採血して血中指標濃度を測定することになるが，多くの臓器の動静脈はそれぞれ1本ではない場合が多く，手技的にもきわめて侵襲的で困難である．放射薬剤を用いる計測では，静脈血中濃度測定に代わり，臓器（組織）の局所放射能が計測対象となり，指標の動脈血中濃度と臓器（組織）放射能と血流量との関係を表す生理学的モデルが提唱された．それによって，臓器の局所的な血流量が定量可能となった．後述のKety-Schmidtモデル（Kety-Schmidt model）である．

3.3　single capillaryモデルと初回循環摂取率（Crone-Renkinモデル）

次に，血中の指標物質が血管壁を経て組織に移行する際の指標物質の移行率と血流量との

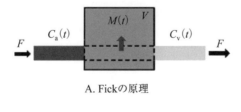

A. Fickの原理

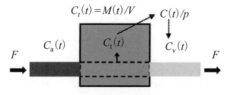

B. Kety-Schmidtモデル

図3.3　Fickの原理（A）とKety-Schmidtモデル（B）

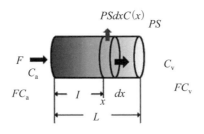

$$FC(x) = FC(x+dx) + PSdxC(x)$$
動脈　静脈側血管　血管壁

図3.4　single capillaryモデル

関係を数学的な関係で表すことを試みる．血液中の物質は毛細血管で血管外へ移行するのでCroneとRenkinは図3.4のように，臓器組織を毛細血管が一直線上に貫くと仮定するモデルを提唱した[3), 4)]．

血流量 F [mL/min] で血液が流れている状態で，長さ L [mm] の毛細血管上で任意の位置 l [mm] を，動脈からの相対長 $x=l/L$ で示し，そこでの血液中の指標濃度を $C(x)$ とする．また，血管外細胞間質の容量は大きく，指標物質は直ちに拡散すると仮定する．毛細血管壁からは単位表面積当たり P [mL/min/mm^2] の指標物質が血管外細胞間質に透過していき，毛細血管壁の表面積を S [mm^2] とすると，長さ dx の毛細血管から血管壁を経て血管外へ流出する指標の流量は $PS\,dx$ [mL/min] となる．Fickの原理を用いて血流量 F と動静脈の血液中の指標濃度との関係を式にすると，

$$FC(x)=FC(x+dx)+PSdxC(x) \quad (3.6)$$

と表せる．左辺は動脈側から流入する指標の流入量で，右辺第1項は静脈からの指標流出量，第2項は部分長 dx の毛細血管から血管外細胞間質への指標物質の流出量である．式(3.6)を移項して整理し dx で除すと，

$$\frac{dC(x)}{dx}=-\frac{PS}{F}C(x) \quad (3.7)$$

初期値 $C(0)$ は動脈での指標濃度 C_a なので，毛細血管の任意の位置 x での血中指標物質濃度は，

$$C(x)=C_\mathrm{a}e^{-\frac{PS}{F}x} \quad (3.8)$$

となり，毛細血管内では血管外への指標物質の透過により指標物質濃度は指数関数的に減少していく．そして，$x=1$ すなわち毛細血管の終末では静脈血濃度 C_v になる．

$$C_\mathrm{v}=C_\mathrm{a}e^{-\frac{PS}{F}} \quad (3.9)$$

PS は，PS-product (permeability surface area product) と呼ばれ，血流量と同じ次元を持ち，目的組織での指標物質の血管外透過流量を表す．PS-product値が大きい物質ほど血管壁を越えて組織へ移行しやすいことを表している．またこの関係は，指標物質が組織へ移行する

割合が血流量 F と PS-product に依存することを示している．C_t を組織の指標物質濃度とすると，質量保存側から $C_t = C_a - C_v$ であり，動脈血中から組織へ移行する指標物質の割合 C_t / C_a は，式(3.8)から，

$$E = \frac{C_t}{C_a} = \frac{C_a - C_v}{C_a} = 1 - e^{-\frac{PS}{F}} \tag{3.10}$$

ここでは，動脈から毛細血管を経て静脈へ1回目の循環での組織への移行を想定したモデルなので，この E を「初回循環摂取率」（first-pass extraction fraction）と呼ぶ．式(3.10)から，PS-product が十分大きければ E は1となり，静脈への流出はなくなる（$C_v = 0$）．PS-product が0に近ければ E は0となり，血管外へ透過することなく静脈に流出する（$C_v = C_a$）．初回循環抽出率 E を用いると，指標物質の組織への移行率（uptake rate）K_1 は血流量と同じ次元を持ち，

$$K_1 = FE \tag{3.11}$$

となる．局所脳血流量定量に用いられる標識薬剤では，[^{15}O] H_2O（PET），[^{123}I] IMP，[^{99m}Tc] HMPAO，[^{99m}Tc] ECD（以上SPECT用）で推定されたPS-productをもとに式(3.11)を用いて血流量 F と組織移行率 K_1 の関係をグラフにすると，図3.5となる[5),6)]．組織移行率を血流量の指標にすると，どの標識薬剤も，高血流量になるほど移行率が頭打ちになり血流量に追従できなくなる．特に PS-product 値が低い薬剤ほどその傾向が大きくなる．なお，ヒトの健常状態での脳血流量は約 0.5 mL/min/g である．

また，移行率（K_1）は，血流量の指標のほか，図3.1①に示した標識化合物の血液から臓器への移行（血液中からの抽出）の機能評価に一般的に用いられるパラメータである．

3.4 Kety-Schmidt モデル

毛細血管で自由拡散により血管内外へ移行する生体に不活性な指標を想定する．入口の動

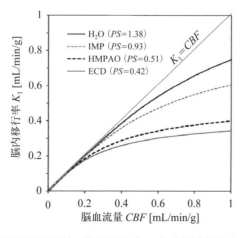

図3.5 脳血流量評価薬剤の脳血流量（CBF）と脳内移行率（K_1）の関係[6)]

脈から器官へ血液とともに流入した，指標物質は毛細血管でその一部が組織に移行し，残りは静脈へ流出する．KetyとSchmidtは，不活性ガスを指標にして，組織への指標の移行は瞬時に行われ，静脈血中濃度と組織濃度の比は一定に達する（Kety-Schmidtモデル）と仮定し，Fickの原理を平衡状態での指標物質の動静脈濃度・組織濃度と組織血流量の関係に拡張した（図3.3B）[7]．Lassenらはこれを応用し指標に放射性ガス^{85}Krを用いて静脈濃度の代わりに組織放射能濃度を用いて血流量を定量した．臓器の組織体積をV [cm^3]，放射能をM [Bq] とすると，組織内濃度C_t [Bq/cm^3] はM/Vとなり，上記を式にすると，

$$p = \frac{C_t}{C_v} \tag{3.12}$$

となる．ここで，pは［mL/cm^3］の次元（分子が血液体積，分母が組織体積）を持つ組織と血液の分配定数（partition coefficient）で，指標となる薬剤と器官組織の組成によって決まる定数である．一方，Fickの原理の式(3.5)を臓器体積Vで除して式(3.12)の関係を用いると，

$$\frac{dC_t(t)}{dt} = fC_a(t) - \frac{f}{p}C_t(t) \tag{3.13}$$

ここで，fは組織単位体積当たりの血流量すなわち局所血流量である．この方法で局所血流量を定量するには，動脈血中濃度と組織濃度のダイナミック測定が必要であり，前者は一般に採血した血液の計測により，後者はPETやSPECTなどの体外計測により行う．組織に移行する指標薬剤を用い体外計測で行う局所血流量測定の定量モデルはFickの原理とKety-Schmidtモデルに基づいている．キセノン吸入によるCTの脳血流測定やMRIにおける頸動脈血液のスピン反転を利用したarterial spin labeling（ASL）法による脳血流量測定の基本モデルもこれが出発点である．

例：[^{15}O] H$_2$Oによる局所脳血流量定量解析（PET）

水は脳血管内外を自由に拡散する．^{15}Oで標識した水［^{15}O］H$_2$Oを静脈内へボーラス投与し，PETで脳を撮像して関心領域の局所脳血流量（regional cerebral blood flow: rCBF）を定量する．

Kety-Schdmitモデルを応用すると，式(3.13)での局所血流量fを$rCBF$に書き換えて，水の脳内での動態を表すことができる．

$$\frac{dC_t(t)}{dt} = rCBF \cdot C_a(t) - \frac{rCBF}{p}C_t(t) \tag{3.14}$$

［^{15}O］H$_2$Oを静脈内へボーラス投与後，1.5～2分間PETでの頭部ダイナミック撮像で脳の時間放射能曲線$C_t(t)$を求め，また動脈血の時間放射能曲線である入力関数$C_a(t)$を測定する．そして，上式から非線形最小二乗法によって，$rCBF$とpを求める．

もっと簡便な方法を考える．［^{15}O］H$_2$Oの静脈内ボーラス投与2分後では脳内は$rCBF$に応じた放射能濃度分布になっている．式(3.14)を積分すると，

$$C_t(t) = rCBF \int_0^t C_a(\tau) e^{-\frac{rCBF}{p}(t-\tau)} d\tau$$
$$= rCBF \cdot C_a(t) \otimes e^{-\frac{rCBF}{p}t} \tag{3.15}$$

脳における分配定数pに報告値0.95 mL/cm^{3}を用いる[8]と，測定された入力関数$C_a(t)$と式(3.15)から時刻tでの脳の放射能濃度$C_t(t)$が$rCBF$に対して一意に決まる．したがって，$rCBF$と$C_t(t)$の関係を求めておけば$C_t(t)$から$rCBF$を求めることができる．ここで，$C_t(t)$は組織の放射能であり，ちょうど，動物実験で標識薬剤を投与し，一定時間経過後動物から臓器を摘出し切片標本作成して放射線感光フィルムに乗せて放射能濃度分布を観察するオートラジオグラフィ（autoradiography：ARG）と似ていることからこれをオートラジオグラフィ（ARG）法という．この方法は画像ボクセルごとに高速で$rCBF$演算できるため広く臨床検査で使われている．

PETやSPECTで定量される脳血流量の正常値は灰白質で約50 mL/min/100 g，白質で約20 mL/min/100 g程度である．部分容積効果により，特にSPECTでは過小評価される[9]．また，上記^{99m}Tc製剤による局所脳血流量は標識化合物の種類によって正常値が$H_2^{15}O$-PETと若干異なることが報告されている[10]．さらに，病理によって双方の脳血流パターンが異なる報告があることから[11]，標識化合物間での血流量の比較には注意を要する．

第4節　代謝

生命活動の維持は，基本的な生命体である細胞が血液循環を介して栄養を受け取り細胞内で産生した，生命活動維持に必要なエネルギー源アデノシン3リン酸（adenosine-5'-triphosphate：ATP）を利用して営まれている．ATP産生に利用される代表的な栄養源（基質）はブドウ糖（以下，グルコース）と遊離脂肪酸（以下，脂肪酸）である．脳の神経細胞はブドウ糖のみを栄養源とし，心筋を含む筋肉は脂肪酸とグルコースを主な栄養源としている．

脳では，血中のグルコースは脳血管から脳細胞へは血液脳関門（blood-brain barrier：BBB）にあるグルコース輸送体（glucose transporter 1：GLUT1）と，細胞膜にあるグルコース輸送体（星状細胞：アストロサイトではGLUT1，神経細胞：ニューロンではGLUT3）を介して細胞内へ取り込まれる．グルコースが代謝されATPが産生するまでの過程は大きく分けて細胞質での解糖系と酸素存在下におけるミトコンドリアTCA回路（tricarboxyl acid cycle：クレブス回路，クエン酸回路），電子伝達系，ならびに酸化的リン酸化である（図3.6）．グルコースは途中でさまざまな中間代謝物の産生を経て最終代謝物として二酸化炭素と水になるが，TCA回路の中間体は一部のアミノ酸の原料にもなる．好気環境下でのグルコース代謝（glucose metabolism）を化学反応式で表すと，$C_6H_{12}O_6 + 6O_2 \to 6CO_2 + 6H_2O$となる．1 molのグルコースは酸素存在下では解糖系から酸化的リン酸化を経て38 molのATPを産生できるが，嫌気下では解糖系（glycolysis）のみの代謝で2 molのATPしか産生できない．

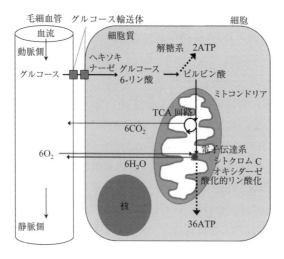

図3.6 グルコース代謝の概要

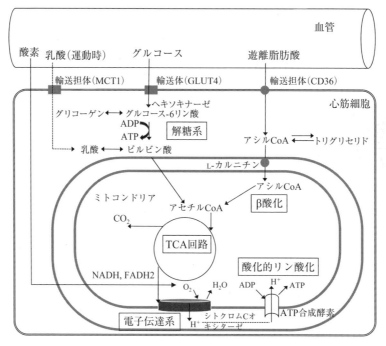

図3.7 心筋のエネルギー産生経路概略

MCT1: monocarboxylate transporter 1, モノカルボン酸輸送担体, GLUT4: glucose transporter 4, グルコース輸送体（糖輸送体）, CD36: CD (cluser of differentiation) 膜抗原. NADH: nicotinamide adenine dinucleotide, 補酵素ニコチンアミドアデニンジヌクレオチド, $FADH_2$: flavin adenine dinucleotide, フラビンアデニンジヌクレオチド

好気的代謝で大変効率よくATPを産生しながら脳機能を維持している．そして，酸素は赤血球のヘモグロビンに結合した状態で供給されるので，脳は常に十分な血液循環が必要なのである．

一方，安静時の心筋では，主に脂肪酸とグルコースからATPが産生される（図3.7）．グ

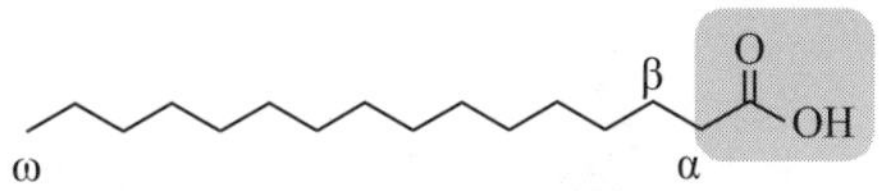

$^{11}CH_3-(CH_2)_{14}-C(=O)OH$

図3.8 パルミチン酸（palmitate）の構造と[^{11}C] palmitateの構造式
影部分はカルボキシル基．[^{11}C] palmitateはω位のメチル基を標識化したもの．

ルコースは脳の場合と同様の代謝経路によりATPを産生する．脂肪酸として炭素鎖16の直鎖脂肪酸であるパルミチン酸（palmitate, $C_{16}H_{32}O_2$, 図3.8）を例にする．細胞質に移行したパルミチン酸はカルボキシル基側（影部分）が反応してアシルCoAとなり，一部はトリグリセリド等として細胞内脂質プールに蓄えられ，残りはミトコンドリア内へ移行する．ミトコンドリア内ではアシルCoAとβ炭素から水素がはずれアセチルCoAになり（β酸化：β-oxydation），ω位方向に順次これを繰り返してβ酸化が進む．炭素16の直鎖飽和脂肪酸であるパルミチン酸では7回β酸化される．生成されたアセチルCoAはTCA回路に入り，それ以降はグルコースと同様の経路でATPが産生される．通常は脂肪酸によるATP産生が7～8割を占める．脂肪酸1 mol当たりのATP産生量は炭素鎖によって決まりパルミチン酸の場合反応式は$C_{16}H_{32}O_2+23O_2\rightarrow 16CO_2+16H_2O$で，1 molのパルミチン酸は23 molの酸素を消費し，最終的に16 molの水と二酸化炭素に代謝される一方で，129 molものATPを産生する．脂肪酸によるATP産生は1分子当たりのATP産生量としてはグルコースより効率がよいが，すべて好気性代謝で，虚血などで酸素の供給が十分でなければ脂肪酸代謝からグルコース代謝の解糖系によるATP産生にシフトする．

脂肪酸のPET用標識化合物は，パルミチン酸のω位を^{11}Cで標識した，天然基質と全く同じ化学構造の[^{11}C] palmitate（図3.8）がある．

4.1 代謝測定

代謝測定では，基質そのものを標識した化合物を投与してその体内での振る舞いを測定する方法がある．ここではまず効率のよいATP産生に必須で測定法として前述の[^{15}O] H_2Oによる局所脳血流量測定と関連が深い$^{15}O_2$による脳酸素代謝定量法，次に天然代謝基質であるパルミチン酸の標識体[^{11}C] palmitateの心筋での代謝と時間放射能曲線の関係，そして，天然物質グルコースの類縁体で，最初のリン酸化で反応が止まるため，代謝捕獲により放射能集積がリン酸化を表す[^{18}F] FDGの酵素反応速度論に基づく代謝の定量を取り上げた．

4.2 酸素代謝（oxygen metabolism）

酸素は血中のヘモグロビンに結合しているが，組織酸素分圧に応じて解離し組織に移行し，ミトコンドリアでの酸化的リン酸化過程（図3.6，図3.7参照）で代謝され水に変換される．したがって，血液から単位体積組織への酸素の移行率が酸素代謝率である．標識された酸素$^{15}O_2$を吸入すると肺で血液中のヘモグロビンに結合し，心臓を経て動脈血として体

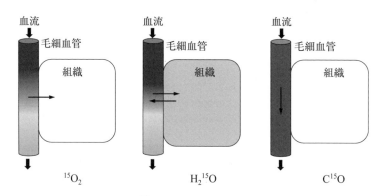

図3.9 ^{15}O標識各化合物の脳内分布

内に運搬される．組織は必要な酸素量を取り込み，速やかに代謝し，代謝水H$_2^{15}$Oに変換する．代謝水は組織に拡散し，血中にも移行する．この代謝は全身で起こるため，全身から再循環された代謝水H$_2^{15}$Oは血液中から脳内に移行する．したがって，^{15}O$_2$のイメージングでは放射性代謝物H$_2^{15}$Oが画像上のバックグランドとなるがその動態は別にH$_2^{15}$Oを用いたPETで明らかにできる．また，血中酸素はすべて組織に移行せず，血管内でヘモグロビンに結合したまま循環しつづける成分も存在する．そのためPET画像の関心領域における血管体積，すなわち血液量（blood volume）の情報が必要で，これはヘモグロビンに強く結合する一酸化炭素（C^{15}O）吸入によるPET撮像で明らかにできる．したがって，^{15}O$_2$とH$_2^{15}$Oが混在した状態でも，酸素代謝の定量が可能であり，以下に詳述する．図3.9は^{15}O$_2$，H$_2^{15}$O, C^{15}Oの血管や血管外組織の分布を示したものである．

^{15}O$_2$を吸入時に撮像したPET画像での組織の放射能分布は，^{15}O$_2$として赤血球のヘモグロビンに結合した血管内，H$_2^{15}$Oとしては^{15}O$_2$の脳内代謝産物である代謝水と全身からの^{15}O$_2$代謝水が再循環した血管内の循環代謝水，そしてそれが脳内へ移行したものが混在している（図3.10）．ここで，酸素消費は^{15}O$_2$の横矢印で表される．便宜的に脳を組織と血管床，放射能分布を^{15}O$_2$とH$_2^{15}$Oに分ける．酸素は局所酸素分圧に応じて組織に移行し瞬時に代謝されるので，^{15}O$_2$は血管床のみに存在し，脳組織は毛細血管から酸素を摂取する．動脈血中酸素の放射能濃度を$C_{aO_2}(t)$ [Bq/mL] とすると細動脈内濃度$C_{pre}(t)$ [Bq/mL]，毛細血管内濃度$C_{cap}(t)$ [Bq/mL]，細静脈内濃度$C_{post}(t)$ [Bq/mL] は，以下のようになる（ここでは^{15}Oの減衰補正をしたものとして扱う）．

$$C_{pre}(t) = C_{aO_2}(t)$$
$$C_{cap}(t) = C_{aO_2}(t)\left(1 - \frac{1}{2}E\right) \quad (3.16)$$
$$C_{post}(t) = C_{aO_2}(t)(1-E)$$

ただし酸素摂取率（oxygen extraction fraction; OEF）をEとしている．それぞれの血管床部分容積をV_{pre} [mL/cm^3]，V_{cap} [mL/cm^3]，V_{post} [mL/cm^3]とし，それらの和をCBV [mL/cm^3]とする．^{15}O$_2$は酸化ヘモグロビンとして血管内の赤血球のみに分布するので大血管と脳内血管のヘマトクリット比Rを用いると放射能濃度は，

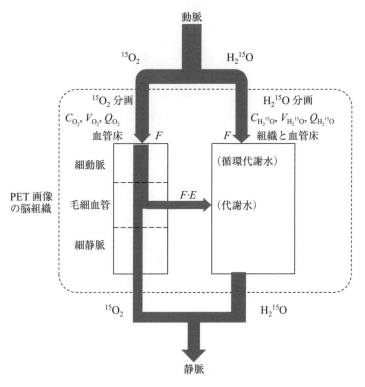

図3.10 $^{15}O_2$ガス吸入時における$^{15}O_2$と代謝水$H_2^{15}O$の分布モデル（書籍2を改変）

$$C_{O_2}(t) = V_{pre}C_{pre}(t) + V_{cap}C_{cap}(t) + V_{post}C_{post}(t)$$
$$= C_{aO_2}(t)\left\{R \cdot CBV - E\left(V_{post} + \frac{1}{2}V_{cap}\right)\right\} \quad (3.17)$$

ここでV_{post}, V_{cap}の全静脈血に対する比0.83, 0.01を用いると，

$$C_{O_2}(t) = C_{aO_2}(t) R \cdot CBV \cdot (1 - 0.835\,E) \quad (3.18)$$

一方，$H_2^{15}O$由来の放射能濃度$C_{H_2^{15}O}$の変化は血流F，水の血液組織分配係数をp，動脈血中の$H_2^{15}O$濃度を$C_{aH_2^{15}O}$とすると，

$$C_{H_2^{15}O}(t) = F \cdot E \cdot C_{aO_2}(t)$$
$$= F \cdot E \cdot C_{aO_2}(t) \otimes e^{-\frac{F}{p}t} + F \cdot C_{aH_2^{15}O}(t) \otimes e^{-\frac{F}{p}t} \quad (3.19)$$

以上をまとめると^{15}Oガス吸入時にPETで計測される放射能濃度は，脳組織と血管床の$^{15}O_2$と$H_2^{15}O$の総和$C_{total}(t)$ となる．

$$C_{\text{total}}(t) = F \cdot E \cdot C_{aO_2}(t) \otimes e^{-\frac{F}{p}t}$$
$$+ F \cdot C_{aH_2^{15}O}(t) \otimes e^{-\frac{F}{p}t} \quad (3.20)$$
$$+ R \cdot CBV(1 - 0.835E)C_{aO_2}(t)$$

ここで，脳血流量 F は $H_2^{15}O$ 静脈内投与による PET 測定で定量でき，血液量 CBV は赤血球に不可逆結合する一酸化炭素 $C^{15}O$ 吸入 PET 測定で定量することができる．血中濃度 $C_{aO_2}(t)$，$C_{aH_2^{15}O}(t)$ に関しても両者の総和として計測される．$H_2^{15}O$ は血漿成分，血球成分双方に分布するが，$^{15}O_2$ はほぼヘモグロビンへの結合なので血球成分しか分布しないこと，$H_2^{15}O$ の分布は $H_2^{15}O$ PET 測定の採血データを用い血漿放射能濃度に対する全血放射能濃度の比を用いられることから $^{15}O_2$ 吸入時の血漿中濃度に上記の比を乗じて $C_{aH_2^{15}O}$ を求め，全血放射能濃度から除して C_{aO_2} が得られる．以上を式(3.20)に入れて残りの未知パラメータ E が決まる．これらの情報をもとにすると，酸素代謝率（cerebral metabolic rate for oxygen: $CMRO_2$）は，血管からの単位時間，単位組織容積当たりの酸素供給量（図3.11の右への矢印）なので，

$$CMRO_2 = F \times E \times C_{aO_2} \quad (3.21)$$

C_{aO_2} は動脈血中酸素濃度でそのほとんどが血中のヘモグロビンへ結合している．血液分析によりヘモグロビン濃度 Hb [g/mL]，酸素飽和度 O_2Sat [%] を測定し，次のように計算される．

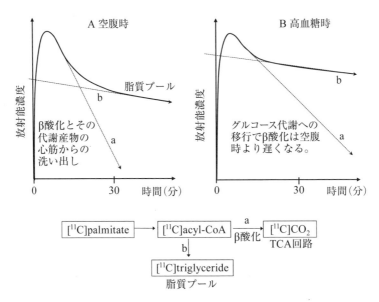

図3.11 [^{11}C] palmitate の心筋での時間放射能曲線と代謝および移行ルート
速いクリアランスはβ酸化を経て TCA 回路への代謝で最終代謝物として [^{11}C] CO_2 となる．遅いクリアランスはトリグリセドへの移行を表す．脂質代謝は空腹時(A)で主要なエネルギー代謝であるが，血糖値上昇に伴い糖代謝に移行する(B)ことが時間放射能曲線に反映されている．

$$C_{aO_2} = 1.34 \times Hb \times \frac{O_2 Sat}{100} \qquad (3.22)$$

以上まとめると，$^{15}O_2$を用いて酸素代謝率を求めるには，以下のPET撮像および血漿，血液放射能濃度や血液検体情報が必要である．
・$^{15}O_2$吸入PET撮像および動脈放射能濃度測定，ヘモグロビン濃度，酸素飽和度．
・^{15}O-静脈内投与（またはC$^{15}O_2$吸入）PETと動脈全血および血漿放射能濃度測定により求める血流量，血漿/血液放射能分布比．
・C^{15}O吸入PETと動（静）脈血放射能濃度測定による血液量．

撮像法は，ボーラス吸入法による動態からの解析のほか，持続吸入により脳内放射能を一定の放射能に保って行う定常吸入法で行う方法がよく用いられる．

なお，健常成人では$CMRO_2$が3.3 mL/min/100 cm^3，OEFが0.44，CBVが3.8 mL/100 cm^{3}程度であることが報告されている[12]．

4.3　脂肪酸代謝

脂肪酸代謝のPET用標識化合物［^{11}C］palmitateは心筋に入るとトリグリセリド（triglyceride）として脂質プールに入るかミトコンドリアに移行しβ酸化されアセチルCoAとなってTCA回路に入り代謝される．静脈内投与された［^{11}C］palmitateの心筋での動態は空腹時では図3.11Aのように速やかな消失と穏やかな消失の2相性になる．速い消失が，β酸化を経てTCA回路での最終代謝産物$^{11}CO_2$を生成する過程を表すことが動物実験で判明し，減衰定数が脂肪酸代謝活性の指標となることが示された．心筋は，エネルギー基質として空腹時には脂肪酸を主に用いるが，血糖値が上がり血中インスリン濃度が上昇すると，グルコース代謝が有意になり，速い消失相が空腹時より遅くなる（図3.11B）．つまりβ酸化が進まなくなっていることを示している．パルミチン酸は直鎖脂肪酸で，β酸化の速度が速く心筋に長く滞留しない．さらに，最終代謝産物$^{11}CO_2$がバックグランド放射能になるという欠点があるが，時間放射能曲線は心筋での脂肪酸によるエネルギー代謝の状態を反映している．

4.4　グルコース代謝

［^{18}F］FDGは解糖系の第一段階，ヘキソキナーゼの基質でリン酸化され，［^{18}F］FDG-6リン酸になる．しかしグルコースと異なり次のphosphohexose isomeraseの基質ではなくさらに脳，筋肉，腫瘍では脱リン酸化酵素glucose-6-phosphatase活性が非常に低いため，［^{18}F］FDG-6リン酸で反応が止まる．そして［^{18}F］FDG-6-リン酸は［^{18}F］FDGより極性が高く，細胞膜を通過できずに細胞内に集積する．その結果時間放射能曲線は図3.2のようになる．［^{18}F］FDGは代謝捕獲型標識化合物の代表で，その集積の程度は直接にはグルコーストランスポータによる細胞内への［^{18}F］FDGの取り込みに続くリン酸化速度を示し，これを一般にグルコース代謝過程の指標としている．

4.5 酵素反応速度論に基づく [^{18}F] FDGによるグルコース代謝率測定

グルコース（基質, substrate, S）はヘキソキナーゼ（酵素, enzyme, E）と可逆結合し，ヘキソキナーゼを触媒としてグルコース6リン酸（生成物, Product, P）を産生する．基質，酵素，生成物の関係は図3.12のように示される．

それぞれの濃度を [S], [E], [P] nMと表し反応速度論に基づき式で表すと，

$$\frac{d[\mathrm{ES}]}{dt} = k_1[\mathrm{E}][\mathrm{S}] - k_2[\mathrm{ES}] - k_3[\mathrm{ES}] \tag{3.23}$$

生体内では平衡状態になっているので$d[\mathrm{ES}]/dt=0$であるから，

$$k_1[\mathrm{E}][\mathrm{S}] = (k_2 + k_3)[\mathrm{ES}] \tag{3.24}$$

ここで，酵素全体の濃度を [E_0] [nM] とすると，酵素全体の濃度は不変であるから

$$[\mathrm{E}_0] = [\mathrm{E}] + [\mathrm{ES}] \tag{3.25}$$

これを用いて式(3.24)は以下となる．

$$k_1([\mathrm{E}_0] - [\mathrm{ES}])[\mathrm{S}] = (k_2 + k_3)[\mathrm{ES}] \tag{3.26}$$

ここで，

$$K_\mathrm{m} = \frac{k_2 + k_3}{k_1} \tag{3.27}$$

として式(3.26)を整理すると，

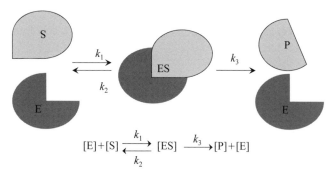

図3.12 酵素反応

S：基質（グルコース）；濃度 [S] nM,
E：酵素（ヘキソキナーゼ）；濃度 [E] nM,
ES：複合体；濃度 [ES] nM,
P：生成物（グルコース-6-リン酸）濃度 [P] nM,
k_1：基質と酵素の結合速度 [1/min], k_2：基質と酵素の解離速度 [nM/min], k_3：生成物の生成速度 [nM/min].

$$[\mathrm{ES}] = \frac{[\mathrm{E}_0][\mathrm{S}]}{K_\mathrm{m}+[\mathrm{S}]} \tag{3.28}$$

生成物Pの生成速度Vは，

$$V = \frac{d[\mathrm{P}]}{dt} = k_3[\mathrm{ES}] = \frac{k_3[\mathrm{E}_0][\mathrm{S}]}{K_\mathrm{m}+[\mathrm{S}]} \tag{3.29}$$

$k_3[\mathrm{E}_0]$は，生成物Pの最大生成速度V_max [nM/min] であるので式(3.29)は，

$$V = \frac{V_\mathrm{max}[\mathrm{S}]}{K_\mathrm{m}+[\mathrm{S}]} \tag{3.30}$$

これはミカエリス・メンテン（Michaelis-Menten）式と呼ばれ，基質濃度と生成物濃度の関係は図3.13のようになる．K_mはミカエリス・メンテン定数であり，最大生成速度V_maxの1/2になる基質Sの濃度に相当する．ミカエリス・メンテン式の関係は酵素反応だけでなく，後述のリガンドと受容体の結合でも成り立つ．

　PETでのグルコース代謝率定量ではグルコースそのものを放射性化合物にせず，第一段階のヘキソキナーゼによるリン酸化で代謝が止まる[^{18}F] FDGを使用する．[^{18}F] FDGは，グルコースと競合的にヘキソキナーゼを触媒にして生成物[^{18}F] FDG-6-リン酸になる．PETで計測される組織への集積は[^{18}F] FDG-6-リン酸であり，この生成過程を計測することにより，間接的にグルコース-6-リン酸生成率を定量することが，PETを用いたグルコース代謝率定量法である．

　ここで，[^{18}F] FDGのパラメータをグルコースの各パラメータと区別するため「′」を付けて表す．たとえば濃度を[S′]，速度定数はk_1', k_2', k_3'などである．基質グルコースと競合する基質[^{18}F] FDGが存在する場合はグルコースとの複合体ESと[^{18}F] FDGとの複合体ES′ができる．酵素ヘキソキナーゼ全体の濃度と各複合体の濃度との関係

$$[\mathrm{E}_0] = [\mathrm{E}] + [\mathrm{ES}] + [\mathrm{ES}'] \tag{3.31}$$

を用いれば定常状態では，

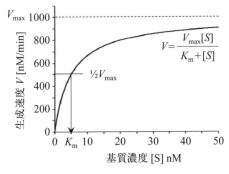

図3.13　ミカエリス・メンテン機構による基質濃度と生成反応速度の関係（$K_\mathrm{m} = 5$ nM, $V_\mathrm{max} = 1000$ nM/min, の場合）

$$[\text{ES}] = \frac{k_1}{k_2 + k_3}([\text{E}_0] - [\text{ES}] - [\text{ES}'])[\text{S}] \tag{3.32}$$

$$[\text{ES}'] = \frac{k_1'}{k_2' + k_3'}([\text{E}_0] - [\text{ES}] - [\text{ES}'])[\text{S}'] \tag{3.33}$$

ここで，$k_1'/(k_2'+k_3')$ を競合基質 $[^{18}\text{F}]$ FDGのミカエリス・メンテン定数 K_m' に置き換えると式(3.32)，式(3.33)はそれぞれ，

$$[\text{ES}]K_\text{m} = [\text{E}_0][\text{S}] - [\text{ES}][\text{S}] - [\text{ES}'][\text{S}] \tag{3.34}$$

$$[\text{ES}']K_\text{m}' = [\text{E}_0][\text{S}'] - [\text{ES}][\text{S}'] - [\text{ES}'][\text{S}'] \tag{3.35}$$

となる．式(3.34)から $[\text{ES}]$ を表すと，

$$[\text{ES}] = \frac{[\text{E}_0][\text{S}] - [\text{ES}][\text{S}]}{K_\text{m} + [\text{S}]} \tag{3.36}$$

これを式(3.35)に代入し，整理すると，

$$[\text{ES}'] = \frac{([\text{E}_0]/K_\text{m}')[\text{S}']}{1 + [\text{S}]/K_\text{m} + [\text{S}']/K_\text{m}'} \tag{3.37}$$

したがって，競合基質 $[^{18}\text{F}]$ FDGの生成物 $[^{18}\text{F}]$ FDG-6-リン酸の生成速度 V' [nM/min]（$=k_3'[\text{ES}']$）は，その最大生成速度 $V_\text{max}' = k_3'\text{E}_0$ を用いて，

$$V' = k_3'[\text{ES}'] = \frac{V_\text{max}'/K_\text{m}'}{1 + [\text{S}]/K_\text{m} + [\text{S}']/K_\text{m}'}[\text{S}'] \tag{3.38}$$

ここで，PETの放射性化合物は，生体の基質の濃度に対してごく微量で，$[\text{S}'] \ll [\text{S}]$ であることを用いると，式(3.38)は，

$$V' = \frac{V_\text{max}'/K_\text{m}'}{1 + [\text{S}]/K_\text{m}}[\text{S}'] = k_{3\text{PET}}'[\text{S}'] \tag{3.39}$$

この V' はPETで計測される，放射性代謝産物 $[^{18}\text{F}]$ FDG-6-リン酸の生成速度でこれを $k_{3\text{PET}}'[\text{S}']$ とする．そして本当に求めたい生体内の基質であるグルコースからグルコース-6-リン酸への生成速度 V は，式(3.39)を V で除して，式(3.30)の関係を用いると，

$$\frac{V'}{V} = \frac{(V_\text{max}'/K_\text{m}')[\text{S}']}{(V_\text{max}/K_\text{m})[\text{S}]} \tag{3.40}$$

となり，V について整理し，$V' = k_{3\text{PET}}'[\text{S}']$ を用いると，

$$V = k_3{}'_{\text{PET}} \frac{V_{\max}{}'/K_{\text{m}}{}'}{V_{\max}{}'/K_{\text{m}}{}'}[S] \tag{3.41}$$

Vがグルコース-6-リン酸生成速度で，FDG-PETではこれをグルコース代謝率として定量する．PETで得られた時間放射能曲線により$k_3{}'$を算出し，血中グルコース濃度（血糖値）を計測して[S]を得る．$(V_{\max}{}'/K_{\text{m}}{}')/(V_{\max}/K_{\text{m}})$は，lumped constant（LC）と呼ばれ，グルコースと[^{18}F]FDGのリン酸化率の比である（次章参照）．また，[^{18}F]FDGで定量した脳の健常男性でのグルコース代謝率は，高分解能PETで撮像した場合では灰白質平均0.29 μmol/cm^3/min，白質平均0.19 μmol/cm^3/minという値が報告されている[13]．

第5節　神経伝達機能測定

　神経活動は，神経細胞（ニューロン）間の情報伝達によって行われている．神経細胞は細胞体とそこから延びる軸索そしてその末端のシナプスで構成される．神経細胞間の情報伝達が行われる部分はシナプスの終末であり，情報の伝達方向は一方向である．情報を渡す側の細胞をシナプス前細胞，受け取る側の細胞をシナプス後細胞と呼ぶ．シナプス前細胞のシナプス終末（前シナプス終末）とシナプス後細胞のシナプス終末（後シナプス）の細胞膜は20 nmほどのシナプス間隙を隔てて向かい合っている．神経細胞の情報伝達は，特定の神経伝達物質が前シナプス終末からの放出され，後シナプス終末膜の特定の受容体（receptor）に結合し，さらにシナプス後細胞での情報伝達へと続く化学的なものである．この過程は，神経伝達物質の生成，放出，回収，代謝で総合的に制御されている．図3.14にドーパミン神経系を例に情報伝達にそれにかかわる生体分子を示した．神経伝達物質と受容体の間には「鍵と鍵穴」の関係がある．情報伝達物質以外にも，鍵穴にはまる物質があり，あたかも神経伝達物質のように働く物質をアゴニスト（作動薬），神経伝達物質の結合を遮り，神経伝達を抑制する物質をアンタゴニスト（拮抗薬，阻害薬，遮断薬）と呼ぶ．神経受容体が神経伝達機能の重要な役割を担うことから，生体の脳内での脳内受容体の分布や密度を知ることは，中枢神経機能を調べるうえではきわめて重要である．そこで，目標とする受容体に選択的に結合する放射性化合物を生体内に投与して，PETやSPECTで脳を撮像する方法が開発された．これをレセプタマッピング（receptor mapping），または受容体イメージングと呼ぶこともある．

5.1　放射性リガンド

　レセプタマッピングに使う放射性化合物は，放射性リガンドとも呼ばれる．リガンド（ligand）とは，受容体に結合し，何らかの生理作用を及ぼす物質の総称で，神経伝達物質，ホルモン，薬剤などである．受容体イメージング用の放射性リガンドの条件としては，第2

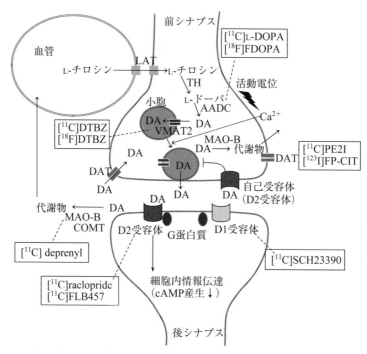

図3.14 ドーパミン神経シナプスにおける情報伝達とPET用放射性リガンド（囲み字）
ドーパミン（DA）は前シナプスで血中から輸送されたアミノ酸であるL-チロシンから合成され，小胞モノアミントランスポータ2（VMAT2）を介して小胞内に蓄えられる．活動電位によりCa^{2+}が流入すると小胞は前シナプス終末の細胞膜に移動，融合しDAをシナプス間隙に放出する．放出されたDAは後シナプスのドーパミンD1, D2受容体に結合し，G蛋白質を介して活性化する．細胞内外のDAはMAO-BやCOMTによって代謝されたり，ドーパミントランスポータ（DAT）によって回収されたりして伝達機能を失う．また，前シナプス終末にもD2受容体（自己受容体）があり，これにDAが結合すると，小胞体からのDA放出を抑制する．

節で列挙した中でも，以下が特に重要である．
1. 特異性：目的の受容体（およびそのサブタイプ）に特異的に高い親和性を持つ．
2. 血管透過性：血液脳関門を透過する．
3. 選択性：目的の受容体（およびそのサブタイプ）以外への親和性が低い．
4. 高比放射能：生体内で微量（nMオーダ未満）の受容体でも非放射性リガンドの結合の影響を無視できる．

そのほか，受容体とは可逆的結合するリガンドであることも，受容体機能を定量的に評価する際に重要な条件となる．前シナプス終末で，シナプス間隙に放出した神経伝達物質の回収を担うトランスポータに対しても同様にイメージングできる．トランスポータのイメージングはシナプス前細胞の機能を，受容体のイメージングはシナプス後細胞機能を表す．また，合成能，小胞体のトランスポータなど，代謝酵素を標的にした放射性リガンドが開発され，神経伝達物質の生体内での制御を多方面からイメージングにより解明する試みが続けられている．図3.14にはドーパミン神経系各分子の主なPET用およびSPECT用の放射性リガンドも付記した．

放射性リガンドが目的の受容体のイメージングに適切かどうかは，動物を用いた撮像か，

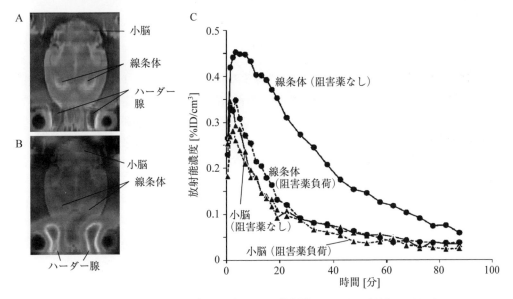

図3.15 動物PET実験（ラット）による放射性リガンドの評価（口絵参照）
A. 阻害剤未投与のPET画像（水平断）をT2強調画像に重ねたもの．受容体が豊富な線条体に集積するが，受容体のない小脳への集積は低い．
B. 阻害薬を前投与したときのPET画像．放射性リガンドの結合が阻害され，線条体への集積はなくなったが，ハーダー腺への結合は阻害されないことからハーダー腺への結合は非特異結合であることがわかる．
C. 時間放射能曲線．●線条体，▲小脳，実線：阻害薬なし，点線：阻害薬負荷時．阻害薬負荷により，線条体の時間放射能曲線は小脳の時間放射能曲線に近づく一方，小脳の時間放射能曲線は阻害薬負荷条件でもほとんど変わらない．

脳切片標本のオートラジオグラフィにより以下の点を確認する．
1. 放射性リガンドの脳内分布が既知の薬理学的研究によって明らかにされている受容体分布と一致する．
2. 大量の非放射性リガンドの前投与で結合が阻害される．
3. 目的の受容体に放射性リガンドと同等かそれ以上の親和性を持つ阻害薬によって，放射性リガンドの結合が阻害される．

図3.15に，ラットを用いた実験例を示した．放射性リガンドの集積部位は，目的の受容体分布に一致し，阻害薬でその部位の結合が阻害されること，また，時間放射能曲線は，受容体と可逆的に結合することが示され，放射性リガンドとして有用であることがわかる．

5.2 レセプタアッセイ

放射性リガンドの受容体に対する親和性や受容体の密度分布を定量することをレセプタアッセイ（receptor assay）と呼ぶ．受容体に可逆的に結合する放射性リガンドと受容体の結合は，4.5項の基質SをリガンドL，酵素Eを受容体結合部位Rと置き換え，リガンドと受容体が結合している状態をLR，k_1を結合速度k_{on}，k_2を解離速度k_{off}，最大結合部位密度B_{max}として，前述と同様に結合・解離が平衡状態にあるとき，

$$K_d = \frac{[L][R]}{[LR]} \tag{3.42}$$

K_dは解離定数で濃度の単位（nM）を持ち受容体の半分を占有できるリガンドの濃度に相当し，ミカエリス・メンテン式の基質と酵素の関係のK_mに相当する．K_dが低い値を持つリガンドは，低濃度で受容体を占有できることになり，その受容体への親和性が高いリガンドであることを意味している．リガンドが阻害薬であれば，強力な阻害薬ということである．

式(3.42)と質量保存側$B_{max} = [LR] + [R]$を用いてミカエリス・メンテン式

$$[LR] = \frac{B_{max}[L]}{K_d + [L]} \tag{3.43}$$

が得られる．さらに式(3.43)は，結合状態のリガンド濃度を[LR] = B，フリーなリガンド濃度を[L] = Fと置くことにより，

$$\frac{B}{F} = \frac{B_{max}}{K_d} - \frac{B}{K_d} \tag{3.44}$$

と整理できる．リガンドの親和性の指標であるK_dと受容体密度B_{max}を求めるため，リガンドの濃度を複数変えて測定し，x軸をB, y軸をB/Fにしてプロットして直線回帰すれば，傾きから$-1/K_d$, x切片からB_{max}が求められる（図3.16）．これは，Scatchard plot法と呼ばれる in vitro でのレセプタアッセイ法のひとつである．これを，放射性リガンドの比放射能を変えることで，in vitro オートラジオグラフィ等で行うこともできる．PETでも，結合状態のリガンドとフリーなリガンドの濃度を動態解析法（次章参照）で解析してあてはめることもできる．

PETでは，放射性リガンドのリガンドとしての濃度はごくわずか（$[L] \ll K_d$）なので式(3.43)は，

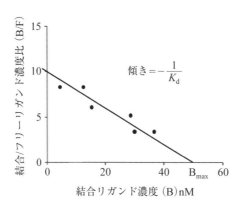

図3.16 Scatchard Plot法
放射性リガンドの薬物濃度を変えて結合濃度と結合・非結合濃度比の関係をプロットし，直線回帰をすることでK_d, B_{max}を求める方法．

$$\frac{[\mathrm{LR}]}{[\mathrm{L}]} = \frac{B_{\max}}{K_\mathrm{d}} = BP \qquad (3.45)$$

と整理できる．左辺は受容体に結合したリガンド濃度のフリーなリガンド濃度に対する比を表し，結合能（binding potential: BP）と呼ばれる．PETおよびSPECTでは，リガンド動態の解析によって定量する方法が確立している（第4章）．生体内では，内因性の神経伝達物質の結合などがあり，物理的な受容体密度$B_{\max}$ではなく，その状態での結合可能な最大受容体密度として，代わりにB_{avail}を用いることが多い．

$$\frac{[\mathrm{LR}]}{[\mathrm{L}]} = \frac{B_{\mathrm{avail}}}{K_\mathrm{d}} = BP \qquad (3.46)$$

【問題】

受容体イメージングでは，放射性リガンドの比放射能が低いと，コールド体リガンドによって受容体が占有され，特異結合部位での放射能濃度が低くなるため，比放射能が高い必要がある．占有率は，リガンドが結合した受容体濃度の全受容体濃度に対する比で，$[\mathrm{LR}]/B_{\max}$で表される．式(3.43)より，

$$\frac{[\mathrm{LR}]}{B_{\max}} = \frac{[\mathrm{L}]}{K_\mathrm{d} + [\mathrm{L}]} \qquad (3.47)$$

ここで，[L] [nM] はリガンド濃度で，比放射能SA [MBq/nmol] のとき，濃度[L]の放射能濃度はSA [L] [kBq/mL] となる．放射性リガンドが受容体への占有による薬物的影響を無視できる占有率を5％以下とし，K_d値を50 nMとする．いずれも生体の比重を1 g/mLとし，放射能減衰を考慮しないで以下の問いに答えよ．

（1）PET画像データとして十分な放射能濃度を得るため，60 kgのヒトに180 MBq投与必要がある．投与された放射性リガンドは体内で均一になると仮定すると，最低限必要な比放射能を求めよ．

（2）同様に，30 gマウスに投与し小動物PET装置で撮像するためには18 MBqの投与が必要である．占有率5％以下で撮像するために必要な最低限の比放射能を求めよ．

【答】

式(3.47)より，$\dfrac{[L]}{K_\mathrm{d}+[L]} \leq 0.05$

Cを体内で均一になった放射能濃度とすると[L] = C/SAで，これを上に代入，整理すると，$SA \geq 19C/K_\mathrm{d}$

（1）ヒトの場合の放射能濃度C = 180/60 = 3 MBq/Lで，答1.14 MBq/nmol

（2）マウスの場合，C = 18/0.03 = 600 MBq/Lで，答228 MBq/nmol

小動物PETではより高比放射能の放射性リガンドの合成が必要である．

第 6 節　標識化合物の速度論的薬物動態解析のための入力関数測定

　PET（SPECT）撮像時は標識化合物を静脈からボーラス投与する．投与された標識化合物は，動脈から関心領域へ流入し，毛細血管で血管外組織に移行し，集積したり静脈へ流出していく．この一連の標識化合物の振る舞いと生体機能の関係は，動脈からの標識化合物の流入を「入力」，関心領域での組織に移行・蓄積または洗い出しを「応答」，その応答を変える生体機能を「装置関数」という関係とみなすことができる．「入力」と「応答」は測定データであり，「装置関数」はそれらの関係を生体機能パラメータを含む数学的モデルとして記述したものである．たとえばKety-Schmidtモデル［式(3.13)］では，血流量fを含んだ微分方程式が装置関数で，「入力」が$C_a(t)$，「応答」が$C_t(t)$である．

　「応答」に相当する臓器組織濃度はPET（またはSPECT）による目的臓器の撮像をダイナミック収集することで画像から得られる．一方「入力」とは「関心領域へ流入する動脈血中（血漿中）標識化合物濃度」であり，画像から得ることは空間分解能の限界などで困難であるため動脈採血を行って測定をする．本来その目的臓器への入口，たとえば脳なら内頸動脈，心臓なら冠動脈での濃度変化となるのだが，採血がきわめて侵襲的で通常の臨床検査には不向きである．静脈内投与された標識化合物は心臓内で十分血液中に均一の濃度になって各動脈へ送り出されると考えられるため，確保しやすい橈骨動脈（手首親指側）から撮像時間を通して頻回採血を行い，動脈血中の標識化合物濃度を測定する．これを「入力関数測定」という．PET計測，入力関数測定から動態解析による生理パラメータ算出までの流れを図3.17

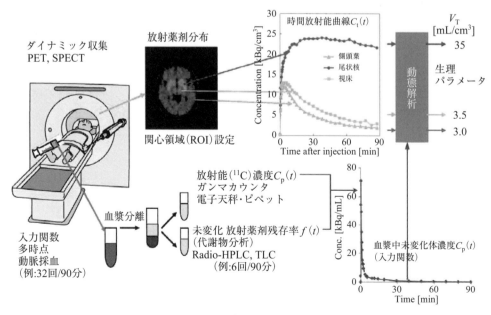

図3.17　生体機能パラメータ定量のための計測から動態解析までの過程（口絵参照）

にまとめた．

正確な入力関数測定には以下の測定誤差要因を目的に応じて十分に検討，補正を行う必要がある．

1. 鈍り（dispersion）：採血部位と関心領域では，心臓からの動脈経路長が異なる場合が多く，たとえば脳が関心領域であれば採血部位のほうが遠いため，測定される入力関数は脳への入力関数より鈍る（図3.18）．
2. 時間差（delay）：採血部位と標的臓器への心臓からの動脈経路長が異なる場合，標識化合物がそれぞれの部位・臓器に到達するまでにかかる時間がずれる．
3. 血漿中代謝物：血液（血漿）中に標識化合物の放射性代謝物が混在する場合，単純に放射能濃度ではなく，血漿中の未代謝な放射性化合物由来の放射能濃度を指す．

上記の誤差要因で補正すべき点は放射性化合物の動態で着目する部分により若干重要度が異なる．一般に組織への移行過程が目的の生理機能の場合，たとえば[^{15}O] H_2O-PETによる局所血流量測定は撮像時間が数分なので脳への[^{15}O] H_2Oの移行過程（時間放射能曲線の立ち上がり）が重要であり，上記1，2に対する誤差が定量値に大きく寄与する．一方，受容体イメージングのように，^{11}Cや^{18}F標識の生体分子への特異的結合または酵素活性を評価するような放射性化合物では撮像時間が1時間以上と長く，3の放射性化合物の末梢代謝に対する補正が必須であり，さらに血液（血漿）試料の放射能の減衰と，測定系の検出感度に対する配慮も必要となる．

[^{15}O] H_2O-PETによる局所血流量測定では投与直後の非常に速い時間の変化をより正確にとらえるため，シリンジポンプを用いた一定流速での持続採血による自動血中放射能濃度モニタ計測が行われる．また，この場合鈍りは流速やカテーテル長でほぼ決まるため，物理実験によりあらかじめ測定しておく．入力関数の鈍りは，鈍り定数τ [min]を用いて以下のような「鈍り関数」が相対的に経路長の長い側に畳み込まれると考える．

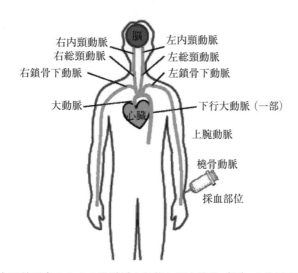

図3.18 入力関数測定のための動脈採血部位と関心臓器（脳）の位置関係（口絵参照）
関心領域（臓器）にかかわらず，表在して被験者への負担が少なく確保・止血しやすい橈骨動脈（手首親指側の動脈）または上腕動脈（肘）から行う．図は動脈走行の概要で，分岐は省略されている．

$$C_a'(t) = \frac{1}{\tau} C_a(t) \otimes e^{-\frac{t}{\tau}} \tag{3.48}$$

C_a'は測定された入力関数，C_aが真の入力関数である．

受容体イメージングのような放射性リガンドの場合は多時点でのシリンジ採血を行い，血液（血漿）検体のオートウエルガンマカウンタによる放射能測定と検体重量またはピペットによる血液（血漿）量測定から血液（血漿）放射能濃度を算出する．多くの標識化合物は代謝を受けるため，全放射能対する未代謝標識化合物由来の放射能の割合をHPLCやTLCによる分析（代謝物分析）で求める．

入力関数測定は撮像とは別測定となるため，自動連続採血，シリンジ採血のどちらの場合も時間差に関しては，血中濃度と脳内濃度の立ち上がり時間の差を解析的に求める．また，多時点採血や放射能測定・代謝物分析は被験者には侵襲的であり，検査者側には人員的・技術的に困難な面があるため，さまざまな非採血法による解析が開発されている．

（関千江）

引用文献
1) Sokoloff L, et al.: J. Neurochem. **28**: 897, 1977
2) Heymann MA, et al.: Prog Cardiovasc Dis. **20**: 55, 1977
3) Crone C.: Acta Physiol. Scand. **58**: 292, 1963
4) Renkin EM.: Am. J. Physiol. **197**: 1205, 1959
5) Iida H, et al.: J. Cereb. Blood. Flow Metab. **16**: 781, 1996
6) Iida H, et al.: J. Cereb. Blood. Flow Metab. **16**: 781, 1996
7) Kety SS, et al.: J. Clin. Invest. **27**: 476, 1948
8) Herscovitch P, et al.: J. Cereb. Blood. Flow Metab. **5**: 65, 1985
9) Inoue K, et al.: Ann. Nucl. Med. **20**: 139, 2006
10) Ito H, et al.: Ann. Nucl. Med. **20**: 131, 2006
11) Komatani A,. et al.: Kaku igaku The Japanese J. Nucl. Med. **350**: 715, 1998
12) Ito H, et al.: Eur. J. nucl. Med. Mol. Imag. **31**: 635, 2004
13) Huisman MC, et al.: EJNMMI Res. **2**: 63, 2012

書籍
1) Lassen NA and Perl W.: Tracer kinetic methods in medical physics. 1979, Rave Press
2) Phelps ME. PET. Molecular imaging and its biological applications. 2004, Springer Science
3) 松浦啓一，中尾弘之，小嶋正治編：脳の機能とポジトロンCT．1986，秀潤社
4) 小西淳二，舘野之男編：脳の神経機能伝達イメージング，1994，金芳堂
5) 大熊利忠，金谷節子編：キーワードでわかる臨床栄養改訂版」，2011，羊土社
6) 池田和正：トコトンわかる図解基礎生化学，2006年，オーム社

Webサイト
1) 金沢大学医薬保健研究域保健学系量子医療技術学講座川井研究室
2) 大阪大学大学院医学研究科　内科系臨床医学専攻　核医学講座：PETに関する基礎知識講座，http://www.med.osaka-u.ac.jp/pub/tracer/pet_text.htm

第4章

動態機能解析

第1節 動態解析とは

1.1 動態撮影と時間放射能曲線

　PETの撮影には，静態撮影（static scan）と動態撮影（dynamic scan）がある．放射性薬剤（トレーサ）を投与した後，ある一時点におけるトレーサの分布や集積を測定する静態撮影に対し，動態撮影は，トレーサ投与から連続的に数分～数十分の撮影を行い，複数フレームの放射能濃度画像を作成するもので，生体内におけるトレーサの分布や集積の時間変化を測定することができる．作成された動態画像からは，画素ごとに放射能濃度の時系列データ，すなわち組織時間放射能曲線（tissue time activity curve: 本章では組織TACと略す）が得られる（図4.1）．この組織TACに対し，数学モデルを用いて動態解析を行うことにより，静態撮影からは得られなかった生体臓器組織のより詳しい生理学的，生化学的機能情報（血流量，酸素消費量，グルコース代謝率，神経受容体結合能など）を定量的に得ることができる．

1.2 動態解析の流れ

　動態解析では，組織へのトレーサ供給量の時間変化を入力，組織中放射能濃度の時間変化を出力とみなし，両者の関係を表す数学モデルを仮定し，そのモデルパラメータを実測データから推定する（詳細は第2節参照）．モデルパラメータはトレーサに応じて異なる生理学的意味を持つため，まずは測定したい生理量を決め，目的に応じたトレーサを選択することが必要である．これまでに，血流量，グルコース代謝率，受容体結合能などの測定のため，多くのトレーサが開発されている（第3章参照）．

　図4.2に，動態撮影されたデータから定量パラメータを算出する流れを示す．
　まず，目的とする組織中の放射能濃度をPETで測定し，組織TACを作成する．それと同

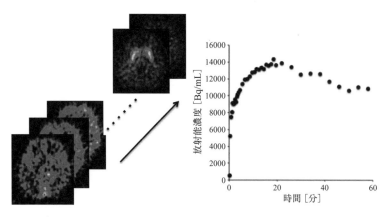

図4.1　PET動態撮影によって得られる動態画像（左）と組織時間放射能曲線（右）（口絵参照）

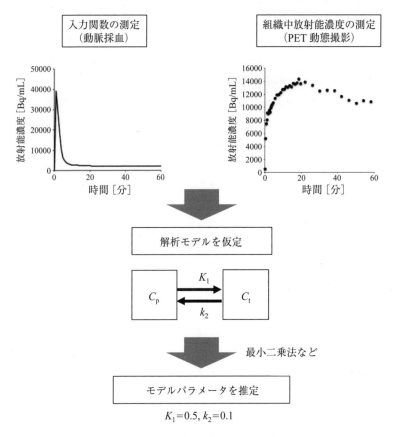

図4.2　PET動態データの解析手順

時に，組織内へのトレーサ供給の変化を示す入力関数を計測する．一般的には，末梢の動脈血管から経時的に採血した後，全血と血漿を分離して血漿中の放射能濃度を測定することで，血漿時間放射能曲線（plasma time activity curve：本章では血漿TACと略す）を得ることができ，この血漿TACを入力関数として用いる（トレーサによっては，血漿と赤血球の間でトレーサの移行が急速に平衡に達し，全血と血漿の放射能濃度が等しくなるため，血漿の分離が必要ないこともある）．末梢臓器で代謝されるトレーサでは，さらに代謝物分析を行い，代謝されていない未変化体の放射能濃度を最終的に解析に用いる．次に，この2つの時間放射能曲線（time activity curve：TAC）の関係から，放射能濃度の時間変化にかかわる定量パラメータを算出する．投与されたトレーサの体内での挙動を表す数学モデルを仮定し，最小二乗法などで実測データに当てはめ，モデルパラメータを推定する．数学モデルには，一般的にコンパートメントモデルが用いられる．本章では，まずコンパートメントモデルの概念を説明した後，血流量，グルコース代謝率，受容体結合能など測定の具体例を示しながら，動態解析の基本的な考え方について紹介する．

1.3　関心領域解析と画素解析

モデル解析を臨床データに応用する場合には，主に2つの方法がある．1つは，関心領域

(region of interest: ROI) を選択して，領域内における平均組織TACを対象とするROI解析（ROI-based analysis）であり，もう1つは，対象臓器内のあらゆる部位に対して画素ごとに解析を行い，パラメトリック画像を作成する画素解析（voxel-based analysis）である．

ROI解析では，ROI内の全画素の平均組織TACを解析に用いるため，画素単位の組織TACに比べてノイズレベルが低く，得られるモデルパラメータの推定誤差も小さい．基本的に，ROIが大きくなるにつれ画素数が増えてノイズレベルは低くなるが，一方で，ROI内の各画素は同じ動態を持つことが前提であるため，ROI内の不均一性が問題となる．PET画像では，トレーサの集積が低い部位や周辺部位と差がない部位は形態情報に乏しいため，そのような場合は，ROIを選択するのが難しい．そのため，PET画像を形態画像であるMRI画像やCT画像に位置合わせして，形態画像でROIをとることも多い．しかし，位置合わせから複数ROIの設定まで一連の処理を行うことは，結構煩雑である．

画素解析では，画素ごとに動態解析を行って生理学的パラメータを算出し，その値を画素値に持つパラメトリック画像を作成する．たとえば，次節で述べる2-組織コンパートメントモデルを用いた解析では，4つのモデルパラメータ $K_1 \sim k_4$，分布体積など数種類のパラメトリック画像を作成することができる．画素解析では，あらかじめROIを設定する必要がない．また，生理学的パラメータの分布を視覚的に評価することができ，画素単位での統計解析も可能である．しかし，画素ごとの組織TACはノイズレベルが高く，得られるパラメータの推定誤差が大きいため，作成されたパラメトリック画像の画質も悪くなる．また，画素ごとにパラメータを計算するため，解析法によっては演算時間がかかる．

ROI解析でも画素解析でも，組織TACのノイズレベルが異なるだけで動態解析の手法自体は同じであるが，特に画素解析では，組織TACのノイズレベル，演算時間などを考慮して解析法を選択する必要がある．

第2節 コンパートメントモデル解析

PET動態解析において，動脈と臓器組織をそれぞれ独立したコンパートメントとみなし，コンパートメント間のトレーサの移動量を速度定数で表したものを，コンパートメントモデルという．このコンパートメントモデルを用いたPET動態撮影データの解析では，1.2項で述べたように，動脈血漿の時間放射能曲線を入力，対象臓器の時間放射能曲線を出力とみなし，パラメータであるコンパートメント間の移行速度定数（rate constant）を最小二乗法で推定する．この移行速度定数を調べることによって，さまざまな生理学的・生化学的情報を定量的に得ることができる．コンパートメントモデルは，対象とする臓器とトレーサに応じて仮定され，臓器組織を機能別に2つ以上のコンパートメントに分けることも多い．本節では，コンパートメントモデルの基本である1-組織コンパートメントモデル（1-tissue compartment model）および2-組織コンパートメントモデル（2-tissue compartment model）を例に，コンパートメントモデル解析の概念を説明する．コンパートメントモデル解析を用

いた生理学的機能評価の具体例については，第4節で述べる．

2.1 1-組織コンパートメントモデル

組織を1つのコンパートメントで表した1-組織コンパートメントモデルは，PET動態解析で用いられる最も単純なコンパートメントモデルで，図4.3のように表される．

ここで，時刻 t [min] における $C_p(t)$ は血漿中放射能濃度［Bq/mL（血漿）］，$C_t(t)$ は組織中放射能濃度［Bq/mL（組織）］である（$C_p(t)$ と $C_t(t)$ の単位は，両者が同じであれば必ずしも［Bq/mL］である必要はないが，本章では，TACの放射能濃度の単位は［Bq/mL］で統一する．また，両者はPETスキャンのスタート時刻 $t=0$ に合わせ減衰補正されたTACとする）．コンパートメント間の移行速度定数を K_1 [mL（血漿）/mL（組織）/min]，k_2 [min^{-1}]で表す．K_1 はトレーサの血管から組織内への移行，k_2 は組織内から血管への移行を表す速度定数である．コンパートメントモデル解析の前提として，これらの移行速度定数は，PET動態撮影中は一定であると仮定する．

組織コンパートメント C_t のトレーサの放射能濃度変化は，C_t に入ってくるトレーサの濃度と C_t から出て行くトレーサの濃度の差であるから，式(4.1)のような微分方程式が得られる．

$$\frac{dC_t(t)}{dt} = K_1 \cdot C_p(t) - k_2 \cdot C_t(t) \tag{4.1}$$

式(4.1)をラプラス変換して微分方程式を解くと，組織中放射能濃度 $C_t(t)$ は式(4.2)のように表される．

$$C_t(t) = K_1 \cdot e^{-k_2 t} \otimes C_p(t) \tag{4.2}$$

ここで，$\otimes$ は畳み込み積分（convolution）を表し，$f(t) \otimes g(t) = \int_0^t f(\tau) \cdot g(t-\tau) d\tau$ である．

すなわち，組織中の放射能濃度は，1項の指数関数と入力関数の畳み込み積分で表され，K_1 は $C_t(t)$ の振幅を，k_2 は減衰の速さを決めるパラメータである．通常のPET動態解析では，動脈採血によって得られた $C_p(t)$ を入力関数に用い，動態画像から得られた $C_t(t)$ にフィットする K_1，k_2 の組合せを最小二乗法で求める．最小二乗法によるパラメータの推定に関しては，2.6項で述べる．

コンパートメントモデルで表される薬物動態において，トレーサの組織コンパートメント

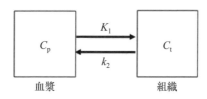

図4.3 1-組織コンパートメントモデル
血漿のコンパートメントも入れて2-コンパートメントモデルと呼ぶこともある．

への流入量と組織コンパートメントからの流出量がつり合って，コンパートメントC_tの濃度が一定，すなわち$dC_t(t)/dt = 0$となった状態を平衡状態（equilibrium）という．

2.2 2-組織コンパートメントモデル

組織内を機能別に2つのコンパートメントC_1，C_2に区分した2-組織コンパートメントモデルは，図4.4のように表される．

各コンパートメント間の移行速度定数は$K_1 \sim k_4$で表され，K_1はトレーサの血管から組織内への移行，k_2は組織内から血管への移行，k_3 [min^{-1}]，k_4 [min^{-1}] は代謝や結合などに伴う化学変化を表す速度定数である（具体的には第4節を参照）．この場合，PETカメラで測定されるのは，組織中のトータルの放射能濃度$C_t(t)$であり，$C_t(t) = C_1(t) + C_2(t)$である．1-組織コンパートメントモデルの場合と同様に，コンパートメントC_1，C_2のトレーサの放射能濃度変化は，それぞれ微分方程式(4.3)，式(4.4)で表される．

$$\frac{dC_1(t)}{dt} = K_1 \cdot C_p(t) - (k_2 + k_3) \cdot C_1(t) + k_4 \cdot C_2(t) \tag{4.3}$$

$$\frac{dC_2(t)}{dt} = k_3 \cdot C_1(t) - k_4 \cdot C_2(t) \tag{4.4}$$

この微分方程式を解くと，各コンパートメントC_1，C_2の放射能濃度および組織中放射能濃度$C_t(t)$ は式(4.5)〜式(4.7) で表される．

$$C_1(t) = \frac{K_1}{\alpha_2 - \alpha_1}\{(k_4 - \alpha_1)e^{-\alpha_1 t} + (\alpha_2 - k_4)e^{-\alpha_2 t}\} \otimes C_p(t) \tag{4.5}$$

$$C_2(t) = \frac{K_1 k_3}{\alpha_2 - \alpha_1}(e^{-\alpha_1 t} - e^{-\alpha_2 t}) \otimes C_p(t) \tag{4.6}$$

$$C_t(t) = \frac{K_1}{\alpha_2 - \alpha_1}[(k_3 + k_4 - \alpha_1)e^{-\alpha_1 t} + (\alpha_2 - k_3 - k_4)e^{-\alpha_2 t}] \otimes C_p(t)$$

$$\alpha_{1,2} = \frac{1}{2}\left[(k_2 + k_3 + k_4) \mp \sqrt{(k_2 + k_3 + k_4)^2 - 4k_2 k_4}\right] \tag{4.7}$$

すなわち，組織中の放射能濃度$C_t(t)$ は，指数関数$e^{-\alpha_1 t}$，$e^{-\alpha_2 t}$と入力関数$C_p(t)$ の畳み

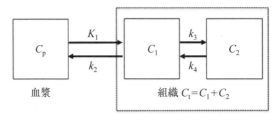

図4.4　2-組織コンパートメント 4-パラメータモデル

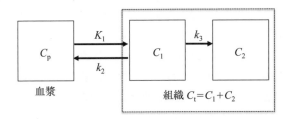

図4.5 2-組織コンパートメント3-パラメータモデル
コンパートメントC_2からC_1への逆反応が起こらない．

込み積分で表される．

組織に入ったトレーサが蓄積し，PET測定時間内において代謝や結合などに伴う化学変化の逆反応が起こらない場合は，図4.5のような2-組織コンパートメント3-パラメータの不可逆モデル（irreversible model）となる．この場合，時間経過とともに組織内の放射能濃度が増加する．組織中放射能濃度$C_t(t)$は，式(4.7)において$k_4 = 0$より，

$$C_t(t) = \frac{K_1}{k_2 + k_3} \{k_3 + k_2 e^{-(k_2 + k_3)t}\} \otimes C_p(t) \tag{4.8}$$

となる．

これ以外にも，臓器組織を3つのコンパートメントに区分した3-組織コンパートメントモデルや，組織に移行する放射性薬剤が代謝物など2種類ある2-入力コンパートメントモデルなどもあるが，ノイズを含む実測データに対し，複雑なモデルを用いて多くのパラメータを推定するのは実用的ではなく，ほとんど用いられない．

2.3 局所血流量と循環摂取率

次に，コンパートメントモデルの解釈に必要な移行速度定数の生理学的意味について，いくつか説明する．まず，コンパートメントモデルにおいて最初の段階は，血管から組織へのトレーサの取り込みである．血管から組織への流入を表す移行速度定数K_1は，通常は式(4.9)のように局所血流量（blood flow）Fと1回の毛細血管の循環で組織に取り込まれるトレーサの割合（初回循環摂取率：first-pass extraction fraction）Eによって決まる（詳細は第3章参照）．ここでいう局所血流量とは，ある体積（あるいは質量）の組織内を単位時間当たりに通過する血液の体積であり，単位は［mL/min/mL（組織）］または［mL/min/g（組織）］である．

$$K_1 = F \cdot E \tag{4.9}$$

さらに，初回循環摂取率Eは，

$$E = 1 - e^{\frac{-PS}{F}} \tag{4.10}$$

と表される[1)~3)]．ここで，Pはトレーサの毛細血管表面の透過率［cm/min］，Sは組織単位重量当たりの毛細血管の表面積［cm^2/g］，Fは局所血流量［mL/min/g］である．したがって，初回循環摂取率Eは血流量FとPS値に依存する．

透過率が高い，すなわちPS値が大きいトレーサでは，Eは1に近づく．$E=1$の場合は$K_1=F$となり，K_1は局所血流量のみを反映する．このようなトレーサは，血流を測るのには適しているが，透過性を測るのには適していない．逆にPS値がFよりはるかに小さい場合は，$E=(PS)/F$となる．このようなトレーサは，透過性を測定するのには適しているが，血流の測定には向かない．ほとんどのトレーサのE値はこの中間であり，トレーサの動脈血中から組織内への移行を表す速度定数K_1は，局所血流量と透過性の双方の影響を受ける．また，トレーサの血漿蛋白への結合が大きい場合は，蛋白結合率がK_1値に影響する．

K_1の単位は［mL(血漿)/min/mL(組織)］あるいは［mL(血漿)/min/g(組織)］であるが，PET撮影では，一般的に組織中の放射能濃度は［Bq/mL(組織)］で表されるので，本章ではK_1の単位は［mL(血漿)/min/mL(組織)］で統一する．

2.4 蓄積型トレーサの取り込み

組織内に入ったトレーサが蓄積し，PET撮影時間内において逆反応が起こらない不可逆モデル（図4.5）では，時間経過とともにトレーサが蓄積され，組織内の放射能濃度が増加する．［^{18}F］FDGを用いた脳のグルコース代謝率測定がこのモデルの代表例であり，これについては第4節で説明する．

蓄積型のトレーサにおいて，トレーサの集積の程度を表す指標が，取り込み定数（インフラックス：influx rate）である．これは，単位時間に血中のトレーサをどれだけ取り込んで蓄積したかを意味するものである．図4.5のような2-組織3-パラメータコンパートメントモデルの場合，取り込み定数K_iは$K_i=(K_1k_3)/(k_2+k_3)$［mL(血漿)/mL(組織)/min］で表される．すなわち，血液から組織への取り込みを表すK_1と，コンパートメントC_1から出て行くトレーサのうちC_2へ移動するトレーサの割合を表す$k_3/(k_2+k_3)$の積である．

2.5 平衡型トレーサの分布体積

受容体などに可逆的に結合するトレーサでは，トレーサが組織内に入り受容体と結合するが，やがて平衡に達した後，血中の放射能濃度が下がると，受容体から乖離したトレーサは組織外へ出ていく．このような平衡型トレーサにおいては，入力関数である血中放射能濃度が長時間一定であれば，やがて平衡に達し，組織内の放射能濃度も一定となる．この仮想的な平衡状態における組織内と血中の放射能濃度比を分布体積（distribution volume）と呼ぶ．単位は［mL(血漿)/mL(組織)］であり無次元の量ではあるが，組織単位体積の放射能濃度と同じ濃度で血中にトレーサが存在する場合に占める体積を表しているので"体積"という．分布体積は，平衡型トレーサの集積の程度を表す指標であり，受容体に結合するトレーサの場合は，受容体への結合度合いを表す指標としてよく用いられる（詳細は第4節参照）．

1-組織コンパートメントモデルの場合，コンパートメント間の双方向のトレーサ移動量が等しく，組織内放射能濃度が一定となった平衡状態では，$K_1C_p(t)=k_2C_t(t)$となるので，分布体積V［mL(血漿)/mL(組織)］は

$$V = \frac{C_t}{C_p} = \frac{K_1}{k_2} \tag{4.11}$$

となる．一方，2-組織4-パラメータコンパートメントモデルの場合は，各コンパートメント間の双方向のトレーサ移動量が等しくなった場合，$K_1 C_p(t) = k_2 C_1(t)$，$k_3 C_1(t) = k_4 C_2(t)$ となり，コンパートメント C_1, C_2 に対する分布体積 V_1, V_2 は

$$V_1 = \frac{C_1}{C_p} = \frac{K_1}{k_2} \tag{4.12}$$

$$V_2 = \frac{C_2}{C_p} = \frac{K_1}{k_2} \cdot \frac{k_3}{k_4} \tag{4.13}$$

となる．また，組織全体の分布体積 V_T は

$$V_T = \frac{C_t}{C_p} = \frac{C_1 + C_2}{C_p} = \frac{K_1}{k_2}\left(1 + \frac{k_3}{k_4}\right) \tag{4.14}$$

となり，これを総分布体積（total distribution volume）と呼ぶ．

ただし，長時間 $C_p(t)$ が一定に保たれ仮想的な平衡状態に達するには，トレーサを持続投与（continuous infusion）する必要がある．実際のボーラス投与によるPET撮影では，撮影時間中に $C_p(t)$ が一定になることはほとんどなく，通常は，コンパートメントモデル解析で得られた $K_1 \sim k_4$ から，式(4.14)に基づいて V_T を求めることが多い．

2.6 最小二乗法によるパラメータ推定

コンパートメントモデル解析では，動脈採血で得られた入力関数 $C_p(t)$ とPET動態画像から得られた組織中放射能濃度 $C_t(t)$ から，仮定したモデルの各パラメータを最小二乗法で

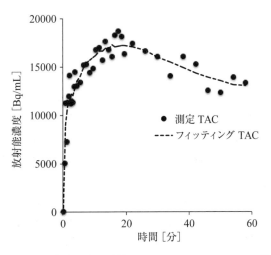

図4.6　非線形最小二乗法によるモデルパラメータの推定

求める．最小二乗法では，式(4.15)のように，各フレームの放射能濃度の測定値とモデル式から得られる計算値の差（残差）の二乗和χ^2が最小となるようなパラメータの組合せを推定する（図4.6）．

$$\chi^2 = \sum_{i=1}^{n}(y_i - f(t_i))^2 \qquad (4.15)$$

ここで，y_iはi番目のPETフレームの測定値，$f(t_i)$はモデル式から計算されたi番目のフレームの計算値，nはフレーム数である．また，特に半減期が短いPET薬剤の場合，各フレームの測定値の分散が等しくないため，残差の二乗和にフレームに応じた重みw_iをつける重み付き最小二乗法を用いることもある［式(4.16)］．

$$\chi^2 = \sum_{i=1}^{n} w_i(y_i - f(t_i))^2 \qquad (4.16)$$

コンパートメントモデル解析では，式(4.2)，式(4.7)が推定パラメータである移行速度定数に関して非線形であるため，モデルパラメータの推定には，非線形最小二乗法を用いる．この場合，ある初期値を与え，残差二乗和が小さくなるよう，修正Marquardt法やSimplex法などの反復改良により解を収束させる[4]．しかし，しばしば局所解が存在し，初期値によって収束するパラメータ値が異なることがある．また，反復改良のたびに畳み込み積分の計算を行って残差を求めパラメータ値を更新するため，計算時間がかかる．近年はコンピュータの高速化が進み，以前より計算速度が大幅に向上しているが，PET装置の向上でPET検査1回当たりの画像の画素数も増加しており，パラメトリック画像の作成にはかなり時間がかかる．さらに，特に2-組織4-パラメータコンパートメントモデルの場合は，2項の指数関数を含みパラメータ数が4つと多いため，パラメータの推定精度はノイズの影響を大きく受ける．

第3節　解析法の簡略化

コンパートメントモデル解析はPET動態解析のgold standardとなる定量法であるが，前節で述べたように，非線形最小二乗法でモデルパラメータを推定するため演算が複雑で，特に画素単位のパラメータ推定では時間を要する．また，PET画像中に含まれるノイズの影響を受けやすく，パラメータの推定精度が悪い[5]．そのため，これらの問題を解決すべく，線形化，簡略化によるさまざまな新しい解析法が提案されてきた．また，コンパートメントモデル解析の入力関数である血漿TACを得るには動脈採血が必要であり，検査が煩雑で被検者の負担も大きい．そのため，動脈採血を必要としない解析法も開発されている．その一例として，ここでは，一般的に広く用いられているグラフ法と参照領域法を紹介する．

3.1 グラフ法

3.1.1 平衡型トレーサのグラフ法 (Logan Plot)

まず，1-組織コンパートメントモデルの微分方程式(4.1)を変形すると，式(4.18)が得られる[6]．

$$\frac{dC_t(t)}{dt} = K_1 \cdot C_p(t) - k_2 \cdot C_t(t) \qquad (4.1)（再掲）$$

$$C_t(T) = K_1 \int_0^T C_p(t)dt - k_2 \int_0^T C_t(t)dt \qquad (4.17)$$

$$\frac{\int_0^T C_t(t)dt}{C_t(T)} = V_T \cdot \frac{\int_0^T C_p(t)dt}{C_t(T)} + \text{const} \qquad (4.18)$$

$V_T = K_1/k_2,\ \text{const} = -1/k_2$（1-組織コンパートメントモデルの場合）

測定された $C_t(t)$，$C_p(t)$ に対し，$X = \dfrac{\int_0^T C_p(t)dt}{C_t(T)}$ を X 軸に，$Y = \dfrac{\int_0^T C_t(t)dt}{C_t(T)}$ を Y 軸にとりプロットすると，回帰直線の傾きが V_T，Y 切片が const となる．2-組織 4-パラメータコンパートメントモデルにおいても，図4.4のコンパートメント C_1 と C_2 の間が平衡に達し1つのコンパートメントで表されるようになった後 ($t > t^*$) は式(4.18)が成り立ち，同様に $t > t^*$ の測定点の回帰直線の傾きが V_T となる（図4.7）．この場合，V_T，const は1-組織コンパートメントモデルの場合とは異なり，$V_T = K_1/k_2(1 + k_3/k_4)$ である．

この方法は，$Y = a \cdot X + b$ の形のシンプルな線形最小二乗のため，計算が簡単で演算時間が短く，ノイズにも強い．また，組織内のコンパートメント間が平衡に達し1つのコンパートメントで表されれば，コンパートメント数に関係なく傾きが総分布体積 V_T を表すため，あらかじめ組織コンパートメントの数を仮定する必要がない．一方で，式(4.18)の左辺，右

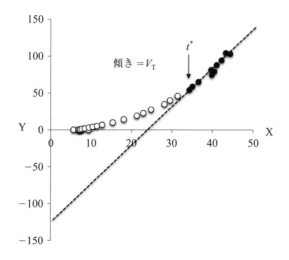

図4.7 平衡型トレーサにおけるグラフ法による V_T の算出

辺に含まれる $C_t(T)$ は1フレームの測定データであるため，C_tの時間積分値に比べノイズレベルが高い．$Y=a \cdot X+b$ の形の最小二乗法では，ノイズが乗った測定データ Y に対し残差二乗和が最小となる最適なパラメータ a, b を求めるため，X の値はノイズレスであることが望ましい．そのため，組織TACのノイズレベルが高くなるにつれて式(4.18)右辺の $C_t(T)$ の誤差が大きくなり，その結果，推定値にバイアスが生じ V_T が過小評価される[7]．また，組織内のコンパートメント間で平衡に達したときにのみ式(4.18)が成り立つため，そのような条件を満たす時間範囲（$t>t^*$）を決める必要があるが，実測データから t^* を決めるのは難しく，通常はグラフを見ながら経験的に決めることが多い．また，組織コンパートメントが2つ以上の場合は，グラフ法によって得られるのは V_T のみであり，個々の k 値を求めることはできない．そのため，求めたいパラメータや組織TACのノイズレベルに応じ，最適な解析法を選択する必要がある．

3.1.2 蓄積型トレーサのグラフ法（Patlak Plot）

不可逆モデルで表される蓄積型トレーサに関しても同様に，式(4.3)，式(4.4)を変形することでグラフ法を用いることができる[8),9)]．$k_4=0$ の場合，式(4.4)より，$C_2(t)$ は式(4.19)で表される．

$$\frac{dC_2(t)}{dt} = k_3 \cdot C_1(t) - k_4 \cdot C_2(t) \qquad (4.4)（再掲）$$

$$C_2(T) = k_3 \int_0^T C_1(t)dt \qquad (4.19)$$

第1組織コンパートメントの放射能濃度 $C_1(t)$ が一定である場合，

$$C_1(T) = V_0 \cdot C_p(T), \quad V_0 = \frac{K_1}{k_2+k_3} \qquad (4.20)$$

となるので，

$$C_t(T) = C_1(T) + C_2(T)$$
$$= V_0 \cdot C_p(T) + k_3 \int_0^T V_0 \cdot C_p(t)dt \qquad (4.21)$$

式(4.21)を変形すると，

$$\frac{C_t(T)}{C_p(T)} = K_i \frac{\int_0^T C_p(t)dt}{C_p(T)} + \text{const} \quad \left(K_i = \frac{K_1 k_3}{k_2+k_3} \right) \qquad (4.22)$$

$X = \dfrac{\int_0^T C_p(t)dt}{C_p(T)}$ をX軸に，$Y = \dfrac{C_t(T)}{C_p(T)}$ をY軸にプロットすると，C_1 の放射能濃度が一定となった後（$t>t^*$）のグラフの傾きが K_i を表す（図4.8）．

3.2 参照領域法

動脈採血を必要としない解析法としては，PET画像から入力関数を抽出する方法，複雑な

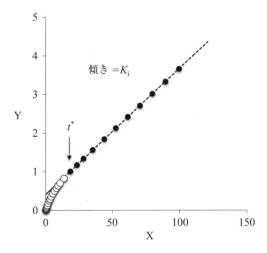

図4.8 蓄積型トレーサにおけるグラフ法によるK_iの算出

数学モデルを用いて血漿TACを推定する方法などがあるが，一般的に広く用いられているのが，代謝や結合が起こらない部位，あるいは疾患部位に対する健常部位などを参照部位として用い，対象部位と参照部位のパラメータ比を求める参照領域法である．この方法では，一般的に対象部位の分布体積などを直接求めることはできないが，煩雑な動脈採血を必要としないため，臨床検査では非常に有用である．特に，PET受容体イメージングでは，対象部位と参照部位の間に成り立つ生理学的仮定を用いることで，対象部位の受容体結合能を求めることができるため，参照領域法が広く用いられている（4.3項参照）．

動態解析による生理機能の定量評価

PET動態解析では，トレーサに応じた解析モデルを用いることで，生体の生理学的・生化学的情報を定量的に得ることができる．ここでは，血流量，グルコース代謝率，および受容体結合能の測定を例に，コンパートメントモデルを用いた生理機能の定量評価法を具体的に説明する．

4.1 PETによる脳血流測定

PETを用いた脳血流の測定は，主に^{15}O標識の水（$H_2^{15}O$）の静脈注射，あるいは^{15}O標識の二酸化炭素ガス（$C^{15}O_2$）の吸入によって行われる．ここでは，^{15}O標識水を用いた脳血流の測定について紹介する．

脳組織の微小領域における$H_2^{15}O$濃度の時間変化は，動脈から組織内への供給と組織内から静脈への洗い出しで決まり（図4.9 Fickの原理，第3章参照），式(4.23)のように表される．

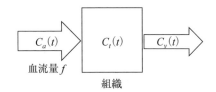

図4.9 血流測定の基本となるFickの原理

$$\frac{dC_t(t)}{dt} = f \cdot (C_a(t) - C_v(t)) \tag{4.23}$$

ここで，$C_t(t)$ は組織中の放射能濃度［Bq/mL（組織）］，$C_a(t)$ は動脈血中の放射能濃度［Bq/mL（血漿）］，$C_v(t)$ は静脈血中の放射能濃度［Bq/mL（血漿）］，f は血流量［mL（血漿）/min/mL（組織）］である．

供給された^{15}O標識水はすべて脳組織に取り込まれ，瞬時に組織内を拡散し，組織内濃度に比例した量が洗い出されると仮定すると，^{15}O標識水の動態は式(4.24)で表される[10]．

$$\frac{dC_t(t)}{dt} = f \cdot C_a(t) - \frac{f}{p} \cdot C_t(t) \tag{4.24}$$

式(4.24)のp値は脳-血液分配定数［mL（血漿）/g（組織）］と呼ばれる．ただし，PET測定では，p値にあたる比例定数として分布体積［mL（血漿）/mL（組織）］が用いられることもある．

得られた微分方程式(4.24)を解くと，式(4.25)が得られる．

$$C_t(t) = f \cdot e^{-\frac{f}{p}t} \otimes C_a(t) \tag{4.25}$$

これはいわゆる1-組織コンパートメントモデルの式なので，式(4.25)より非線形最小二乗法でfおよびpを求めることができる．

前節で述べたように，非線形最小二乗法によるパラメータ推定は複雑なので，血流量の測定に関しても，臨床評価ではしばしば簡便法が用いられる．その1つがオートラジオグラフィ法である[11]．オートラジオグラフィ法では，血流fが未知数，分配定数pは既知とし，あらかじめ作成されたfとC_tの対照表を用いて，PET画像の画素値を血流値に換算する（テーブル参照法，table look-up法）．式(4.25)の両辺をある時間範囲で積分すると，

$$\int_{T_1}^{T_2} C_t(t) dt = \int_{T_1}^{T_2} f \cdot e^{-\frac{f}{p}t} \otimes C_a(t) dt \tag{4.26}$$

となる．この式の左辺は，時刻T_1からT_2までのPET積分画像の画素値である．実測あるいは推定した入力関数C_aを用いて，さまざまなfに対して右辺を計算することで，$C_t(t)$ の積分値とfの関係を表すテーブルを作成することができる（図4.10）．このテーブルを用いて，測定により得られたPET積分画像の画素値から画素ごとにfを求めることができる．

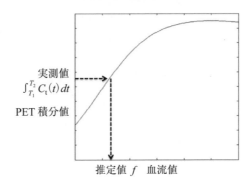

図4.10 オートラジオグラフィ法におけるテーブル参照

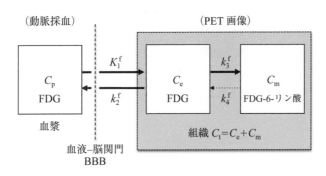

図4.11 FDGを用いたグルコース代謝率測定のコンパートメントモデル
血液と脳組織の間には，血液-脳関門（blood brain barrier: BBB）があり，グルコースやFDGのような脂溶性の物質は透過しやすく，水溶性の物質は透過しにくくなっている．

4.2 PETによる脳のグルコース代謝率の測定

^{18}F-fluorodeoxy glucose（フルオロデオキシグルコース：FDG）はグルコースと同一の単体により細胞膜を通過し，脳組織に移行した後，グルコースと同様にヘキソキナーゼにより代謝されFDG-6-リン酸となる．しかし，その後は代謝されず，脳組織内に蓄積する（詳細は第3章参照）．そのため，代謝率が高い領域では時間とともに放射能の集積がみられ，この集積の変化を解析することで，グルコース代謝率を画像化することができる．

FDGのコンパートメントモデル解析には，血管から組織内へ移行したFDGと代謝されたFDG-6-リン酸の2つのコンパートメントを考慮した，2-組織コンパートメント3-パラメータモデル（図4.11）が広く用いられてきた[12]．また，このモデルの拡張として，脱リン酸化の過程を考慮に入れた2-組織コンパートメント4-パラメータモデルも提案され，ヒトの大脳に適用した場合の，移行速度定数の標準的な値についても述べられている[13]．

このモデルにおいて，PET画像から得られるのは，代謝されていないFDG（$C_e(t)$）と代謝物FDG-6-リン酸（$C_m(t)$）の放射能濃度の和（$C_t(t)$）である．$C_t(t)$は式(4.8)で表されるので，$C_t(t)$と動脈採血により得られた$C_p(t)$から，最小二乗法により図4.11のFDGの移行速度定数$K_1^f \sim k_3^f$を推定することができる．

FDGからFDG-6-リン酸への代謝率は，$k_3^f \cdot C_e(t)$ [Bq/mL/min] となる．$C_e(t)$の濃度が

一定となった場合，$C_e(t) = K_1/(k_2+k_3) \cdot C_p(t)$ [Bq/mL] となり，FDGの代謝率 (metabolic rate of FDG: *MRfdg*) は式(4.27)のように表される．

$$MRfdg = K_i^f \cdot C_p^f \quad \left(K_i^f = \frac{K_1^f \cdot k_3^f}{k_2^f + K_3^f}\right) \tag{4.27}$$

一方，グルコースの代謝率 (metabolic rate of glucose: *MRglc*) も同様に，グルコースの移行速度定数 ($K_1^g \sim k_3^g$) を用いて以下の式で表される．

$$MRglc = K_i^g \cdot C_p^g \quad \left(K_i^g = \frac{K_1^g \cdot k_3^g}{k_2^g + K_3^g}\right) \tag{4.28}$$

ここで，FDGの速度定数をグルコースの速度定数に変換するための補正係数を導入し，K_i^fとK_i^gの比を一括定数 (lumped constant: *LC*) とすると，グルコース代謝率*MRglc*は式(4.30)のように，FDGで測定されたK_i^f，血中のグルコース濃度C_p^g，*LC*から求めることができる．*LC*は，正常脳の灰白質では0.42[13]あるいは0.52[14]がよく用いられるが，近年では0.89という報告もあり[15]，正確に決めるのは難しい．

$$LC = \frac{K_i^f}{K_i^g} \tag{4.29}$$

$$MRglc = K_i^g \cdot C_p^g = \frac{K_i^f}{LC} \cdot C_p^g \tag{4.30}$$

グルコース代謝率*MRglc*の算出には$K_1^f \sim k_3^f$それぞれの値は必要ないため，2-組織コンパートメントモデルによるパラメータ推定を行わず，計算がシンプルなグラフ法でK_i^fのみを求めることも多い．

4.3 PETによる脳神経受容体の測定

受容体は，神経伝達物質などある特定の化学物質を識別し，それらと結合することで細胞の反応を起こす．受容体に親和性を有する化学物質をリガンド (ligand) と呼ぶ．これまでさまざまなPET撮影用の放射性リガンドが開発され，ドーパミン受容体，セロトニン受容体，ベンゾジアゼピン受容体などの定量評価が行われてきた．放射性リガンドは，目的とする受容体との結合（特異的結合）に加え，それ以外の受容体などと弱い結合（非特異的結合）をすることがある．投与された放射性リガンドの組織内での動態は，図4.12(A)のようなモデルで表すことができる．

血漿 (C_p) から血液-脳関門 (BBB) を透過し脳内へ移行した放射性リガンドを，受容体と結合していない遊離リガンド (C_f)，目的とする受容体と結合した特異的結合リガンド (C_S)，それ以外と結合した非特異的結合リガンド (C_{NS}) のコンパートメントに区分し，コンパートメント間の移行速度定数を$K_1 \sim k_6$で表す．しかし，測定データから6つのパラメータを非線形最小二乗法で推定するのは難しく，現実的ではない．そのため，C_fとC_{NS}の間はすぐに平衡に達するものと仮定し，1つのコンパートメントC_{ND}で表した図4.12(B)のような2-組

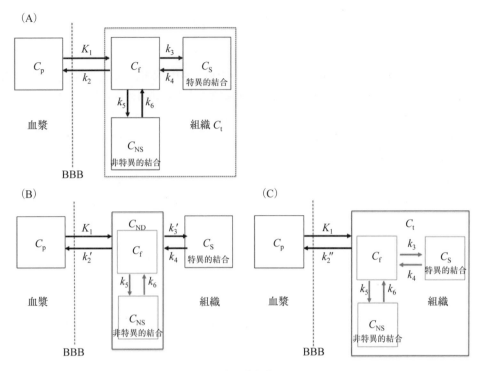

図4.12 神経受容体モデル

織コンパートメントモデルを用いることが多い[16),17)]．さらにC_{ND}とC_S間もすぐに平衡に達する場合は，図4.12（C）のように組織を1つのコンパートメントC_tで表した1-組織コンパートメントモデルで表すことができる．1-組織コンパートメントモデルでは，式（4.2）のようにモデル式がシンプルでパラメータ数が少なく，コンパートメントモデル解析で得られるK_1, k_2, V_Tの推定精度も高い．ただし，1-組織コンパートメントモデルで表されるPET用リガンドは少なく，通常は2-組織コンパートメントモデルを用いることが多い．

受容体モデル図4.12（A）におけるk_3, k_4は受容体との特異的結合および解離を表すパラメータであり，k_3は結合速度定数（association rate constant, k_{on}）と受容体密度（B_{max}），k_4は解離速度定数（dissociation rate constant, k_{off}）によって決まる（第3章の関連事項も参照のこと）．*in vitro* の放射性リガンド結合を基に，PET受容体計測において結合能（binding potential: BP）という言葉が導入され，式（4.31）のように受容体密度B_{max}と親和性K_Dで表されるようになった[16)]．

$$BP = \frac{B_{max}}{K_D} \quad \left(K_D = \frac{k_{off}}{k_{on}}\right) \tag{4.31}$$

生体内（*in vivo*）のPET撮像では，*in vitro* と異なり，生体内に存在する神経伝達物質と結合している受容体や，リガンドとほとんど結合しない状態になっている受容体が存在するため，結合可能な受容体の密度は厳密には *in vitro* のB_{max}とは異なる．そこで，PET測定において結合可能な受容体の総密度をB_{avail}とすると，

$$\begin{cases} k_3 = k_{on} \cdot B_{free} = k_{on} \cdot (B_{max} - B_b - B_b^*) = k_{on}(B_{avail} - B_b^*) \\ k_4 = k_{off} \end{cases} \quad (4.32)$$

となる．ここで，B_{free}［pmol/mL］は結合していない受容体の密度，B_{max}は受容体の総密度，B_b［pmol/mL］は in vivo では放射性リガンドが結合できない状態の受容体，主に生体内に存在する神経伝達物質と結合している受容体の密度，B^*［pmol/mL］は放射性リガンドと結合している受容体の密度である（図4.13）．B_b^*はコンパートメントC_Sの放射能濃度［Bq/mL］と投与された放射性リガンドの比放射能 (specific activity: SA)［Bq/pmol］から求めることができる（$B_b^* = C_S(t)/SA$）．通常のPET検査では，投与された放射性リガンドの比放射能が十分高ければB_b^*はB_{avail}に対して十分小さく，$k_3 = k_{on} \cdot B_{avail}$とみなすことができ，式(4.33)が得られる．

$$\frac{k_3}{k_4} = \frac{B_{avail}}{K_D} \quad (4.33)$$

以前はPET受容体計測においてbinding potentialとして用いる式がグループによって異なっていたが，2007年に国際的グループによって用語の統一がなされ[18]，受容体結合能をBP_{ND}として以下の式で定義した．

$$BP_{ND} = \frac{k_3'}{k_4} = f_{ND} \cdot \frac{k_3}{k_4} = f_{ND} \cdot \frac{B_{avail}}{K_D} \quad (4.34)$$

ここで，k_3', k_4は図4.12(B)に示す2-組織コンパートメントモデルのC_{ND}, C_S間の移行速度定数（通常は2-組織コンパートメントモデルのC_{ND}とC_S間の移行速度定数をk_3, k_4で表すことが多いが，ここでは，図4.12(A)の3-組織コンパートメントモデルと区別するためk_3',

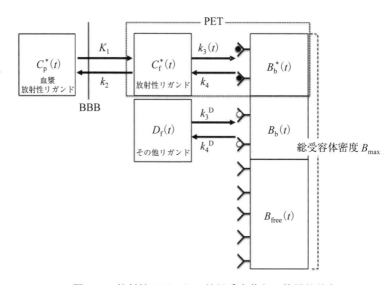

図4.13 放射性リガンドの神経受容体との特異的結合
$B_b(t)$が一定であり$B_b^*(t)$が十分小さい場合は，$k_3(t)$は測定中一定であるとみなすことができる．

k_4 とした), f_{ND} はコンパートメント C_{ND} の free fraction (すなわち C_f の割合), B_{avail} は結合可能な受容体の密度である.

PET受容体計測における2-組織コンパートメントモデルを用いた動態解析では, 第2節で述べたように, 式(4.7)からパラメータ $K_1 \sim k_4$ を非線形最小二乗法により推定する. この場合, k_3', k_4 を推定することはできるが, 式(4.34)の B_{avail}, K_D を個別に求めることはできない. そのため, 通常は B_{avail}, K_D の両方を含む受容体結合能 $BP_{ND} = k_3'/k_4$ が, 受容体結合を表すパラメータとして臨床評価に用いられる. ただし, 投与された放射性リガンドの比放射能が低かった場合は, 式(4.32)における B_b^* が無視できなくなる. また, 受容体に結合する神経伝達物質が何らかの刺激により大量に放出された場合などは B_b が増加し, 受容体結合能が減少する. 逆に, これを利用し, 投与する放射性リガンドの比放射能を変えて複数回のPET測定を行い K_D と B_{max} を個別に算出したり (Scatchard Plot, 第3章参照)[19], 薬物負荷や認知課題負荷による脳内ドーパミン放出量の変化を BP_{ND} の変化として測定する研究も行われている[20), 21)].

前節で述べたように, ノイズを含んだ実測データから $K_1 \sim k_4$ の4つのパラメータを求めるのは難しく, K_1/k_2 の値を固定したり, 式(4.18)のグラフ法で V_T のみを求めることも多い. 一方, 受容体解析でグラフ法と並んでよく用いられるのが, 参照領域法である. この方法では, 参照領域の組織TACを入力関数とし, 対象領域の放射能濃度の時間変化を参照領域との関係で表す. 対象領域と参照領域において, 図4.14のようにコンパートメントモデルを仮定すると, 第2節で述べたように, 対象領域, 参照領域の微分方程式は式(4.1), 式(4.3), 式(4.4)のように表すことができる. 対象領域と参照領域の入力関数 $C_p(t)$ が等しいと考えると, 対象領域の $C_p(t)$ を $C_r(t)$ を用いた式で置き換えることができる. さらに, 対象領域が C_{ND} と C_S の間で平衡に達するのが速く1-組織コンパートメントで表すことができ, 第1コンパートメントの分布体積が対象領域と参照領域で等しい, すなわち $K_1/k_2 = K_1^r/k_2^r$ と仮定すると, 式(4.35)のように, 対象領域の放射能濃度を参照領域の放射能濃度 $C_r(t)$ と R_1, k_2, BP_{ND} の3つのパラメータで表すことができる[22)].

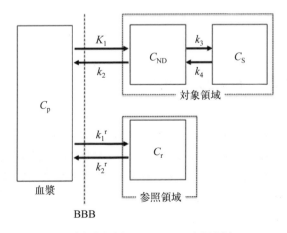

図4.14 受容体解析に用いられる参照領域モデル

$$C_t(t) = R_1 C_r(t) + \left(k_2 - \frac{R_1 k_2}{1+BP_{ND}}\right) \exp\left(-\frac{k_2}{1+BP_{ND}}t\right) \otimes C_r(t) \qquad (4.35)$$

$$R_1 = \frac{K_1}{K_1^r} \qquad (4.36)$$

　この方法はsimplified reference tissue model（SRTM）と呼ばれ，動脈採血を必要とせず，またパラメータ数も2-組織コンパートメントモデルより少なくノイズに強いため，受容体の定量評価に広く用いられている．さらに画素単位の解析では，計算時間の短縮，ノイズの低減のため，$\exp\left(-\frac{k_2}{1+BP_{ND}}t\right) \otimes C_r(t)$ の非線形部分をあらかじめ計算して式を線形化するbasis function methodもよく用いられる[23]．

　実際のデータでは，参照領域および対象領域が厳密には1-組織コンパートメントで表されないこともあり，その場合，SRTMで得られたBP_{ND}値は，血漿中放射能濃度を入力関数として用いたコンパートメントモデル解析で得られた値と必ずしも一致しないが，両者の相関がよい場合は，実用的なSRTM法が用いられることも多い．

　また，このようなコンパートメントモデル解析を基にした参照領域法とは別に，第3節で述べたグラフ法に関しても，同様にC_pをC_rを用いて表した参照グラフ法が開発されている[24]．この場合は，グラフの傾きから，対象領域と参照領域のV_Tの比$V_R = V_T$（対象領域）$/V_T$（参照領域）を求めることができる．図4.14のコンパートメントC_{ND}, C_S, C_rの分布容積をそれぞれV_{ND}, V_S, V_rとすると，

$$V_R = \frac{V_{ND} + V_S}{V_r} \qquad (4.37)$$

となる．ここで$V_{ND} = V_r$と仮定すると，式(4.12)，式(4.13)から，受容体結合能は式(4.38)で求めることができる．

$$\frac{k_3}{k_4} = \frac{V_S}{V_{ND}} = V_R - 1 \qquad (4.38)$$

第5節　動態解析の推定誤差

　実際に臨床データの解析を行う際には，PET画像に含まれるノイズなどの影響によって，必ずしも正しい値が求められるわけではない．その定量精度は，装置の分解能や感度といった物理的因子，トレーサの投与量やフレーム収集時間などの測定方法，検査中の体動，その後の画像解析処理手法に影響される．

5.1　血液体積（blood volume）

　PETの分解能は数mmのため，PET画像の各画素には，対象とする組織だけでなく血管成分も含まれる．1画素の放射能濃度に含まれる血管成分の割合をvBとすると，PET画像の放射能濃度$C_{ROI}(t)$は式(4.39)で表される．

$$C_{ROI}(t) = (1-vB)C_t(t) + vB \cdot C_w(t) \tag{4.39}$$

ここで，$C_{ROI}(t)$はPET画像から得られるROIあるいは画素の放射能濃度，$C_t(t)$は組織中放射能濃度，$C_w(t)$は全血中の放射能濃度である．vBは血液体積（blood volume）と呼ばれる．全血中の放射能濃度は，ボーラス投与の場合トレーサ投与後すぐにピークに達し，その後は減少する．そのため，トレーサ投与から数分たつと，通常は組織中の放射能濃度に比べて全血中の放射能濃度は十分低くなり，血液体積の影響は少ない．しかし，コンパートメントモデル解析などで初期数分間のデータを使う場合は，血液体積が定量パラメータの誤差要因となる．コンパートメントモデル解析では，式(4.39)からvBもパラメータとして推定できる．しかし，画素単位のパラメータ推定では，パラメータ数を減らすためにvBを固定することも多い．

5.2　体動

　PET動態撮影では，トレーサの種類によっては，投与後60〜90分，計数十フレームの動態撮影を行うため，特に検査後半では，被検者の体動が大きくなる．そのため，得られる放射能濃度画像にフレーム間の位置ずれが生じ，さらに，減弱補正のためにトレーサ投与前に撮影するトランスミッション画像との間でミスマッチが起こり，定量精度が低下する．したがって，定量解析の精度を向上させるためには，検査中の体動を補正することが必要となる．検査中の体動パラメータを求める方法には，大きく分けて2つある．1つは，光学式トラッキングシステムなどのハードウェアを用いて，PET検査中に頭部の動きをリアルタイムに計測する方法である．もう1つは，撮影後の再構成画像に対し，ソフトウェア的にフレームごとの位置合わせを行う方法である．これらの手法を用いた体動補正により，定量値が改善されることが報告されている[25), 26)]．

5.3　解析法

　動態解析で得られた定量値に対するノイズの影響は，解析法によっても異なる．たとえばグラフ法では，シンプルな線形の式を用いるため，推定値のばらつきは比較的小さいが，ノイズの増加とともに推定値が過小評価されるバイアスが問題となる．コンパートメントモデル解析は，バイアスは小さいものの，モデル式が非線形でパラメータ数も多いため，推定値のばらつきが大きい．そのため，特に画素単位の解析で得られるパラメトリック画像の質は悪い．動態解析では，モデルが正しいと仮定して解析を行うが，複雑なモデルはパラメータの推定が難しく，ノイズの影響も受けやすい．そこでモデルの簡略化が行われるが，モデル

の簡略化にはさまざまな生理学的仮定が用いられるため，仮定が正確でない場合は，しばしばバイアスを生じる要因となる．モデルの仮定や限界を理解したうえで，欲しいパラメータの検出感度が高く，他の要因を受けにくい解析法を，目的に応じて選ぶことが必要である．

◆　　◆

　PET動態撮影によって得られた放射能分布の時系列データから生理学機能を定量的に評価するには，数学モデルを用いた動態解析を行う．解析には，コンパートメントモデルをベースにさまざまな簡便法も用いられているが，方法によって得られるパラメータ，ノイズの影響，演算時間等が異なるので，トレーサや対象臓器，求めたいパラメータ，組織時間放射能曲線のノイズレベルに応じて，最適な解析法を選択することが重要である．

(生駒洋子)

参考文献
- ミスターPETの核医学教室　http://www.asca-co.com/nuclear/

引用文献
1) Ketty SS: Pharmacol. Rev. **3**: 1, 1951
2) Renkin EM: Am. J. Physiol. **197**: 1205, 1959
3) Crone C: Acta. Physiol. Scand. **58**: 292, 1964
4) 中川徹，他：最小二乗法による実験データ解析，1982, 東京大学出版会，東京
5) 生駒洋子，他：核医学　**35**: 293, 1998
6) Logan J, et al.: J. Cereb. Blood. Flow. Metab. **10**: 740, 1990
7) Slifstein M, et al.: J. Nucl. Med. **41**: 2083, 2000
8) Patlak CS, et al.: J. Cereb. Blood Flow Metab. **3**: 1, 1983
9) Patlak CS, et al.: J. Cereb. Blood Flow Metab. **5**: 584, 1985
10) Herscovitch P, et al.: J. Nucl. Med. **24**: 782, 1983
11) Raichle ME, et al.: J. Nucl. Med. **24**: 790, 1983
12) Sokoloff L, et al.: J. Neurochem. **28**: 897, 1977
13) Phelps ME, et al.: Ann. Neurol. **6**: 371, 1979
14) Reivich M, et al.: J. Cereb. Blood Flow Metab. **5**: 179, 1985
15) Michael M, et al.: J. Nucl. Med. **43**: 1157, 2002
16) Mintun MA, et al.: Ann. Neurol. **15**: 217, 1984
17) Koeppe RA, et al.: J. Cereb. Blood Flow Metab. **11**: 735, 1991
18) Innis RB, et al.: J. Cereb. Blood Flow Metab. **27**: 1533, 2007
19) Farde L, et al.: Science **231**: 258, 1986
20) Dewey SL, et al.: Synapse **13**: 350, 1993
21) Koepp MJ, et al.: Nature **393**: 266, 1998
22) Lammertsma AA, et al.: Neuroimage **4**: 153, 1996
23) Gunn RN, et al.: Neuroimage **6**: 279, 1997
24) Logan J, et al.: J. Cereb. Blood Flow Metab. **16**: 834, 1996
25) Mourik JEM, et al.: Eur. J. Nucl. Med. Mol. Imag. **36**: 2002, 2009
26) Wardak M, et al.: J. Nucl. Med. **51**: 210, 2010

第5章
シンチレーションカメラ

放射性同位元素（RI）で標識した医薬品を被検者に投与し，体内から放出されるγ線の2次元濃度分布を画像化する装置がシンチレーションカメラ（scintillation camera）である．RIは体内で集積・代謝・排泄されるため，臓器や組織の機能を反映した画像情報が得られる点が，X線やMRIと大きく異なる．

　シンチレーションカメラの歴史は，1958年，H. O. Angerがピンホールコリメータ，NaI(Tl)（タリウム活性化ヨウ化ナトリウム）シンチレータ，および光電子増倍管（PMT）を組み合わせた装置を発明したことに始まる[1]．このため，アンガーカメラ（Anger camera）と呼ばれることもある．また，γ線をイメージングすることから，ガンマカメラ（gamma camera）と呼ばれることも多い．

　開発当初，有効視野は直径25 cm程度であったが，シンチレータの製作技術の向上と電子技術の改良により，1970年代には有効視野が直径35〜40 cmとなり，1980年代になると人体形状に適した角形シンチレータが採用され，有効視野も50 cm以上に大型化された．並行して，信号処理のディジタル化が進み，コンピュータ技術の進歩と相まって，高性能化，高機能化，高安定化が図られ，現在に至っている．

　シンチレーションカメラは，コリメータ，NaI(Tl)検出器，プリアンプ，エネルギー弁別・位置演算部（ディジタル信号処理回路），画像蓄積用メモリ，計算機から構成される．近年，NaI(Tl)に代わって，LaBr$_3$（ランタンブロマイド）や半導体検出器を用いた装置も研究・開発されている．本章では，現在広く利用されているNaI(Tl)検出器を用いたシンチレーションカメラを中心に，その原理と関連物理について解説する．

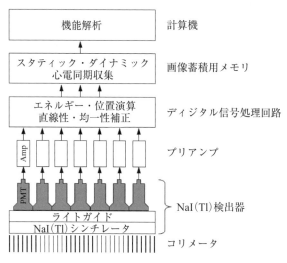

図5.1 シンチレーションカメラシステムの基本構成

第1節 NaI(Tl) 検出器

1.1 NaI(Tl) 検出器の構成

　NaI(Tl) 検出器は図5.2に示すように，NaI(Tl) シンチレータ（scintillator），ライトガイド（light guide），光電子増倍管（photomultiplier tube: PMT）により構成されている．シンチレータとライトガイドを合わせて光学系と呼ぶこともある．

　NaI(Tl) の実効原子番号は51であるため，シンチレータに入射したγ線は，エネルギーが300 keV以下であれば，主に光電効果によりγ線エネルギーに比例した数のシンチレーション光子に変換される．シンチレータの厚さはγ線の検出効率や固有分解能を左右する設計上の重要なファクタである．一方，シンチレータの大きさは装置の使用目的によりさまざまであるが，腕を下げた状態で胸・腹部を一度に撮影できる55×40 cm程度の角形有効視野のものが広く使われている．

　ライトガイドは，NaI(Tl) のシンチレーション光に対して透明なガラスやアクリル製のプレートで，シンチレータとは光学的カップリング剤を用いて接着され，シンチレータとPMTを光学的に結合する．

　PMTからの出力は，γ線のシンチレータ内発光位置と受光するPMTとの相対距離で決まり，光学系の厚さに依存して変化する．これはシンチレーション光応答関数と呼ばれ，この形状がエネルギー弁別と位置演算精度に重要な影響を及ぼす．

　ライトガイド上には，シンチレーション光を電流に変化するために，真空管の一種である光電子増倍管（PMT）が50から100本程度，蜂の巣状に配列されている．ライトガイドとの接着にはグリースやシリコンなどが使用される．

　PMTの入射口は光電面（photoelectric surface）と呼ばれるガラス面で構成されている．光電面はNaI(Tl) のシンチレーション光波長に対して高い量子効率を持つSb-Rb-CsやSb-K-Csなどのアルカリ金属を主成分とした化合物半導体がコーティングされており，到達し

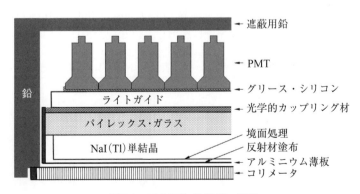

図5.2 NaI(Tl) 検出器の構造

たシンチレーション光の約20～25％を電子（光電子と呼ばれる）に変換する．残りは熱として吸収される．

光電面から放出された光電子（photoelectron）は，光電面の直後に設置された初段電極（ダイノードと呼ばれる）に集められる．ダイノードは100 V程度の高電圧にバイアスされており，光電子は集束の過程で加速され，高速でダイノードと衝突する．このとき，加速で得たエネルギーの一部により複数の二次電子が放出される．放出された二次電子は，さらに後段のダイノードにより集束され，同様の過程により，新たな二次電子が放出される．PMTはダイノードの段数に応じてこれを9～12回程度繰り返し，最終段からは，当初の光電子数の10^6～10^{10}倍程度に増幅された電流が取り出される．

シンチレーションカメラで使用されるPMTの光電面形状は円形のものが主流であるが，集光率を向上するために六角形，または四角形のものも使われている．直径は，2インチと3インチが主流である．シンチレーション光応答関数はPMT中心に対して同心円状に対称であることが要求されるため，入射光の光電子への変換が光電面内で均一である必要がある．

シンチレーションカメラは患者の体位に応じてさまざまな向きで使用される．このため，PMTに対する地磁気の向きは撮影条件で変化する．地磁気の向きの変化は，ダイノード間の電子軌道に影響を及ぼし，PMTの増幅率の変動となって現れる．これを抑制するため，PMTにはミューメタルと呼ばれる金属板による磁気シールドが施されている．

1.2 NaI（Tl）の特性

核医学検査で使用されるRIのγ線エネルギーは，およそ80～500 keVと広範囲であり，このエネルギー範囲のγ線を効率よく検出するシンチレータが必要となる．性能，大型単結晶化の容易さ，コストなどを考慮して，シンチレーションカメラではNaI（Tl）（タリウム活性化ヨウ化ナトリウム）が使用されている．NaIにモル比で約0.1％程度のTlを活性化物質として添加したものである．

NaI（Tl）に入射したγ線が，光電効果によりそのエネルギーのすべてを電子に与え消滅すると，電子は原子から飛び出し，高速で結晶中を移動しながらNaI（Tl）を励起する．励起されたNaI（Tl）は230 nsの時定数で指数的に減衰して元の状態に戻るが，この際にシンチレーション光を放出する．表5.1にNaI（Tl）の主要特性を示す．表5.2には，核医学で対象となるγ線に対するNaI（Tl）と鉛の線減弱係数（linear attenuation coefficient）を示した．

放出される光子数は入射γ線エネルギーに比例し，1 keV当たり，約38個の光子が放出さ

表5.1 NaI（Tl）シンチレータの主要特性

実効原子番号	51
密度（g/cm³）	3.67
光子収率（per keV）	38
減衰時定数（ns）	230
発光波長（nm）	415

表5.2 NaI（Tl）と鉛の線減弱係数（cm^{-1}）

γ線（keV）	NaI（Tl）	Pb（鉛）
100	5.80	60.6
140	2.64	25.8
150	2.08	21.7
200	1.11	10.6
300	0.56	4.23
400	0.40	2.44
500	0.33	1.70

れる．核医学検査で多用される^{99m}Tcの場合，γ線エネルギーが140 keVであることから，γ線1個当たり，約5,300個のシンチレーション光子が放出されることになる．

　NaI(Tl)は潮解性（空気中の水分を取り込んで水溶液化する性質）を有するため空気と遮断する必要がある．図5.2に示すように，コリメータ側はγ線の吸収が少ないアルミニウムの薄板，PMT側はシンチレーション光の透過性に優れたガラスで密閉された構造となっている．アルミニウム窓側のシンチレータ境界面はシンチレーション光を乱反射するように表面加工が施されており，また，アルミニウム窓内面には酸化チタンや酸化マグネシウムなどの反射材をコーティングするなどして，PMTによるシンチレーション光の収集効率を高める工夫がなされている．

　NaI(Tl)は，急激な温度変化（3℃／時間以上）や力学的な衝撃に弱く，容易にき裂を生じるため，その取扱いには注意が必要である．

1.3　NaI(Tl)の効率

　シンチレータの効率は，シンチレータに到達した全γ線のうち，シンチレーション光に変換されるものの割合を指す．厚さがd，線減弱係数がμの物質に強度I_0のγ線が入射したとき，深さyにおける透過γ線の強度は$I = I_0 \cdot e^{-\mu y}$に従って指数的に減少する．これから，γ線が深さyで吸収される確率密度関数は$p(y) = \mu e^{-\mu y}$となり，厚さがDのシンチレータの効率Eは

$$E = \int_0^D p(y)dy = \int_0^D \mu e^{-\mu y}dy = \left[-e^{-\mu y}\right]_0^D = 1 - e^{-\mu \cdot D} \tag{5.1}$$

として求めることができる．

　シンチレータが厚いほどγ線の阻止能が大きくなるため，効率の面では有利となる．しかし，厚さが増すにつれ，シンチレータ内での多重相互作用が増加する．また，シンチレーションイベント位置とPMTまでの距離が増加することによりPMTの見込み角が減少し，光電面に到達する光子数が減少するため分解能の点で不利になる．核医学で用いられるRIに対する効率と分解能のバランスを考慮して，現在は，3/8インチ（9.5 mm）厚のものが多く使われている．

　表5.2から，NaI(Tl)の^{99m}Tcのγ線（140 keV）に対する線減弱係数は$\mu = 2.64$ cm^{-1}であり，3/8インチ厚のシンチレータの^{99m}Tcに対する効率Eは約92%となる．同様にして，100 keV，150 keV，200 keV，300 keV，400 keV，500 keVのγ線に対する効率は，それぞれ99.6%，86%，65%，41%，32%，27%となる．

1.4　PMT出力信号の時間特性

　シンチレーションイベントで生成された光子のうち，PMTの光電面に到達したものが光電子に変換され，PMTで増幅されてイメージングに利用される．減衰時定数をτ，PMTの光電面に到達した光子数をn，PMT光電面の変換効率をη，PMTの増幅率をGとすると，PMTから出力される信号$v(t)$は，γ線が入射した時点を起点として指数的に減衰する以下の式

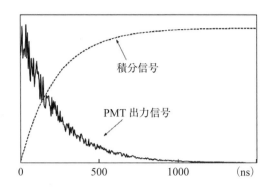

図5.3 NaI(Tl) 検出器からのPMT出力と理想的な積分波形

$$v(t) = G \cdot \frac{\eta \cdot n}{\tau} e^{-\frac{t}{\tau}} \cdot H(t) \tag{5.2}$$

で表される．ここで，$H(t)$ は，$t<0$で0，$t \geq 0$で1のステップ関数である．

時間T後に$v(t)$ に含まれるシンチレーション光子数の情報はこの信号を時間積分して

$$V = \int_0^T v(t)dt = \int_0^T G \cdot \frac{\eta \cdot n}{\tau} e^{-\frac{t}{\tau}} dt = \left[-G \cdot \eta \cdot n \cdot e^{-\frac{t}{\tau}} \right]_0^T = G \cdot \eta \cdot n \cdot \left(1 - e^{-\frac{T}{\tau}}\right) \tag{5.3}$$

で求められる．

図5.3は，NaI(Tl) 検出器からのPMT出力とその理想的な積分波形を示したものである．信号に含まれる光子数情報は積分期間の延長とともに増加する．

PMT光電面で変換される光電子の数$\eta \cdot n$がポアソン分布（Poisson distribution）に従うことから，Vもポアソン分布となる．ポアソン分布の分散は平均値と等しいことから，$\eta \cdot n$ の平均値を$\overline{\eta \cdot n}$とすると，Vの平均値$\overline{V}$と分散σ_V^2は

$$\overline{V} = \sigma_V^2 = G \cdot \overline{\eta \cdot n} \cdot \left(1 - e^{-\frac{T}{\tau}}\right) \tag{5.4}$$

で与えられ，相対標準偏差$\sigma_{\overline{V}}/\overline{V}$は積分期間を延長するに従って，その上限である$1/\sqrt{\overline{\eta \cdot n}}$ に近づく．

1.5 シンチレーション光応答関数

PMT出力を，シンチレーションイベント位置とPMT中心との距離の関数としてとらえたものがシンチレーション光応答関数（scintillation response function）であり，カメラの性能に重要な影響を持つ．本項では，シンチレータ内での反射，屈折，散乱などの要因は除外して，幾何学的な観点からこの関数の形状について検討する．

シンチレーションイベントとPMTの位置関係を，図5.4に示すように定義する．dは，ライトガイドの厚さ＋NaI(Tl) の光学窓の厚さ＋（シンチレータの厚さ－γ線の平均発光面）で決まる値である．以後，この値dをPMT側からの「光学系の厚さ」と呼ぶこととする．

シンチレーションイベントで4π方向に放出される総光子数Nのうち，PMT光電面に到達

第5章 シンチレーションカメラ

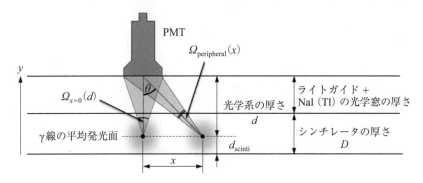

図5.4 シンチレーションイベント位置とPMT光電面の見込み角の関係

する光子数 $n(d,x)$ は，イベントの発生位置 (d,x) からみたPMT光電面の見込み角 $\Omega(d,x)$ と 4π の比で以下のように決まる．

$$n(d,x) = N \cdot \frac{\Omega(d,x)}{4\pi} \tag{5.5}$$

PMTの真下，深さ（光学系の厚さ）d からみたPMT光電面の見込み角 $\Omega_{x=0}(d)$ は，PMT光電面の半径を c とすると

$$\Omega_{x=0}(d) = 2\pi \cdot \left(1 - \frac{d}{\sqrt{c^2 + d^2}}\right) \tag{5.6}$$

で与えられる．

また，d がある程度大きな場合，位置 (d,x) からみたPMT光電面の見込み角 $\Omega_{\mathrm{peripheral}}(x)$ は，$(\cos\theta)^3$ に比例することから，以下の関係が導ける．

$$\Omega_{\mathrm{peripheral}}(x) \propto (\cos\theta)^3 = \left(\frac{d}{\sqrt{x^2 + d^2}}\right)^3 \tag{5.7}$$

式(5.6)，式(5.7)より，見込み角 $\Omega(d,x)$ は，$\Omega(d,x) = \Omega_{x=0}(d) \cdot \Omega_{\mathrm{peripheral}}(x)$ となり，これを式(5.5)に代入して，光電面に到達するシンチレーション光の数 $n(d,x)$ は次式となる．

$$n(d,x) = N \cdot \frac{\Omega(d,x)}{4\pi} = \frac{N}{2} \cdot \left(1 - \frac{d}{\sqrt{c^2 + d^2}}\right) \cdot \left(\frac{d}{\sqrt{x^2 + d^2}}\right)^3 \tag{5.8}$$

積分期間が十分に長いと仮定すると，シンチレーション光応答関数，およびその平均値は式(5.3)，式(5.4)より

$$V(x) = G \cdot \frac{\eta \cdot N}{2} \cdot \left(1 - \frac{d}{\sqrt{c^2 + d^2}}\right) \cdot \left(\frac{d}{\sqrt{x^2 + d^2}}\right)^3 \tag{5.9}$$

$$\overline{V}(x) = G \cdot \overline{\frac{\eta \cdot N}{2}} \cdot \left(1 - \frac{d}{\sqrt{c^2 + d^2}}\right) \cdot \left(\frac{d}{\sqrt{x^2 + d^2}}\right)^3 \tag{5.10}$$

で与えられる．

$^{99\mathrm{m}}$Tcのγ線（140 keV）について，PMTの半径 $c = 0.5$，PMT光電面の変換効率 $\eta = 0.25$，

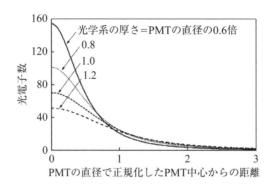

図5.5 光学系の厚さとシンチレーション光応答関数の形状

PMTの増幅率 $G=1$ として，表5.1の光子収率から，$\overline{\eta \cdot N} = 0.25 \times 140 \times 38 = 1330$ により求めたシンチレーション光応答関数を図5.5に示す．シンチレーション光応答関数は，PMT直下で最大値をとり，長い裾野をした釣鐘状の形状となる．ポアソン分布の特徴から，PMTから離れるほど統計的変動が大きくなる．

光学系の厚さが薄いほど，PMT直下での光電子数は大きく，発光点がPMTから遠ざかるにつれて，波高値は急速に小さくなる．逆に，厚い光学系では，全体的になだらかに変化する関数となる．

光学系の厚さ d の決定要因のうち，γ線の平均発光面 d_{scinti} は，シンチレータの厚さを D とすると，γ線が深さ y で吸収される確率密度関数 $p(y) = \mu \cdot e^{-\mu y}$ を使って以下のように求められる．

$$d_{\text{scinti}} = \int_0^D y p(y)\, dy = \int_0^D \mu y e^{-\mu y}\, dy = -D \cdot e^{-\mu \cdot D} + \frac{1}{\mu}\left(1 - e^{-\mu \cdot D}\right) \tag{5.11}$$

これから，3/8インチ（9.5 mm）厚のシンチレータの100 keV, 140 keV, 200 keV, 300 keVのγ線に対する平均発光面は，それぞれ，1.7 mm, 2.7 mm, 2.6 mm, 1.8 mmとなり，いずれの場合もごく浅い位置での発光となる．

プリアンプ

2.1 プリアンプの役割

PMT出力を効果的に時間積分し，光電面に到達した光子数の情報を統計精度よく取り出すための電気回路がプリアンプ（pre amplifier）である．このためには，十分な積分時間を確保することが基本となるが，複数のγ線が短い時間間隔で入射した場合には，PMT出力が相互に干渉し，単純に積分期間を延長するだけでは，入射γ線のエネルギーを反映した信号を得ることができない．

この現象は，シンチレータの大型化や動態計測での高計数率時に顕著となり，対策のいかんによって，多重散乱線の同時計測に起因する誤計算の増加や，20%ロス計数率などの計数率特性に影響を与える．

高計数率時に起きる主な現象にはパイルアップ（pulse pile-up）とベースラインシフト（baseline shift）の2つがある．パイルアップは，処理中のPMT出力の裾野に次のシンチレーションイベントが重畳し，信号の波高値が情報を正しく反映しなくなる現象である．

もう1つは，ベースラインシフトと呼ばれるもので，信号処理電子回路系にコンデンサによる交流結合が含まれると，シンチレーションイベントの出現頻度に応じて，信号の時間平均が0になるようにベースラインが移動するために起きる現象である．また，波形整形後のプリアンプ出力にアンダーシュートがある場合には，後続のイベントが直前の信号のアンダーシュート部分で発生する確率が高くなる．このため，後続の信号は，0レベルより低い位置から立ち上がり，これが連続して繰り返されることにより，ベースラインが沈み込む現象が発生する．

シンチレーションカメラのエネルギー弁別と位置演算がPMT出力の波高値を利用した処理であるため，波形全体が沈み込むことによる相対的な波高値の低下は，処理結果に悪影響を及ぼす．ベースラインシフトに対する対策には，ベースライン再生回路（baseline restorer）やポールゼロ・キャンセル（pole-zero cancellation）などがある．

2.2 RC積分器

最も単純で実装が容易なプリアンプが，電荷蓄積用のコンデンサと放電用の抵抗をPMTの後段に並列に配置したRC積分器（RC integration circuit）である．RC積分器で波形整形（pulse waveform shaping）された信号は，ピークホールド回路により頂点の波高値情報が取り出され，以後の処理に利用される．

RC積分器の平均出力波形は，RC積分器のインパルス応答

$$f_{RC}(t) = \frac{1}{C} \cdot e^{-\frac{t}{RC}} \tag{5.12}$$

と式(5.2)のPMT出力のコンボリューション積分により，以下のように求められる．

$$\bar{V}_{RC}(t) = \begin{cases} \dfrac{G \cdot \overline{\eta \cdot n}}{C} \cdot \dfrac{RC}{RC - \tau} \left(e^{-\frac{t}{RC}} - e^{-\frac{t}{\tau}} \right) & RC \neq \tau \\ \dfrac{G \cdot \overline{\eta \cdot n}}{C} \cdot \dfrac{t}{\tau} e^{-\frac{t}{\tau}} & RC = \tau \end{cases} \tag{5.13}$$

RC積分器は，PMT出力の充電と放電を同時に行う回路であるため，出力信号に含まれる光電子数の割合（実効的光電子数：effective photoelectron number）は時間とともに変化する．村山によれば，実効的光電子数$A_{RC}(t)$は以下の式で与えられる[2]．

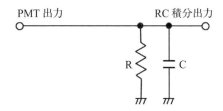

図5.6　RC積分回路

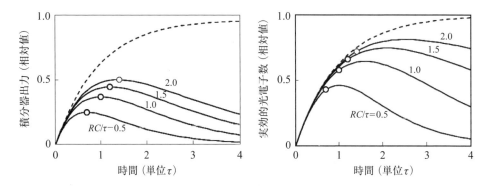

図5.7　RC積分器出力と実効的光電子数の時間変化

$$A_{RC}(t) = \begin{cases} \dfrac{RC(2\tau-RC)\left(e^{-\frac{t}{\tau}} - e^{-\frac{t}{RC}}\right)^2}{(RC-\tau)^2 \left(e^{-\frac{t}{\tau}} - e^{-\frac{2t}{RC}}\right)} & RC \ne \tau,\ RC \ne 2\tau \\[2ex] \dfrac{t^2 e^{-\frac{2t}{\tau}}}{\tau^2 \left(e^{-\frac{t}{\tau}} - e^{-\frac{2t}{\tau}}\right)} & RC = \tau \\[2ex] \dfrac{\tau\left(e^{-\frac{t}{\tau}} - e^{-\frac{t}{2\tau}}\right)}{2t e^{-\frac{t}{\tau}}} & RC = 2\tau \end{cases} \quad (5.14)$$

図5.7は，RC/τをパラメータとして，RC積分器出力$\bar{V}_{RC}(t)$と実効的光電子数$A_{RC}(t)$の時間変化を示したものである．図中の白丸（○）はRC積分器出力が最大値に達する時点である．

図5.7の破線は$RC/\tau = \infty$，つまり，充電だけで放電を行わない理想的な積分器での積分時間と実効的光電子数の関係を表している．これに対し，たとえば，$RC/\tau = 2$の場合，出力波形のピーク位置での実効的光電子数は約72%にすぎない．また，最大の実効的光電子数が得られる時点はRC積分器出力のピークより後方にあり，これを取り出すためには特別な回路を必要とする．

図5.8は，$RC/\tau = 2$の場合について，同じ波高値のシンチレーションイベントが連続して発生したときのRC積分器出力である．理想的には，各シンチレーションイベントの積分値は同一であるべきところが，積分器出力の放電時の尾引きの影響によりパイルアップが発生し，後続のイベントでは相対的に大きな値が出力される．積分回路の充放電の時定数を小さ

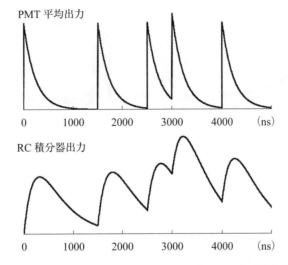

図5.8 連続イベントに対するPMT出力とRC積分器出力

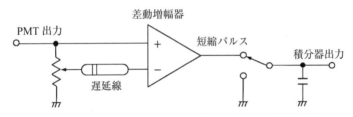

図5.9 差動増幅器を用いた遅延線によるパルス短縮回路

くすれば，パイルアップによる重畳効果を抑制することができるが，実効的光電子数は減少し統計精度の点で不利になる．

2.3 遅延線によるパルス短縮

PMT出力が指数的に減衰することに着目した波形整形の1つに遅延線（delay line）を用いたパルス短縮（pulse shortening）がある．遅延線によるパルス短縮回路は図5.9のように構成される．

短縮パルス $v_S(t)$ は，式(5.2)で与えられるPMT信号 $v(t)$ を τ_d だけ遅延させた後，$e^{-\tau_d/\tau}$ 倍して，元の信号 $v(t)$ から差し引くことによって得られる．

$$v_S(t) = v(t) - e^{-\frac{t-\tau_d}{\tau}} \cdot v(t-\tau_d) \tag{5.15}$$

$v_S(t)$ の平均 $\bar{v}_S(t)$ は

$$\bar{v}_S(t) = \begin{cases} G \cdot \dfrac{\overline{\eta \cdot n}}{\tau} \cdot e^{-\frac{t}{\tau}} & 0 \le t \le \tau_d \\ 0 & \tau_d < t \end{cases} \tag{5.16}$$

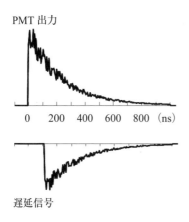
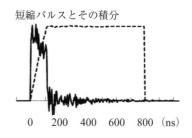

図5.10 遅延線による短縮パルスとその積分波形

となり，$0 \leq t \leq \tau_d$の範囲では元の信号を維持し，$\tau_d < t$で0となる波形となる．この波形が持つ特徴から，連続してシンチレーションイベントが発生したときに起きるパイルアップ現象を抑制することが可能となる．

この短縮パルスを$0 \leq t \leq t_S$の区間だけ時間積分してPMT出力が含む情報を取り出す．図5.10に$\tau_d = 115$ ns, $t_S = 800$ nsでの短縮パルスと積分波形を示す．

ここで，短縮パルスを積分した信号に含まれる統計的変動が，理想的な場合と比較してどの程度劣化するかが問題となるが，短縮パルスの積分期間t_Sを大きくするに従って理想的な場合に近づく．村山によれば，遅延線による短縮パルスの積分信号の相対標準偏差（relative standard deviation）は，その実効的光電子数$A_S(t)$を用いて以下のように式(5.17)で与えられる[2]．

$$\frac{1}{\sqrt{A_S(t)}} = \begin{cases} \left(1 - e^{-\frac{t}{\tau}}\right)^{-\frac{1}{2}} & 0 \leq t \leq \tau_d \\ \left(1 + \frac{e^{-\frac{t}{\tau}}}{1 - e^{-\frac{\tau_d}{\tau}}}\right)^{\frac{1}{2}} & \tau_d < t \end{cases} \quad (5.17)$$

図5.11は，いくつかの遅延量の短縮パルスについて式(5.17)をグラフ化したものである．これによれば，積分期間を800 ns程度に設定すれば，いずれの場合においても，理想的な積分の場合とほぼ同等の統計精度の信号が得られることがわかる．

2.4 variable sampling technique法

遅延線によるパルス短縮をさらに効果的に利用する方法として，田中らによるvariable sampling technique（VST）法がある[3]．前項で述べたように，パルス短縮された信号からγ線のエネルギー情報を取り出すためには一定期間（t_S），積分する必要がある．このため，図5.12に示すように，引き続いて発生したシンチレーションイベント（j番目のイベントと$j+1$

第5章 シンチレーションカメラ

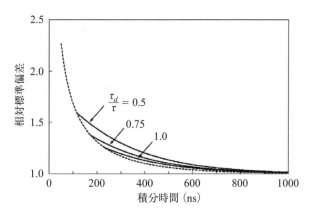

図5.11 遅延線による短縮パルスの積分に含まれる統計的変動の相対標準偏差

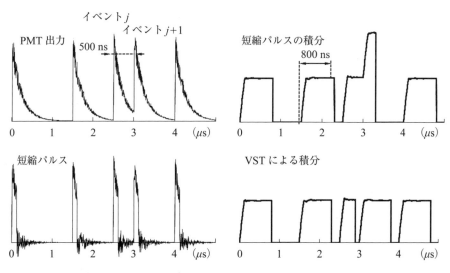

図5.12 連続イベントに対するパルス短縮法とVST法での処理結果

番目のイベント)の間隔が,積分期間(t_S)より短い場合には,j番目の短縮パルスの積分中に$j+1$番目のγ線イベントの信号が重畳し,正しい情報を得ることができない.この問題を解決するのがVSTである.

VSTでは,積分期間中に次のシンチレーションイベントが発生した場合,統計精度を犠牲にして処理中のj番目のイベントの積分を打ち切り,その時点で得られている信号を後段の処理に利用する.同時に,積分器をリセットして,$j+1$番目のイベントに対する積分を開始する.

図に示すように,単純なパルス短縮法では,j番目と$j+1$番目の2つのイベントに対して1つの誤った情報が得られていたのに対し,VSTでは,j番目のイベントの積分期間の短縮により,統計精度はいく分劣るが,おおむね正しい情報を反映したj番目のイベントに対する積分情報と,正規の統計精度を持つ$j+1$番目のイベントに対する積分情報が得られ,精度と計数率特性の両方を同時に改善することができる.

2.5　high-yield pileup-event recovery法

　パルス短縮法がPMT出力の指数的な減衰に着目したのに対し，その積分信号もまた指数関数となることに着目して考案されたのが，WongによるHYPER (high-yeild pileup-event recovery) 法である[4]．

　時刻$t=t_j$に発生したエネルギーE_jのシンチレーションイベントをj番目のイベントと呼び，そのPMT出力を次式で表す．

$$v_j(t) = \frac{E_j}{\tau} \cdot e^{-\frac{t-t_j}{\tau}} \cdot H(t-t_j) \tag{5.18}$$

　これを用いて，$t \geq t_j$におけるPMT出力$v(t)$は，j番目のイベント以前に入射したイベントの総和として以下のように表すことができる．

$$\begin{aligned}
v(t) &= v_j(t) + v_{j-1}(t) + v_{j-2}(t) + \cdots + v_{j-k}(t) + \cdots \\
&= \left(E_j + E_{j-1} \cdot e^{\frac{t_{j-1}-t_j}{\tau}} + E_{j-2} \cdot e^{\frac{t_{j-2}-t_j}{\tau}} + \cdots + E_{j-k} \cdot e^{\frac{t_{j-k}-t_j}{\tau}} + \cdots \right) \\
&\quad \cdot \frac{1}{\tau} e^{-\frac{t-t_j}{\tau}}
\end{aligned} \tag{5.19}$$

　また，$v(t)$を区間$[t_j, t]$で積分したものは次式で与えられる．

$$\begin{aligned}
\int_{t_j}^{t} v(u) du &= \left(E_j + E_{j-1} \cdot e^{\frac{t_{j-1}-t_j}{\tau}} + E_{j-2} \cdot e^{\frac{t_{j-2}-t_j}{\tau}} + \cdots + E_{j-k} \cdot e^{\frac{t_{j-k}-t_j}{\tau}} + \cdots \right) \\
&\quad \cdot \int_{t_j}^{t} \frac{1}{\tau} e^{-\frac{u-t_j}{\tau}} du \\
&= \left(E_j + E_{j-1} \cdot e^{\frac{t_{j-1}-t_j}{\tau}} + E_{j-2} \cdot e^{\frac{t_{j-2}-t_j}{\tau}} + \cdots + E_{j-k} \cdot e^{\frac{t_{j-k}-t_j}{\tau}} + \cdots \right) \\
&\quad \cdot \left(1 - e^{-\frac{t-t_j}{\tau}} \right)
\end{aligned} \tag{5.20}$$

　これらの結果から，$\tau \cdot v(t)$と式(5.20)の和をS_jとおくと

$$\begin{aligned}
S_j &= \tau \cdot v(t) + \int_{t_j}^{t} v(u) du \\
&= E_j + E_{j-1} \cdot e^{\frac{t_{j-1}-t_j}{\tau}} + E_{j-2} \cdot e^{\frac{t_{j-2}-t_j}{\tau}} + \cdots + E_{j-k} \cdot e^{\frac{t_{j-k}-t_j}{\tau}} + \cdots \\
&= E_j + \left(E_{j-1} + E_{j-2} \cdot e^{\frac{t_{j-2}-t_{j-1}}{\tau}} + E_{j-k} \cdot e^{\frac{t_{j-k}-t_{j-1}}{\tau}} + \cdots \right) \cdot e^{\frac{t_{j-1}-t_j}{\tau}} \\
&= E_j + S_{j-1} \cdot e^{\frac{t_{j-1}-t_j}{\tau}}
\end{aligned} \tag{5.21}$$

となり，S_jに関する漸化式が得られる．

　これから，j番目のイベントのエネルギーは

$$E_j = S_j - S_{j-1} \cdot e^{\frac{t_{j-1}-t_j}{\tau}} \tag{5.22}$$

で求めることができる．

式(5.22)は，時刻t_jのイベントのエネルギーE_jは，そのイベントに対するS_jと，直前のイベントの発生時刻t_{j-1}とそのときのS_{j-1}から決定できることを意味している．つまり，イベント処理の際に，その発生時刻t_jと処理の過程で計算したS_jを記憶しておき，次のイベントの処理でこれらを利用することで，パイルアップの影響を受けることなしに，エネルギー情報を正確に求めることが可能となる．

2.6　不感時間と計数率特性

シンチレーションカメラにかかわらず，ある事象を処理するシステムには，1つの事象の処理に必要な最小の時間が存在する．これは不感時間（dead time）と呼ばれる．特に，シンチレーションカメラのように測定対象が時間的にランダムに発生する場合には，2つの事象が不感時間より短い時間間隔で発生する確率が常に存在し，2つの事象のいずれかは，処理が行われずに失われてしまう．この現象は発生頻度，つまり計数率が大きいほど顕著になる[5]．

不感時間に関するシステムの振る舞いを記述する基本モデルには，非まひ型（nonparalyzable）とまひ型（paralyzable）の2つがある．非まひ型は，先行する事象の処理時間が後続の事象の影響を受けないモデルである．これに対し，まひ型は，不感時間内に事象が発生するたびに，処理時間がリセットされるモデルである．

真の計数率をR_{true}（counts per second: cps），計測された計数率をR_{observed}（cps），および不感時間をτ(s)とすると，非まひ型の場合，これらの間には

$$R_{\text{true}} = \frac{R_{\text{observed}}}{(1-\tau \cdot R_{\text{observed}})} \tag{5.23}$$

の関係がある．これから，最大到達計数率は以下の式で与えられる．

$$R_{\text{observed}}^{\text{MAX}} = \frac{1}{\tau} \tag{5.24}$$

まひ型の場合，処理される事象は，次に発生する事象の間隔が不感時間より長い場合に限ることに着目して次式の関係が得られる．

$$R_{\text{observed}} = e^{-R_{\text{true}} \cdot \tau} \cdot R_{\text{true}} \tag{5.25}$$

まひ型での最大到達計数率は次式となる．

$$R_{\text{observed}}^{\text{MAX}} = \frac{1}{e\tau} \tag{5.26}$$

式(5.25)はR_{true}について解析的に解くことができないため，計測された値から真の計数率を求めるためには，数値計算による逐次近似法などを用いる必要がある．図5.13に真の計数率と計測された計数率の関係をグラフで示す．

不感時間は2線源法と呼ばれる方法を用いて推定することができる．この方法では，ほぼ等しい放射能強度の線源を2つ用いて，個々の計数率とそれらを合わせたときの計数率を測

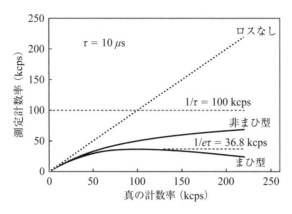

図5.13 まひ型と非まひ型の計数率特性

定して不感時間を推定する．2つの線源の真の計数率を Rt_1, Rt_2, それらの計測値を Ro_1, Ro_2, 2つの線源を合わせたときの計測値を Ro_{12} とする．

非まひ型の場合，2つの線源とそれらを合わせた線源の間には

$$Rt_{12} = Rt_1 + Rt_2 \tag{5.27}$$

の関係があり，これに式(5.23)を代入して，次式が得られる．

$$\frac{Ro_{12}}{(1-\tau \cdot Ro_{12})} = \frac{Ro_1}{(1-\tau \cdot Ro_1)} + \frac{Ro_2}{(1-\tau \cdot Ro_2)} \tag{5.28}$$

これを不感時間について解いて，不感時間は次式で求められる．

$$\tau = \frac{Ro_1 Ro_2 - \sqrt{Ro_1 Ro_2 (Ro_{12}-Ro_1)(Ro_{12}-Ro_2)}}{Ro_1 Ro_2 Ro_{12}} \tag{5.29}$$

まひ型の場合，式(5.25)が解析的に解けないため，以下の近似的な方法で不感時間を推定する．まず，2つの線源を合わせたときの測定から以下の関係を得る．

$$Ro_{12} = e^{-Rt_{12} \cdot \tau} \cdot Rt_{12} \tag{5.30}$$

次に，2つの線源の測定値と真の計数率の平均値

$$Ro_m = \frac{Ro_1 + Ro_2}{2}, \quad Rt_m = \frac{Rt_1 + Rt_2}{2} = \frac{Rt_{12}}{2} \tag{5.31}$$

に対して

$$Ro_m = e^{-Rt_m \cdot \tau} \cdot Rt_m \tag{5.32}$$

が成り立つと仮定し，式(5.30)と式(5.32)を不感時間について解いて以下の式を得る．

$$\tau \approx \frac{2 Ro_{12}}{(Ro_1 + Ro_2)^2} \ln \frac{Ro_1 + Ro_2}{Ro_{12}} \tag{5.33}$$

2線源法の実施にあたっては，2つの線源を10%ロスが起きる程度の放射能強度に調整する．

線源を取り替える際の線源と検出器の相対位置の再現性に注意する，線源の半減期を考慮して迅速な測定を行う，半減期が無視できない場合には計数率の測定順序の工夫を行うなどの注意が必要である．

シンチレーションカメラの計数率特性（counting rate performance）の指標にx%ロス値（percentage losses）がある．これは，真の計数率のうち，x%が数え落とされる観測計数率を表す．x%ロス値の代表値としては，20%ロス値が用いられることが多い．$R_{20\%} = 0.8 \cdot R_{\text{ture}}$の関係から，まひ型の場合，20%ロス値と不感時間の間には式(5.25)より以下の関係が成り立つ．

$$R_{20\%} = -\frac{0.8}{\tau}\ln(0.8) \tag{5.34}$$

シンチレーションカメラでのイベント処理は，エネルギー弁別信号の波高値がエネルギーウインドウ内に落ちたときに実行されることから，ウインドウ幅を狭くすれば見かけ上の計数率は低下する．エネルギー弁別による計数率特性の変化は，被検体による散乱線にも影響を受けるため，計数率の比較・評価に際しては，測定条件を同一にすることが重要である．

シンチレーションカメラのプリアンプ処理はまひ型に近く，位置演算処理やデータ収集は非まひ型のモデルと考えることができる．システムの計数率特性を2つのモデルのどちらで表現するか，もしくは，複合型として取り扱う必要があるかは，各部の不感時間の大きさとシステム構成に依存する．

第3節　エネルギー弁別

3.1　エネルギー弁別の目的

シンチレーションイベントに寄与するγ線は，その生成機序から，図5.14に示すように大

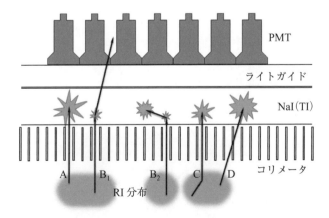

図5.14　シンチレーションイベントの種類

きく4種類に分類することができる．

Aは被検体からのγ線がコリメータの孔を通過して直接シンチレータに到達し，その位置でシンチレーション光を発光したものである．

B_1，B_2はγ線がコリメータを通過してシンチレータに到達するところまではAと同じであるが，その後，シンチレータ内でコンプトン散乱したものである．B_1のように，散乱後，そのままシンチレータから抜け出る場合もあれば，B_2のように散乱後に入射位置と離れた場所でも相互作用し，発光点が複数となる場合もある．

Cはγ線が被検体内でコンプトン散乱し，本来の位置とは異なる位置からコリメータを通過してシンチレータに到達したものである．

Dは被検体から斜めに入射したγ線がコリメータ壁によって遮蔽されず，孔壁を透過してシンチレータに到達したもので，いわゆるペネトレーションといわれるものである．

これらのγ線のうち，シンチレーションカメラで画像化したいのはAに属するγ線であり，それ以外は何らかの方法で取り除く必要がある．

エネルギー弁別（energy discrimination）の基本は，コンプトン散乱による散乱線がその散乱角に応じてエネルギーを失い，本来のγ線より低いエネルギーとなることを利用して，検出したγ線に対する処理の取捨選択をすることにある．

3.2 エネルギースペクトラム

エネルギースペクトラム（energy spectrum）は，エネルギー弁別信号の波高値を横軸とし，出現頻度を縦軸としてシンチレーションイベントを集積したもので，図5.15に示すように，本来のγ線エネルギーに対応するピーク（光電ピーク：photopeak）とコンプトン散乱による散乱線に対応する裾野部分で構成される．

光電ピークは，図5.14のAに相当するγ線の集積で得られる分布であり，その波高値はγ線本来のエネルギーを中心に分布する．散乱線による裾野部分は，図5.14のB_1，B_2とCに相当するγ線の集積で得られる分布である．散乱線は散乱角に依存してエネルギーの一部を失う．コンプトン散乱した散乱線が，その後散乱を繰り返す場合もあり，これは多重散乱と

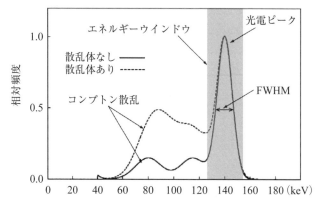

図5.15 シンチレーションカメラのエネルギースペクトラム

呼ばれている．散乱線による分布が，光電ピークの下に広い裾野として形成されるのはこのためで，その形状は散乱体の大きさや形状により変化する．

エネルギー弁別は，光電ピークに対して図5.15の網かけ部分で示すようなエネルギー範囲を設定し，イベントごとのエネルギー弁別信号の波高値がこの範囲内にある場合のみ，γ線が被検体から直接到達したものとしてイメージング処理を許可することで行われる．設定されたエネルギー範囲はエネルギーウインドウ（energy window）と呼ばれ，光電ピークの20%程度に設定されるのが一般的である．

RI核種の中には，^{67}Gaのように複数のエネルギーのγ線を放出するものもある．また，^{99m}Tc（140 keV）と^{123}I（159 keV）の2種類の放射性医薬品を同時に投与して行う検査もある．このような場合にはそれぞれのγ線に対応する光電ピークにエネルギーウインドウを設定してエネルギー弁別を行う．

光電ピークの形成に関与するシンチレーションイベントは，光電ピークを平均値とするポアソン分布に従う．平均値が大きいとき，ポアソン分布（Poisson distribution）は平均値μ，分散σ^2の正規分布（normal distribution）$N(\mu, \sigma^2)$で近似でき，光電ピークの分布は以下の式で表せる．

$$f(x) = \frac{1}{\sqrt{2\pi\sigma^2}} e^{\left(-\frac{(x-\mu)^2}{2\sigma^2}\right)} \tag{5.35}$$

光電ピークの広がりの度合いはエネルギー分解能（energy resolution）と呼ばれ，光電ピーク値に対する半値幅（full width at half maximum: FWHM）の割合（%）で定義される．半値幅をw_hとすると，式(5.35)から分散σとの間には

$$e^{\left(-\frac{(w_h/2)^2}{2\sigma^2}\right)} = \frac{1}{2} \tag{5.36}$$

が成立し，これを解いて

$$w_h = 2 \times \sqrt{2\log 2} \times \sigma = 2.35\sigma \tag{5.37}$$

の関係が得られる．

最近のシンチレーションカメラのエネルギー分解能は，^{99m}Tcに対して10%程度であることから，光電ピークの平均値を$\bar{Z}_{\text{photo}}$とすると

$$\frac{w_h}{\mu} = \frac{w_h}{\sigma^2} = \frac{2.35}{\sqrt{\bar{Z}_{\text{photo}}}} = 10\% \tag{5.38}$$

を解いて$\bar{Z}_{\text{photo}} = 552$が得られ，140 keVのγ線から得られる約5,300個の光子のうち，10%程度がエネルギー弁別信号に利用されていると見積もれる．

3.3　エネルギー弁別信号

エネルギー弁別信号に求められる基本特性は，(1) エネルギー分解能がよいこと，(2) 光電ピーク値がγ線の入射位置に依存せず平坦であること，(3) ベースラインシフトやパイルアップの影響が少ないことである．このうち，最初の2つは主にNaI（Tl）検出器の光学

系に支配され，3つめの特性はプリアンプと後段の電子回路で決定される．

　最初の2つの要件を満たす目的で，エネルギー弁別信号は，NaI(Tl) 検出器のすべての PMT出力を加算して作成される．PMT出力をすべて加算することにより，ランダムな方向に放出された全光子のおおむね50%をエネルギー弁別信号として利用できることを期待する．PMT光電面の変換効率を25%とすれば，140 keVのγ線の場合，利用できる光子数は666個となり，式(5.37) によれば，これは9.1%のエネルギー分解能に相当する．

　2次元的にPMTを配列した検出器において，位置 (x, y) でシンチレーションイベントが起きたときのPMT出力を $V_{ij}(x, y)$ とすると，エネルギー弁別信号は

$$Z(x, y) = \sum_{ij} V_{ij}(x, y) \tag{5.39}$$

で表される．$V_{ij}(x, y)$ がポアソン分布に従い，互いに独立であると仮定すると，ポアソン分布の性質から $Z(x, y)$ の平均値と分散は

$$\bar{Z}(x, y) = \sum_{ij} \bar{V}_{ij}(x, y) \tag{5.40}$$

$$\sigma^2_{Z(x,y)} = \sum_{ij} \sigma^2_{V_{ij}(x,y)} = \sum_{ij} \bar{V}_{ij}(x, y) = \bar{Z}(x, y) \tag{5.41}$$

となる．

　図5.16は，十分に広いシンチレータに77個のPMTを蜂の巣状に配置した検出器について，エネルギー弁別信号の光電ピークの2次元プロファイルをシミュレーションで求めたものである．シンチレーション光応答関数は式(5.10) を用い，光学系の厚さ d が0.6, 0.8, 1.0 の場合について，図の網かけ部分の四角形領域について計算した．光学系の厚さにより弁別

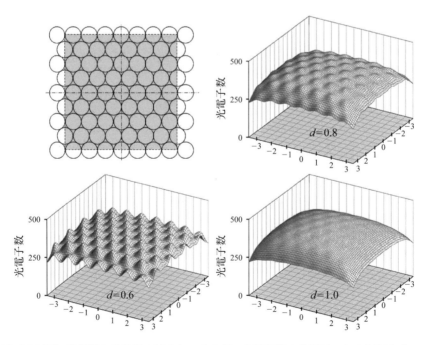

図5.16 NaI(Tl) 検出器の光学系の厚さとエネルギー弁別信号の光電ピークの2次元プロファイル

信号の平坦度が変化することがわかる．また，検出器中心での平均光子数は，それぞれ，383個，396個，402個であり，エネルギー分解能換算では12.0%，11.8%，11.7%である．

3.4 エネルギー弁別と散乱線の影響

散乱体の影響でエネルギー弁別が期待どおりに機能しないケースについて考察する．1つめは，入射γ線のエネルギーが小さい場合には，コンプトン散乱で失われるエネルギーが相対的に小さいことに起因するものである．入射γ線のエネルギーE_0(MeV)と角度θで散乱したコンプトン散乱線のエネルギーE_{SC}(MeV)の間には

$$E_{SC} = \frac{E_0}{1 + \frac{E_0}{0.511}(1 - \cos\theta)} \tag{5.42}$$

の関係がある．これによると，^{99m}Tcの140 keVのγ線が45°で散乱したときの散乱線のエネルギーは129.6 keVであり，わずか7.4%のロスでしかない．エネルギーウインドウが20%の場合には，このγ線は正規のγ線と判断され，誤って処理されてしまう．

2つめは，シンチレータや被検体で何回も散乱を繰り返し，単独では小さなエネルギーしか持たない複数の散乱線が，たまたま同時刻にシンチレーションイベントを起こすことにより，その総和が光電ピークに近い値となって，単一のシンチレーションイベントとして処理される場合である．エネルギー弁別信号をすべてのPMT出力の総和として作成していることが原因である．この現象は，たとえば，RI濃度が局所的に高い2つの部位を結ぶ直線上に現れるアーチファクトとして観察される．

これら2つのケースでは，処理されたシンチレーションイベントは本来のRI濃度分布を反映したものではなく，真のRI濃度分布に重畳するノイズ成分となり，計測値の定量性が損なわれるとともに，画像的にはコントラス分解能の低下を招く．

3つめのケースは，散乱線と本来のγ線とが同時計測され，その総和がエネルギーウインドウの上限を超えてしまい，計測が除外されるケースである．本来，計測されるべきイベントをロスするため，上とは逆の意味で，計測値の定量性を損ねることとなる．

このように，散乱線による影響は，単なる画質の劣化にとどまらず，シンチレーションカメラの特徴である機能評価における定量性の誤差要因となる．

シンチレーションカメラでエネルギー分解能が重視されるのは，高いエネルギー分解能を持つカメラでは，相対的に狭いエネルギーウインドウを設定できるため，散乱線の影響による誤計算を小さくできることが理由である

第4節 位置演算

4.1 位置演算の原理

シンチレーションカメラの位置演算（position arithmetic）は，2次元的に配置された PMT_{ij} の出力 $V_{ij}(x, y)$ に，PMT_{ij} の位置に応じた重み wx_{ij}^+, wx_{ij}^- もしくは wy_{ij}^+, wy_{ij}^- を掛けて加算した結果を，エネルギー弁別信号 $Z(x, y) = \Sigma_{ij} V_{ij}(x, y)$ で割ることで行われる．

wx_{ij}^+ は PMT_{ij} の位置に比例した重みであり，wx_{ij}^- は逆に，位置の増加に従って小さくなるように設定されている．±の2種類の重みを使うのは，電子回路の実装上の都合であり，実質的には，$w_{ij} = wx_{ij}^+ + wx_{ij}^-$ として考えてよい．これをまとめると，位置演算は以下の式で表すことができる．

$$X(x, y) = \frac{\sum_{ij} wx_{ij}^+ \cdot V_{ij}(x, y) + \sum_{ij} wx_{ij}^- \cdot V_{ij}(x, y)}{\sum_{ij} V_{ij}(x, y)} = \frac{\sum_{ij} wx_{ij} \cdot V_{ij}(x, y)}{\sum_{ij} V_{ij}(x, y)} \quad (5.43)$$

$$Y(x, y) = \frac{\sum_{ij} wy_{ij}^+ \cdot V_{ij}(x, y) + \sum_{ij} wy_{ij}^- \cdot V_{ij}(x, y)}{\sum_{ij} V_{ij}(x, y)} = \frac{\sum_{ij} wy_{ij} \cdot V_{ij}(x, y)}{\sum_{ij} V_{ij}(x, y)} \quad (5.44)$$

位置演算が実際のシンチレーションイベント位置に対してどれだけ正確に行われているかを示す指標は直線性と呼ばれる．位置演算式(5.43)，式(5.44)が持つ直線性の性質を1次元に単純化した以下のモデルを用いて評価する．

$$X(x) = \frac{\sum_i w_i \cdot V_i(x)}{\sum_i V_i(x)} \quad (5.45)$$

無限に大きなシンチレータを仮定し，その上に半径 c のPMTが無限個配列されているとし，i 番目のPMTの中心位置 x_i，および，その重み w_i が以下で与えられているとする．

$$x_i = w_i = 2c \cdot i \quad : i = 0, \pm 1, \pm 2, \ldots \quad (5.46)$$

i 番目のPMTの平均出力は0番目のPMTのシンチレーション光応答関数 $\overline{V}_0(x)$ を用いて $\overline{V}_i(x) = \overline{V}_0(x - x_i)$ と表せることを考慮すると，位置演算の平均値は以下で与えられる．

$$\overline{X}(x) = \frac{\sum_i w_i \cdot \overline{V}_i(x)}{\sum_i \overline{V}_i(x)} = \frac{\sum_i 2c \cdot i \cdot \overline{V}_0(x - x_i)}{\sum_i \overline{V}_0(x - x_i)} \quad (5.47)$$

ここで，k 番目のPMTの真下，$x_k = 2c \cdot k$ でイベントが起きたとすると，式(5.47)は以下のようになる．

$$\bar{X}(x_k) = \frac{\sum_i w_i \cdot \bar{V}_i(x_k)}{\sum_i \bar{V}_i(x_k)} = \frac{\sum_i 2c \cdot i \cdot \bar{V}_0(x_k - x_i)}{\sum_i \bar{V}_0(x_k - x_i)} = \frac{\sum_i 2c \cdot i \cdot \bar{V}_0(2c \cdot (k-i))}{\sum_i \bar{V}_0(x_k - x_i)} \quad (5.48)$$

シンチレーション光応答関数 $\bar{V}_0(x)$ は，$x=0$ に対して左右対称であることに着目して

$$\begin{aligned}\sum_i \bar{V}_i(x_k) &= \bar{V}_k(x_k) + \bar{V}_{k+1}(x_k) + \cdots + \bar{V}_{k+i}(x_k) + \cdots \\ &\quad + \bar{V}_{k-1}(x_k) + \cdots + \bar{V}_{k-i}(x_k) + \cdots \\ &= \bar{V}_0(0) + 2 \cdot \bar{V}_0(2c) + \cdots + 2 \cdot \bar{V}_0(2c \cdot i) + \cdots \end{aligned} \quad (5.49)$$

$$\begin{aligned}\sum_i w_i \cdot \bar{V}_i(x_k) &= w_k \cdot \bar{V}_k(x_k) + w_{k+1} \cdot \bar{V}_{k+1}(x_k) + \cdots + w_{k+i} \cdot \bar{V}_{k+i}(x_k) + \cdots \\ &\quad + w_{k-1} \cdot \bar{V}_{k-1}(x_k) + \cdots + w_{k-i} \cdot \bar{V}_{k-i}(x_k) + \cdots \\ &= 2c \cdot k \cdot \left(\bar{V}_0(0) + 2 \cdot \bar{V}_0(2c) + \cdots + 2 \cdot \bar{V}_0(2c \cdot i) + \cdots \right)\end{aligned} \quad (5.50)$$

より

$$\bar{X}(x_k) = \frac{2c \cdot k \cdot \left(\bar{V}_0(0) + 2 \cdot \bar{V}_0(2c) + \cdots + 2 \cdot \bar{V}_0(2c \cdot i) + \cdots\right)}{\bar{V}_0(0) + 2 \cdot \bar{V}_0(2c) + \cdots + 2 \cdot \bar{V}_0(2c \cdot i) + \cdots} = 2c \cdot k = x_k \quad (5.51)$$

となり，シンチレーション光応答関数の形状にかかわらず，正しい演算結果が得られる．

また，イベントが k 番目と $k+1$ 番目のPMTの中央 $x_{k+0.5} = 2c \cdot k + c$ で起きた場合も，同様の計算により，正しい結果演算結果となることが導ける．

これから，式 (5.45) の位置演算は，PMTの真下，および隣接するPMTの中央で起きるシンチレーションイベントについて，シンチレーション光応答関数の形にかかわらず，正しい位置演算を保証する．

この 2 点以外での位置演算精度は，シンチレーション光応答関数の形に依存する．2 点間の位置演算を保証する理想的なシンチレーション光応答関数はいろいろ考えられるが，最も単純なものは，PMTから遠ざかるにつれて線形に減少する関数である．しかし，1.5 項で示したように，シンチレーション光応答関数はPMTの見込み角で決まり，その形は光学系の厚さに依存するため，エネルギー弁別信号の場合と同様に，ライトガイドの厚さを適切に決定することがシンチレーションカメラの設計では重要となる．

実際には，シンチレータの大きさとPMT個数は有限であり，検出器の周辺部にいくに従って実効的なPMT個数が減少すること，辺縁部ではシンチレータのエッジ効果により集光率が増加することなどにより理論式からの乖離が生じる．このため，周辺部PMTの重みを調整するなどの対応が必要となる．

異なるエネルギーの γ 線に対する位置演算式 (5.45) の性質について補足する．シンチレーション光応答関数の波高値は，基本的に測定対象の γ 線エネルギーに比例して変化する．そのため，単純な重み付き加算

$$X'(x) = \sum_i w_i \cdot V_i(x) \quad (5.52)$$

による位置演算では，同じ位置で起きたイベントであっても，計算結果は γ 線エネルギーに比例して変化する．

これに対し，エネルギー弁別信号$Z(x)$もγ線エネルギーに比例して変化することを利用して，式(5.45)のように式(5.52)の計算結果を$Z(x)$で正規化することにより，重み付き加算の変化分を打ち消すことができる．これにより，γ線エネルギーにかかわらず，同一位置のイベントに対して同一の演算結果を得ることが可能となる．

演算方式(5.45)が持つこの性質は，核医学では検査目的に応じて広いエネルギー範囲のRIが使用されること，および，^{67}Gaのようなマルチピーク核種でのイメージングにおいて重要な役割を果たす．

4.2 位置演算の分解能

シンチレーション光応答関数が持つ統計変動の影響で，位置演算結果も統計的な広がりを持つ分布となる．この広がりが位置演算の分解能である．位置演算の分解能は，検出器分解能，空間分解能，または固有分解能とも呼ばれる．ここでは，前節で用いた1次元モデルを用いて位置演算の分解能について検討する．

位置演算結果$X(x)$は，複数の確率変数$V_i(x)$に式(5.45)を適用して得られる新たな確率変数であると考えられる．確率変数$X(x)$の平均値と分散は，確率変数$V_i(x)$が互いに独立でポアソン分布に従うと仮定すると，間接測定における誤差の伝播として以下のように近似できる．

$$\bar{X}(x) = \frac{\sum_i w_i \cdot \bar{V}_i(x)}{\sum_i \bar{V}_i(x)} \tag{5.53}$$

$$\sigma^2_{X(x)} \approx \sum_j \left|\frac{\partial X}{\partial V_j}\right|^2_0 \cdot \sigma^2_{V_j(x)} = \sum_j \left|\frac{\partial X}{\partial V_j}\right|^2_0 \cdot \bar{V}_j(x) \tag{5.54}$$

ここで，$\bar{V}_i(x)$と$\sigma^2_{V_i(x)}$は，$V_i(x)$の平均値と分散であり，$\left|\frac{\partial X}{\partial V_j}\right|^2_0$は，$X(x)$の$V_j$についての偏微分の結果に$\bar{V}_i(x)$を代入したものである．

式(5.45)に対して式(5.54)を具体的に計算すると

$$\sigma^2_{X(x)} \approx \sum_j \left|\frac{\partial X}{\partial V_j}\right|^2_0 \cdot \bar{V}_j(x) = \sum_j \left(\frac{w_j \cdot \sum_i V_i(x) - \sum_i w_i \cdot \bar{V}_i(x)}{\left(\sum_i \bar{V}_i(x)\right)^2}\right)^2 \cdot \bar{V}_j(x)$$

$$= \sum_j \left(\frac{w_j \cdot \bar{Z}(x) - \sum_i w_i \cdot \bar{V}_i(x)}{\bar{Z}^2(x)}\right)^2 \cdot \bar{V}_j(x) = \sum_j \left(\frac{w_j - \bar{X}(x)}{\bar{Z}(x)}\right)^2 \cdot \bar{V}_j(x) \tag{5.55}$$

を得る．これから，相対標準偏差は次式となる．

$$\frac{\sigma_{X(x)}}{\bar{X}(x)} \approx \frac{1}{\bar{X}(x)} \cdot \frac{1}{\bar{Z}(x)} \sqrt{\sum_j \left(w_j - \bar{X}(x)\right)^2 \cdot \bar{V}_j(x)}$$

$$= \frac{1}{\sum_i w_i \bar{V}_i(x)} \sqrt{\sum_j \left(w_j - \bar{X}(x)\right)^2 \cdot \bar{V}_j(x)} \tag{5.56}$$

前節で用いた単純重み付き加算 $X'(x) = \Sigma_i w_i \cdot V_i(x)$ の場合の相対標準偏差は

$$\frac{\sigma_{X'(x)}}{\overline{X}'(x)} = \frac{1}{\sum_i w_i \cdot \overline{V}_i(x)} \sqrt{\sum_j w_j^2 \cdot \overline{V}_j(x)} \tag{5.57}$$

であり，この2つを比較すると，式(5.45)による位置演算は，単純重み付き計算に比較して，周辺部での分解能が向上していることがわかる．

たとえば，k番目PMTの真下，$x_k = 2c \cdot k$でイベントが起きた場合，式(5.46)と式(5.51)より

$$w_j - \overline{X}(x_k) = 2c \cdot (j - k) \tag{5.58}$$

が成立する．式(5.57)では，$\overline{V}_k(x_j - x_k)$が最大となる$j = k$での重みが$(2c \cdot k)^2$であるのに対し，式(5.55)では重みは0となり，分散に寄与しない．

図5.17は，式(5.55)を2次元に拡張し，図5.16と同様のPMT配置で空間分解能を評価したものである．1.5項で述べたいくつかの光学系について，検出器中央部における位置演算の標準偏差をプロファイルで示した．検出器中央部と周辺部で分解能に差のない演算となることが確認できる．

式(5.55)で，もう1つ注目すべき点は，イベント位置から遠い相対的に大きな誤差を含むPMT出力が大きな重みで分解能に寄与する結果となっていることである．

たとえば，$x = 0$のときの式(5.55)は

$$\sigma^2_{X(x=0)} \approx \frac{1}{\overline{Z}^2(0)} \sum_j \left(w_j - \overline{X}(0)\right)^2 \cdot \overline{V}_j(0) = \frac{1}{\overline{Z}^2(0)} \sum_j w_j^2 \cdot \overline{V}_0(x_j) \tag{5.59}$$

となり，$j = 0$のPMT出力の分散$\overline{V}_0(0)$は，値が最大であるにもかかわらず，重みが0であることから位置演算の分解能には全く寄与しない．

逆に，遠い位置にあるPMT$_j$の出力$\overline{V}_0(x_j)$は，出力が小さくなる一方で，その位置に応じた重みで加算されて位置演算の分解能に反映される．遠くにあるPMTは出力が小さく，位置演算への貢献が小さいにもかかわらず，分散に対しては大きな重みで反映されることになり，分解能を劣化させる結果となっている．

位置演算の分解能を向上させるには，光学系を薄くして，シンチレーションイベント位置周辺のPMT出力の波高値を大きくし，信号の統計的なゆらぎを小さくすることが望ましい

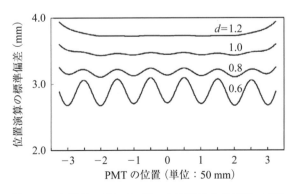

図5.17 光学系の厚さdの違いと空間的な分解能の変化

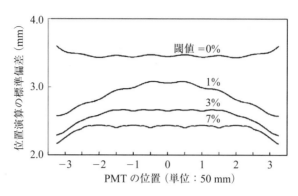

図5.18　閾値による空間分解能の改善

が，エネルギー弁別信号の平坦性や位置演算の直線性との兼ね合いから，独立に調整することが難しい．

このため，位置演算式が持つうえの性質を考慮して，遠く離れたPMTの出力を位置演算から除外して，分解能を向上する方式が採用されている．ある閾値以下の入力に対しては0を出力し，閾値を超えた場合はそのままの波高値を出力する非線形な入出力特性を持つ回路をプリアンプの後段に設置し，位置演算への貢献が小さいPMT出力を0に固定して位置演算を行う．図5.18は，分解能に対する閾値効果を示したもので，図5.17に示した$d=1.0$の光学系について，検出器中央部における位置分解能のプロファイルを，閾値を最大波高値の0～7%に設定して計算したものである．

4.3　位置演算分解能の最適化

田中は位置演算分解能を最適化する重みについて一般的な理論考察を行い，実験による検証を行った[6]．

ここでは，i番目のPMTのシンチレーション光応答関数を$V_i(x)$，および位置演算に用いる重みをw_iとし，以下のような1次元の位置演算について考える．

$$X(x) = \sum_i w_i \cdot V_i(x) \tag{5.60}$$

各PMTのシンチレーション光応答関数は独立でポアソン分布に従うと仮定すると，位置演算結果$X(x)$の分散，言い換えると，位置xでの位置演算$X(x)$のゆらぎは

$$\sigma^2_{X(x)} = \sum_j w_j^2 \cdot \sigma^2_{V_j(x)} = \sum_j w_j^2 \cdot \bar{V}_j(x) \tag{5.61}$$

で与えられる．位置分解能はこのゆらぎに起因して生じるが，ゆらぎの量が同じであっても，位置xにおける位置演算$X(x)$の変化率が小さい場合には分解能に及ぼす影響は相対的に大きく，逆に，位置演算の変化率が大きい場合には分解能に与える影響は小さい．

したがって，位置xにおける位置分解能$\sigma(x)$は，式(5.61)で得られる標準偏差$\sigma_{X(x)}$を位置xにおける位置演算の変化率

第5章 シンチレーションカメラ

$$S = \frac{d\bar{X}(x)}{dx} = \sum_j w_i \cdot \frac{d\bar{V}_i(x)}{dx} \tag{5.62}$$

で規格化して

$$\sigma(x) = \frac{\sigma_{X(x)}}{S} = \frac{\left(\sum_i w_i^2 \cdot \bar{V}_i(x)\right)^{\frac{1}{2}}}{\sum_i w_i \cdot \frac{d\bar{V}_i(x)}{dx}} \tag{5.63}$$

で与えられる.

これから，$\sigma(x)$ を最小にする重み w_j が満たすべき条件は式(5.63)を w_j で偏微分した結果を0とおくことにより，次のように導くことができる.

$$w_j = \frac{1}{\bar{V}_j(x)} \cdot \frac{d\bar{V}_j(x)}{dx} \cdot \frac{\sum_i w_i^2 \cdot \bar{V}_i(x)}{\sum_i w_i \cdot \frac{d\bar{V}_i(x)}{dx}} \tag{5.64}$$

式(5.64)の形に注意すると，この条件を満たす自明でない解の1つとして

$$w_{j\_opt} = \frac{1}{\bar{V}_j(x)} \cdot \frac{d\bar{V}_j(x)}{dx} \tag{5.65}$$

があり，最適な重み w_{j_opt} は j 番目のPMTのシンチレーション応答関数の平均値とその微分で決定されることが示される.

最適な重み w_{j_opt} の具体的な関数形を以下に例示する. j 番目のPMTの中心位置を x_j とおくと，j 番目のPMTの平均出力は式(5.10)で示したシンチレーション光応答関数 $\bar{V}(x)$ を用いて，

$$\bar{V}_j(x) = \bar{V}(x - x_j) = \frac{C}{\left((x - x_j)^2 + d^2\right)^{\frac{3}{2}}} \tag{5.66}$$

で与えられる. C は位置 x に依存しない部分を定数としてまとめたものである．これを式(5.65)に代入して最適な重み $w_{j\_opt}(x)$ は次式のように求められる.

$$w_{j\_opt}(x) = \frac{2(x - x_j)}{(x - x_j)^2 + d^2} \tag{5.67}$$

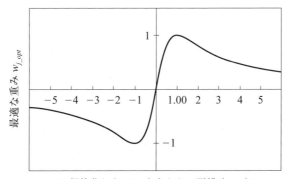

図5.19 位置分解能を最適にする j 番目のPMTの重み $W_{j\_opt}(x)$

式(5.66)をグラフで表したものが図5.19である．これから，位置演算分解能を最適にする重みw_{j_opt}はシンチレーションイベントの位置に依存して変化させる必要がある．また，グラフの形状からわかるように，発光点より遠く離れたPMT出力の重みは小さくするほうが位置分解能を改善できる．田中は，以上の考察に基づき，遅延線を用いて最適な重みを実現したディレーラインカメラと呼ばれる方式を開発し，その有効性を実証した．

コリメータ

5.1 コリメータの種類

体内に集積したRIから放出されるγ線の向きは，空間的に均一であり，また，その向きはランダムである．電荷を有するα線やβ線と異なり，電磁放射線であるγ線は，物理的な方法によりその照射方向を制御することができない．

一方で，RI分布を画像化するためには，NaI(Tl)で検出したシンチレーションイベント位置と体内でのRIの位置を関係づける必要がある．このために被検体と検出器の間に設置される遮蔽物がコリメータ（collimator）である．コリメータは，RIから放出されるγ線のうち，図5.14のDで示すγ線のような，所望の方向以外からシンチレータに到達するものを制限する．このため，コリメータは被検体からシンチレータに至る所望の経路を残し，それ以外には遮蔽物を充填した小さな開口部を持つ細長い孔が規則正しく密集する構造となっている．

コリメータの製法にはいくつかの方法があるが，薄い鉛板（ホイル）を重ね合せるホイル方式が最も広く採用されている．ほかに，鋳造法やドリルによる掘削法などがある．材料にはγ線阻止能が高く，比較的加工が容易な鉛，もしくは，タングステンが用いられる．

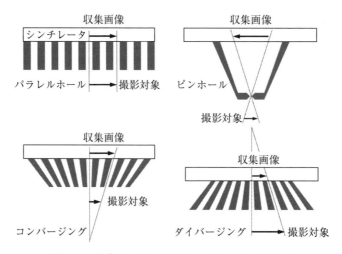

図5.20 孔向きの違いによるコリメータのタイプ

第5章 シンチレーションカメラ

コリメータの性能を評価する指標には，(1) ペネトレーション (penetration)，(2) 空間分解能 (spatial resolution)，(3) 幾何学的効率 (geometric efficiency)（単に効率，または感度ともいう）がある．

鉛の遮蔽効果はγ線エネルギーに依存することから，検査で用いるRIのγ線エネルギーごとに，いくつかのコリメータが用意されている．メーカーによる多少の違いはあるが，おおむね，160 keV以下の低エネルギー用，160〜300 keVの中エネルギー用，300〜450 keVの高エネルギー用の3種類が用意されている．特別なものとして，ポジトロン核種用に511 keVのγ線を対象としたものがある．

空間分解能と幾何学的効率はトレードオフの関係にあり，一方の性能を上げると他方が低くなる．これらを勘案して，超高分解能 (SHR: super high resolution)，高分解能 (HR: high resolution)，汎用 (GP: general purpose)，高感度 (HS: high sensitivity) コリメータが用意されており，臨床目的に応じて使い分けられている．

また，コリメータの孔向きによりいくつかのタイプがある．検出器に対して垂直な孔で構成されたパラレルホールコリメータ (parallel hole collimator，平行多孔コリメータともいう)，ピンホールカメラの原理で被検体を拡大撮影するピンホールコリメータ (pinhole collimator)，被検体を拡大撮影するコンバージングコリメータ (converging collimator)，被検体を縮小撮影するダイバージングコリメータ (diverging collimator)，左右の孔の傾きを変えて2方向の撮影を一度に行えるバイラテラルコリメータ (bilateral collimator) など，多くの種類のコリメータがある．

このうち，日常的に広く利用されているのは，一般検査で多用されるパラレルビームコリメータ，甲状腺検査などで用いられるピンホールコリメータ，SPECTで使用されるファンビームコリメータ (ban-beam collimator) である．ファンビームコリメータは断層方向には焦点を持ち，SPECT回転軸方向にはパラレルな構造のコリメータで，コリメータが持つ画像の拡大機能を利用して，空間分解能を上げながら効率の維持を図っている．

5.2 ペネトレーション

コリメータの設計で最初に考慮すべき点は，コリメータに対して斜めに入射するγ線のうち，コリメータ壁を通過してシンチレータに到達するものの割合をどの程度許容するかである．この指標は，一般にペネトレーションと呼ばれる．

パラレルホールコリメータについて，入射γ線がn枚のコリメータ壁を透過するときのγ線とコリメータの幾何学的関係を，図5.21に示す．

コリメータの高さをa，孔径をd，壁厚をt，コリメータ壁を横切る入射γ線の経路長の総和を$w(n)$とすると，これらの間には

$$w(n) = nt\sqrt{1 + \left(\frac{a}{(n+1)d + nt}\right)^2} \qquad (5.68)$$

の関係がある．

これから，$n=1$のとき，つまり，隣接する2つのコリメータ孔を横切って，中間にある孔壁を1枚だけ透過する場合には

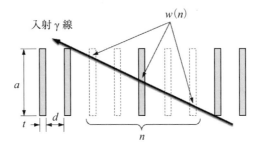

図5.21 n枚の孔壁を横切るγ線のパス

$$w(1) = t\sqrt{1 + \left(\frac{a}{2d+t}\right)^2} \tag{5.69}$$

もしくは

$$t = \frac{2dw(1)}{\sqrt{a^2 + (2d+t)^2} - w(1)} = \frac{2dw(1)}{a\sqrt{1 + \left(\frac{2d+t}{a}\right)^2} - w(1)} \tag{5.70}$$

の関係が導ける．パラレルホールコリメータでは，一般に，孔径と壁厚に比較してコリメータ高は十分大きく，$a \gg d, t$であると仮定できることから

$$1 + \left(\frac{2d+t}{a}\right)^2 \cong 1 \tag{5.71}$$

と近似でき，式(5.70)は

$$t = \frac{2dw(1)}{a - w(1)} \tag{5.72}$$

と簡略化できる．孔壁を透過するγ線の割合を5%以下にするためには，入射γ線に対する透過γ線の強度を表す$I = I_0 \cdot e^{-\mu x}$の関係から，$e^{-\mu w(1)} \leq 0.05$であり，これから

$$w(1) \geq \frac{3}{\mu} \tag{5.73}$$

が導かれる．ここで，μは鉛の線減弱係数である．

式(5.73)を式(5.72)に代入して，ペネトレーションが5%以下となるために壁厚が満たすべき条件は最終的に以下のようになる．

$$t \geq \frac{6d/\mu}{a - 3/\mu} \tag{5.74}$$

コリメータの開口部面積を大きくして，できるだけ高い効率を得るためには，壁厚は薄ければ薄いほどよい．したがって，コリメータに用いるべき材料は，大きな線減弱係数を持つものが望ましく，原子番号が大きく，かつ密度の高い鉛やタングステンが利用されているのはこのためである．

また，鉛の線減弱係数μはγ線のエネルギーに依存して変化するため，同程度のペネトレーション性能を確保するには，使用するRIのγ線エネルギーごとに壁厚の異なるコリメー

タを設計する必要がある．コリメータに，低エネルギー用や中エネルギー用などの区別があるのはこれが理由である．

たとえば，コリメータの高さと孔径が $a = 40$ mm，$d = 2$ mm，ペネトレーションを5％とする条件で，150 keVと400 keVのγ線に対する壁厚を計算すると，2つのγ線に対する鉛の線減弱係数21.7 cm^{-1}，2.44 cm^{-1}を用いて，それぞれ0.14 mm，1.8 mmとなる．

5.3 位置分解能

ペネトレーションとは逆に，点線源から放出されたγ線のうち，コリメータ壁を横切ることなく，コリメータ孔をすり抜けてシンチレータに到達するものについて考える．コリメータを通過してシンチレータに到達したγ線は，そこで発光し，空間的にある広がりを持った分布（point spread function: PSF）として検出される．この空間的な広がりのうち，コリメータの構造に起因するものをコリメータの空間分解能といい，コリメータの構造から幾何学的に算出される．

分解能とは，本来異なる2つのものが異なるものとして認識できる限界を示す量であり，コリメータの空間分解能はPSFの半値幅（full width at half maximum: FWHM）で定義される．孔壁が完全な遮蔽物で構成されているとして，コリメータ表面からzの位置にある点線源から放出されるγ線のうち，孔壁に遮られることなくコリメータ孔を通過できるγ線は，図5.22に示す辺縁ビームの内側に限定される．この内部が点線源からのγ線でシンチレーションを起こす領域であり，その長さは，コリメータの高さをa，孔径をd，点線源までの距離をzとすると

$$L = \frac{2d(a+z)}{a} \tag{5.75}$$

で与えられる．式(5.75)からわかるように，コリメータの空間分解能は，線源までの距離に比例して劣化する．

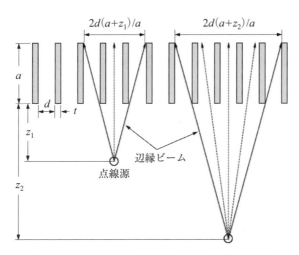

図5.22　コリメータの分解能とその幾何学的関係

コリメータの空間分解能 R_{col} は，この長さの1/2で与えられるが，さらに2つの補正を加え，以下のように定義するのが一般的である．

$$R_{\mathrm{col}} = \frac{d(a_e + z + c)}{a_e} \tag{5.76}$$

第一の補正は，理想的な遮蔽物に代え，実際に使用する材料の線減弱係数 μ を用いて，コリメータの高さ a を補正する．これは，コリメータの入口と出口で孔壁をかすめて入射する γ 線を考慮した場合，実効的にコリメータの高さを小さく見積もる必要があるためである．コリメータの入口と出口の2カ所について，遮蔽材料に対する γ 線の平均透過距離 $1/\mu$ を考慮して，$a_e = a - 2/\mu$ として補正する．

もう1つは，点線源までの距離にシンチレータ内での γ 線の平均発光面の深さ c を加味することである．1.5項で検討したように，γ 線の平均発光面の深さは γ 線のエネルギーに依存して変化するため，対象とするコリメータごとに適切な値を選ぶ必要がある．

5.4 幾何学的効率

コリメータの幾何学的効率（効率）とは，コリメータ前面にある点線源からあらゆる向きに放射される γ 線のうち，コリメータを通過してシンチレータに到達する γ 線の割合である．

コリメータの効率は点線源からみたコリメータ孔の見込み角と開口率の積で与えられる．開口率とは，単位面積当たりのコリメータ孔面積の割合である．図5.23にコリメータの効率とその幾何学的関係を示す．

パラレルホールコリメータの場合，孔径に比べ高さが十分に大きいと仮定できるため，コリメータ表面から z の位置にある点線源からみたコリメータ孔の見込み角が全方向 4π に占める割合は，コリメータ孔の断面積と点線源からコリメータの出口までを半径とする球の表面積との比で近似でき，次のような比例関係を導くことができる．

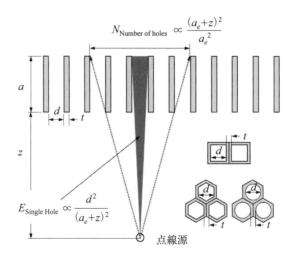

図5.23　コリメータの効率とその幾何学的関係

$$E_{\text{Single Hole}}(z) = \frac{S_{\text{Area of Single Hole}}(z)}{4\pi(a_e + z)^2} \propto \frac{d^2}{(a_e + z)^2} \qquad (5.77)$$

また，開口率はコリメータ孔の断面積とコリメータ孔壁を含む面積の比で決まるため次の比例関係がある．

$$Q_{\text{Aperture Ratio}} = \frac{S_{\text{Area of Single Hole}}}{S_{\text{Area of Single Hole with Septa}}} \propto \frac{d^2}{(d+t)^2} \qquad (5.78)$$

さらに，コリメータ表面からzの位置にある点線源から放出されたγ線が通過可能な領域にあるコリメータ孔は図5.22の辺縁ビーム内にあるものであり，その数は空間分解能の二乗に比例することから，以下の関係を導くことができる．

$$N_{\text{number of holes}}(z) \propto \left(\frac{a_e + z}{a_e}\right)^2 \qquad (5.79)$$

これらから，コリメータの効率は最終的に

$$E_{\text{col}} = E_{\text{Single Hole}}(z) \cdot Q_{\text{Aperture Ratio}} \cdot N_{\text{number of holes}}(z) = K^2 \left(\frac{d}{a_e}\right)^2 \left(\frac{d}{d+t}\right)^2 \qquad (5.80)$$

として求められる．Kは孔形状で決まる定数である．式(5.80)からわかるように，コリメータの効率は，空間分解能と異なり，線源までの距離に依存しない．

$z = 0$における$E_{\text{Single Hole}}(0)$は，それぞれ

$$E_{\text{Single Hole, Round}}(0) = \frac{S_{\text{Area of Single Hole, Round}}(0)}{4\pi a_e^2} = \frac{\pi\left(\frac{d}{2}\right)^2}{4\pi a_e^2} = \frac{1}{16}\left(\frac{d}{a_e}\right)^2 \qquad (5.81)$$

$$E_{\text{Single Hole, Hexagon}}(0) = \frac{S_{\text{Area of Single Hole, Hex}}(0)}{4\pi a_e^2} = \frac{\frac{\sqrt{3}}{2}d^2}{4\pi a_e^2} = \frac{\sqrt{3}}{8\pi}\left(\frac{d}{a_e}\right)^2 \qquad (5.82)$$

$$E_{\text{Single Hole, Square}}(0) = \frac{S_{\text{Area of Single Hole, Square}}(0)}{4\pi a_e^2} = \frac{d^2}{4\pi a_e^2} = \frac{1}{4\pi}\left(\frac{d}{a_e}\right)^2 \qquad (5.83)$$

であり，開口率は

$$Q_{\text{Aperture Ratio, Round}} = \frac{\pi\left(\frac{d}{2}\right)^2}{\frac{\sqrt{3}}{2}(d+t)^2} = \frac{\pi}{2\sqrt{3}}\left(\frac{d}{d+t}\right)^2 \qquad (5.84)$$

$$Q_{\text{Aperture Ratio, Hex or Square}} = \left(\frac{d}{d+t}\right)^2 \qquad (5.85)$$

で与えられることを利用すると，Kは，四角形，六角形，円について，それぞれ0.282，0.2625，0.238となる．

5.5 マルチピーク核種用コリメータ

脳血流検査などで用いられる^{123}Iのようにイメージング用の低エネルギーγ線（159 keV）のほかに，高エネルギーγ線（529 keV）も放出するマルチピーク核種用のコリメータでは，高エネルギー成分のペネトレーションも考慮する必要がある．

^{123}Iに対して，低エネルギー用高分解能コリメータ（高さa = 40 mm，孔径d = 2 mm，壁厚t = 0.2 mm）を使用したときの高エネルギーγ線のペネトレーションを評価してみる．

500 keVのγ線に対する鉛の線減弱係数1.7 cm^{-1}と$e^{-\mu w} \leq 0.05$の関係を用いて，ペネトレーションが5%以下になるコリメータ壁の厚さを求めると，w = 17.8 mmとなる．式(5.68)を用いると，これに必要な孔壁の枚数はn = 87である．

これから，このコリメータは，500 keVのγ線に対しては，実質的には，高さa_e = 28.2 mm，孔径d = 88 mm，壁厚t = 17.8 mmのコリメータと考えてよく，式(5.80)により効率を計算すると，500 keVのγ線に対する効率は150 keVのγ線に対する効率の3000倍以上もあることがわかる．

^{123}Iの159 keVと529 keVのγ線の放出比が，それぞれ83.3%，1.4%であること，また，500 keVγ線に対するNaI(Tl)の線減弱係数は0.33 cm^{-1}であり，シンチレータの効率が約30%であることを考慮しても，500 keVγ線のペネトレーションは無視できない大きさである．

高エネルギー成分の影響については，このほかにも，被検体内での高エネルギーγ線の散乱線成分が下のエネルギーウインドウにとらえられる影響も考慮する必要がある．

また，コリメータ孔の幾何学的配置に依存して，放射方向のコリメータ壁厚が異なるため，低エネルギーγ線では問題とならない点線源に対する星状のアーチファクトが，高エネルギーγ線に対しては顕著に現れることなど，臨床目的に応じた総合的な指針のもとでパラメータを決定する必要がある．

5.6 システム分解能と効率

システム全体の空間分解能R_{System}はシステム分解能（system resolution）と呼ばれ，位置演算のPSF（point spread function）とコリメータのPSFのコンボリューション積分で与えられる．検出器の固有分解能（intrinsic resolution）をR_{int}，コリメータの分解能をR_{col}とすると

$$R_{System} = \sqrt{R_{int}^2 + R_{col}^2} \tag{5.86}$$

となる．

図5.24は，150 keVのγ線について，高さa = 40 mm，孔径d = 2 mm，壁厚t = 0.2 mmのコリメータと，固有分解能が3 mm，5 mmのNaI(Tl)検出器とを組み合わせた場合について，線源までの距離をパラメータとして，システム分解能の変化を示したものである．

このグラフから，いくつかの重要なことがわかる．まず，線源までの距離が増加するにつれてシステム分解能は劣化する．これは，コリメータの空間分解能の深さ依存性が原因である．撮影時のカメラ位置や被検体の体厚から，撮影対象となる部位は深さが5〜15 cmの範

第5章 シンチレーションカメラ

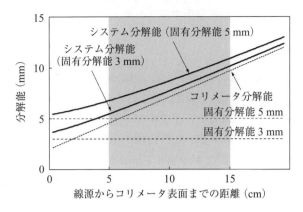

図5.24 線源までの距離をパラメータとしたシステム分解能の変化

囲にあることを考慮すると，シンチレーションカメラで得られる画像の分解能はコリメータが支配的であるといえる．また，線源までの距離が小さい（浅い）臓器の撮影を除いて，固有分解能の差によるシステム分解能の違いは小さいこともわかる．

逆に，空間分解能のよい画像を得るためには，検出器を被検体にできるだけ近づけることが必要になる．このため，赤外線センサなどにより自動的に検出器を被検者に近接させる機構を備えた装置もある．

カメラ全体の効率E_{System}はシンチレータの効率E_{sin}とコリメータの効率E_{col}の積で与えられる．

$$E_{System} = E_{sin} \cdot E_{col} \quad (5.87)$$

図5.24の条件の場合，シンチレータの効率が90%以上あるのに対し，コリメータの効率は1.5×10^{-4}であり，0.01%程度ときわめて低い．シンチレーションカメラは，γ線をイベントごとに計測できる感度の高い装置ではあるが，γ線の利用効率はきわめて低く，その要因はコリメータにある．

第6節 シンチレーションカメラのディジタル化

6.1 シンチレーションカメラのデータ収集

開発当初は，シンチレーションカメラで得られる2次元RI濃度分布はX線フィルムにより蓄積・記録されていたが，その後，機能検査である核医学の特徴を生かすために，画像収集後に計算機を用いて機能解析を行うことが求められた結果，位置演算結果をAD変換器（analog digital converter）によりディジタル化し，ディジタルメモリに収集するように改善された．

シンチレーションカメラのデータ収集には臨床要求に応えるためにいくつかの方法があ

る．これらには，(1) 1枚の静止画を収集するスタティック収集，(2) 寝台（もしくは検出器）を移動させながら全身画像を収集するホールボディ収集，(3) 一定時間ごとに収集メモリを切り替え，連続的に画像を収集するダイナミック収集，(4) 心電図に同期して心臓の同じ時相のデータを加算収集する心電同期収集，(5) シンチレーションイベントの発生順にその位置情報を記憶するリストモード収集，などがある．

シンチレーションカメラにおけるディジタルデータ収集の基本的な流れを図5.25に示す．まず，画像収集用メモリを確保する．たとえば，有効視野50 cmに対して空間解像度を1 mm程度で収集したい場合には，1ピクセル1 mmとして，アドレスサイズが$512 \times 512 = 2^{18}$のメモリを用意する．アドレス当たりのbit長を8とすればメモリ容量は256 kBとなり，各画素当たり最高255個のシンチレーションイベントを記憶できる．

収集を開始する前に，メモリの内容をすべて0に初期化しておく．シンチレーションイベントが検出されるたびに，アナログの位置情報A_X, A_Yが出力されるが，これを，たとえば，12 bitのAD変換器でディジタル信号に変換して，ディジタル値D_X, D_Yを得る．

D_X, D_Yの上位9 bitをつなげて18 bitのデータを作成し，これをアドレスとして2^{18}のメモリアドレス空間の1点を指定し，その内容を読み出した後，1だけ加算して，再び，元のアドレスのメモリに書き戻す（以後，ADD 1と呼ぶ）．これで，1回のシンチレーションイベントに対する収集が完了する．これを所定の時間，もしくはカウント数になるまで繰り返すことにより，メモリ上に2次元RI分布を収集する．

ダイナミック収集では，最初に複数の画像用メモリを用意しておき，一定時間が経過するたびにメモリのオフセットを切り替えることで時間的に連続した画像の収集を行う．

心電同期収集の基本はダイナミック収集と同様の連続収集であるが，心電図から得られる基準信号（たとえばR波）を検出した時点でダイナミック収集のオフセットをリセットし，最初の画像用メモリを指定する．これを複数心拍の間繰り返すことにより，心臓の同じ時相を蓄積した複数の画像が得られる．RR間隔が心拍の基準値から大きくはずれる場合には，その心拍のデータは不整脈として除外する処理も可能である．

散乱線情報を利用した散乱線補正を行うために，画素ごとの散乱線情報を収集する場合がある．この収集では，ADD 1方式で画素ごとのエネルギースペクトルを収集する方法と，

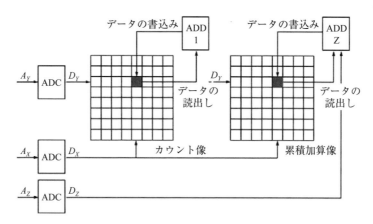

図5.25　ディジタルデータ収集の基本的な流れ

表5.3　メモリ指定，書込みデータと収集モードの関係

収集モード	メモリアドレスの指定	書込みデータ
スタティック収集	$D_Y \oplus D_X$	ADD 1
ホールボディ収集	$(D_Y+$寝台位置$) \oplus D_X$	ADD 1
ダイナミック収集	Timer$\oplus D_Y \oplus D_X$	ADD 1
心電同期収集	Timer$\oplus D_Y \oplus D_X$ R波でTimerをリセット	ADD 1
エネルギースペクトラム	D_Z	ADD 1
散乱線情報（スペクトラム）	$D_Y \oplus D_X \oplus D_Z$	ADD 1
散乱線情報（平均値）	$D_Y \oplus D_X$	ADD Z
リストモード収集	イベントごとに1ずつ増加	(D_X, D_Y) and Time Stamp

注：$\oplus$はアドレス計算を意味する．

エネルギー信号の平均値を収集する方法がある．後者の場合には，図5.25の右に示すように，ディジタル化されたエネルギー信号を加算収集し（ADD Z），収集後にカウント情報で割った平均値により，エネルギースペクトラムの特徴を推定する．

また，これらとは全く異なる収集モードに，リストモード収集と呼ばれるものがある．これは，シンチレーションイベントが発生するたびに，収集メモリの0番地から順番に，そのときの(D_X, D_Y)をペアで記録していく方式である．D_X, D_Yだけでなく，必要であればD_Zを追加して記録してもよい．収集中の時間情報がわかるように，一定時間が経過するごとにTime Stamp情報も書き込んでおく．必要であれば，時間情報に付加して，その時点での心電情報やその他の生体情報も記録することができる．リストモード収集したデータは，利用目的に応じて再構成条件を変えて画像化できる特徴がある．

シンチレーションカメラのデータ収集は，ディジタル化の当初から，多様な臨床要求に応えるためにイベントごとの柔軟な収集が行えるよう構成されてきた．この仕組みを基本として，いくつかの補正専用のハードウェアを追加することにより，次節以降に述べるエネルギー補正や直線性補正が実現されている．

6.2　シンチレーションカメラの補正

シンチレーションカメラの原理的制約のため，得られる2次元RI濃度分布には，検出器の画像ひずみ（image nonlinearity）や不均一性（image nonuniformity）が生じる．原理的な要因のほかにも，シンチレータの発光量の不均一性，PMTのアジマスと呼ばれる感度の不均一性，コリメータの加工に起因する不均一性などの影響で不均一性が生じる．

これらの補正を行うものが，(1) エネルギー補正（energy correction），(2) 直線性補正（linearity correction），(3) 均一性補正（uniformity correction）である．付随する機能として，補正状態を維持するための (4) PMT感度補正（PMT auto-tuning）がある．補正用パラメータを収集する作業はキャリブレーション（calibration）と呼ばれ，一般に数時間を要する．

キャリブレーションの実施後にNaI(Tl)検出器に何らかの変化が起きると，画像ひずみや均一性は劣化する．これを改善するためには，キャリブレーションを再度実施すればよいが，時間的制約のため，頻繁に実施することが難しい．そこで，次回のキャリブレーション

まで画像品質を維持するために，比較的短時間に実施できる方法として開発されたのがPMT感度自動調整である．

補正には，γ線イベントごとにリアルタイムで行われるものと，画像の収集後に，後処理として実施されるものの2通りがある．

6.3 エネルギーと散乱線の補正

エネルギー弁別信号はすべてのPMT出力の加算により作成され，光電ピークが検出器全面でおおむね平坦になるように調整されているが，平坦度の調整には限界があり，位置に依存した変動を0にすることは原理的に難しい．厳密には，光電ピークだけでなく，エネルギー分解能も場所に依存して変化する．

また，γ線エネルギーの違いにより，NaI (Tl) 内でのγ線平均発光深さが変化することから，使用するRIに依存してシンチレーション光応答関数の形が変化し，それに応じて，エネルギー弁別信号のプロファイルも変化する．

これら検出器固有の要因のほかに，被検体の形状に依存して散乱の度合いが変化するため，エネルギーウインドウに含まれる散乱線の割合も検出器の場所により異なる．

これらエネルギー弁別信号に起因する不均一性要因を補正するのがエネルギー補正である．エネルギー補正には，(1) 検出器固有の変動を補正するエネルギー補正と，(2) 散乱線による見かけ上の計数増加を補正する散乱線補正がある．

6.3.1 エネルギー補正

エネルギー補正は，エネルギー弁別信号波高値の場所による変動を補正して，エネルギーウインドウが光電ピークを正確にとらえるようにする機能である．

エネルギー補正を行うには，あらかじめ検出器の視野全体を部分領域（たとえば，256×256）に分割し，領域ごとに光電ピークの平均値からのずれを補正用パラメータとして記憶しておく必要がある．

エネルギー補正はシンチレーションイベントごとに次の手順で処理される．イベントが発生すると，まず，通常の方法でエネルギー弁別と位置演算を行う．位置演算結果A_X, A_Yを，たとえば，12 bitでAD変換し，その上位8 bitをアドレスに用いて対応する位置のエネルギー補正用パラメータを読み出す．読み出した補正用パラメータと補正前のエネルギー弁別信号値Zを使って，いま処理しているイベントの採用／不採用を決定する．このため，補正前のエネルギー弁別のエネルギーウインドウ幅は，検出器固有のエネルギー弁別信号の非平坦度を加味した分だけ広く設定しておく必要がある．

補正方式には，(1) 補正前のエネルギー弁別信号に補正係数を掛け算する方式と，(2) 光電ピークのズレを考慮してエネルギーウインドウの上限値と下限値を設定する方法がある．エネルギー補正の概念図を図5.26に示す．

エネルギー補正パラメータの作成は以下の手順で行われる．まず，検出器全体に均一にγ線が照射されるように，見込み角の影響が無視できる位置に^{99m}Tcもしくは^{57}Coの点線源を設置する．コリメータなしの状態で，十分広めのエネルギーウインドウを設定し，補正な

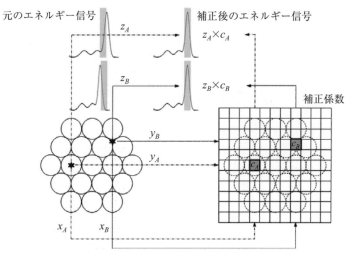

図5.26 エネルギー補正の概念図

しの状態で，検出器の256×256の部分領域ごとにエネルギー弁別信号Zの波高値情報を収集する．

波高値情報の収集は，波高値を加算して収集する方式とエネルギースペクトラムとして収集する方式がある．前者の場合，波高値の加算に加えイベント数も合わせて収集し，収集後に平均値を求めて各領域での光電ピーク位置を推定する．

後者では，256×256の部分領域ごとに得られたスペクトラムの形から光電ピークの位置を決定するほか，必要に応じてエネルギー分解能なども求めることができる．

6.3.2 散乱線補正

散乱線補正は，収集した画像データに後処理として実施され，散乱線による見かけ上の計数値の増加を補正するものである．

このためのデータ収集は，上述のエネルギー補正用パラメータの作成で用いた仕組みを利用する．被検体の2次元RI濃度分布を収集しながら，画素ごとのエネルギー情報も同時に収集する．収集後に得られた画素ごとのエネルギースペクトラム情報から，散乱線成分により増加したイベント数を推定して補正する方式である．通常の核医学検査で使用されることは少ないが，SPECT検査ではルーチン的に利用されている．

6.4　直線性補正

シンチレーションカメラの直線性ひずみには，シンチレーション光応答関数がPMTの真下で相対的に強いときに直線が中心に向かってひずむ「糸巻ひずみ」と，その逆に外側に向かって膨らむ「樽型ひずみ」の2通りがある．また，シンチレータの周辺部ではシンチレーション光応答関数が非対称となるために，周辺ひずみが生じる．

これに加え，γ線のエネルギーの違いでNaI(Tl)での平均発光位置が変わることから，シンチレーション光応答関数もそれに応じて変化し，使用するRIのエネルギーに依存して画

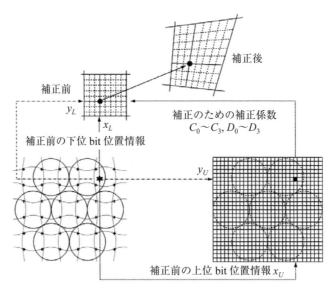

図5.27 直線性補正のブロック図

像ひずみも変化する．この影響は，^{67}Gaなどのマルチピーク核種を用いる検査で，複数のエネルギーウインドウで得られるγ線から1つのRI濃度分布を得るような場合に，特に問題となる．直線性補正は，NaI(Tl)検出器の光学系の制約から生じる画像ひずみを補正するものである．直線性補正はG. Muehllehnerらにより提案された[7]．

直線性補正もγ線イベントごとに実行される．直線性補正は，図5.27の上部に示すように，補正前の正方形領域の各頂点を，直線性ひずみを補正するように変形した四角形の各頂点に対応づけ，その内部は線形補間（linear interpolation）により対応させることで実行する．補正前の正方形領域は，補正前のAD変換の上位bit，たとえば12 bitのAD変換であれば，その上位8 bitに対応し，正方形領域の内部は下位4 bitに対応する．

直線性補正では，エネルギー補正と同様に，発生したシンチレーションイベントに対して，まず補正前のエネルギー弁別と位置演算を行う．エネルギー補正の結果，このイベントが採用された場合，補正前の位置情報の上位bit用いて，対応する位置の直線性補正用パラメータ $C_0 \sim C_3$, $D_0 \sim D_3$ を読み出す．読み出した補正用パラメータとAD変換後データの下位4 bitを使って，式(5.88)と式(5.89)に示す補間演算で位置信号を補正する．x_U, y_UはAD変換の上位ビット，x_L, y_Lは下位ビットである．

補間計算を行う理由は，単純に変位を加算する方式では，ディジタル化による小数点以下部分の切り捨ての影響でbit抜けが生じるためである．下位4 bitの下に，さらに数bitのランダムデータを付加して補間計算を行う場合もある．

$$X_{\mathrm{cor}} = x_U + C_0 + C_1 x_L + C_2 y_L + C_3 x_L y_L \tag{5.88}$$
$$Y_{\mathrm{cor}} = y_U + D_0 + D_1 x_L + D_2 y_L + D_3 x_L y_L \tag{5.89}$$

直線性補正のキャリブレーションは，コリメータの代わりに，一定間隔のスリットを持つ鉛製の校正ファントムを設置し，見込み角の影響を無視できる距離に置いた^{99m}Tc，もしくは^{57}Coの点線源か^{99m}Tcの面線源を用いて直線性データを収集し，場所ごとの空間ひずみを

測定して補正データを作成する．

6.5 均一性補正

　エネルギー補正と直線性補正により，通常の核医学検査には十分なレベルまで画像ひずみと不均一性を改善することができる．しかし，SPECT検査では，数％の不均一性でリング状のアーチファクトが生じるため，均一性をさらに向上させる必要がある．均一性補正は，エネルギー補正と直線性補正の後に残る不均一性を一括して補正するためのもので，収集したデータに対して，後処理により画素ごとに補正係数をかけて実施する[8]．

　均一性補正の主な対象は検出器前面に装着されるコリメータの不均一性である．特に，壁厚が1 mm以下となる低エネルギー用コリメータでは，ホイル状の薄い鉛を加工して貼り合わせるため，不均一性が生じやすい．

　均一性補正のキャリブレーションは，コリメータを装着した検出器上に面線源を置き，検査と同一条件で均一性データを収集して補正用データとする．

6.6 PMT感度補正

　エネルギー補正・直線性補正・均一性補正のキャリブレーションを実施することにより，シンチレーションカメラの画質を最適な状態にすることができるが，経時変化や温度変化，もしくはそれ以外の原因によりPMTや電気回路のゲインやオフセット変動が起きると，最適な補正状態は維持できず，画像ひずみや均一性の劣化が生じる．

　エネルギー補正・直線性補正・均一性補正のキャリブレーションには一定の時間が必要なため，ゲインやオフセット変動が比較的小さいと仮定できる場合には，これらの変動をPMTのゲイン，もしくはその直後のプリアンプのゲイン調整で吸収し，キャリブレーション実施直後の状態を再現するのがPMT感度補正である．したがって，PMT感度補正は簡便で，かつ短時間に実施できることが要求される．

　PMT感度補正の原理は，何らかの基準信号を用いて，各PMT信号処理系の最終出力をキャリブレーション実施時の波高値に再調整することであり，以下の2つの方式が採用されている．

　1つめは，^{99m}Tcや^{57}Coの点線源を基準信号として利用する方法である．コリメータをはずした状態で検出器を全面照射し，PMT信号処理系ごとにエネルギースペクトラムを測定することにより，ゲインやオフセットの変動を推定する．この際，光電ピークより高い波高値情報を利用することで散乱線の影響を排除した測定が可能となる．収集したエネルギースペクトラム情報から推定した調整値を各PMT信号処理系に組み込まれたゲインとオフセット調整回路にフィードバックし，最終出力を再チェックする．基準値に収束するまでこの手順を繰り返して調整が完了する．この方法は簡便な方法であるが，PMT感度補正の実施中は通常の検査は行えない．

　もう1つの方法は，LED光源を検出器に内蔵し，これを発光させることでキャリブレーション実施時からの変動を検出するものである．この方法はリアルタイムで実施することが可能なため，検査中，たとえば，SPECT検査で検出器を被検体の周りに回転してデータ収

集している間にも使用でき，地磁気によるPMT感度の変化を補正することも可能である．欠点は，コストのほかに，LED光源の温度変化がNaI(Tl)やPMTのそれよりも大きいことである．

6.7　シンチレーションカメラのフルディジタル化

　核医学検査では柔軟性の高いディジタル画像収集が求められるため，シンチレーションカメラの開発当初からディジタル化が進められ，エネルギー補正や直線性補正など，ディジタル信号処理の特徴を生かした多くの機能が組み込まれてきた．近年，ディジタル化がPMT出力直後まで遡るに至り，新たな可能性も検討されてきている．本節では，PMTの直後に高速なAD変換器（analog-digital converter）を設置し，プリアンプ以降の処理をすべてディジタル化したシステム（以後，フルディジタルシステム）について，その基本的な仕組みと可能性について概説する．

　フルディジタルシステムでは，PMT出力を高速の自走式AD変換器に直接入力し，連続的にディジタル信号に変換する．NaI(Tl)の減衰時定数が230 nsであるため，数十MHz以上のサンプリングレートが必要になる．標本化による折り返しを避けるために，AD変換器の前段には，サンプリング周波数を考慮したローパスフィルタを設置する．

　連続的に変換されたディジタルPMT出力は，十分な長さのリングバッファに順次格納されるとともに，パルス検出回路にも供給される．パルス検出回路はシフトレジスタと累積乗算器によるディジタルフィルタで構成され，パルスの立ち上がりや傾きなどの信号波形の特

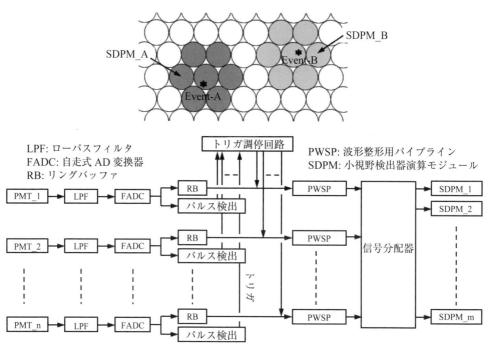

図5.28　フルディジタルシステムの構成例

第5章 シンチレーションカメラ

徴を抽出して，シンチレーションパルスの有無とそのタイミングを検出する．パルスを検出したPMTからは，トリガ信号がトリガ調停回路に通知される．

　トリガ調停回路は，通知された複数のトリガ信号についてその相互関係を調べ，処理すべきパルスが発生したと判断した場合には，パルスに相当する部分のデータをリングバッファから後段の波形整形処理部に転送する．この際，必要に応じて，パルスの発生時刻やパルスを検出したPMTの番号など，以降の処理で必要となるパルス情報を，たとえばヘッダとしてデータに付加する．

　波形整形処理部は，律速を避けるためにパイプライン方式，もしくはマルチバッファ方式が採用される．パイプライン方式の場合，パルス短縮や積分処理はシフトレジスタと累積乗算器によるディジタルフィルタで構成される．パルス短縮の遅延量や積分期間などの制御パラメータは，イベントの発生頻度に応じた適応型制御を行うことも可能である．また，波形整形処理には，エネルギー弁別信号の平坦度と位置演算の直線性性能を改善するために，シンチレーション光応答関数の形状を所望の形に調整するルックアップテーブルや，分解能向上のための閾値処理を含めることもできる．

　波形整形処理部から出力される信号がプリアンプ出力に相当するものであり，これらを使ってエネルギー弁別や位置演算をディジタル的に実行して最終出力が得られる．エネルギーや直線性に関する補正もこの処理の中で行う．

　以上が，フルディジタルシステムの基本であるが，局所的にグルーピングした少数のPMTごとに前述の処理を実行し，複数の独立に動作する小視野シンチレーションカメラによる分散処理型システムに拡張することができる．

　分散処理型システムでは，ある程度離れた位置で同時に起きたシンチレーションイベントを，独立なイベントと判断することが可能であり，小視野検出器ごとに並行処理を行うことで，高計数率時の数え落としや誤計算の軽減が期待できる[9]．この方式は，小領域への分割数が多いほど有利なため，小型のPMTを使用した場合に効果が高い．

　近年，AD変換器の高速化や，集積度の高いFPGAやDSPの進歩は著しく，従来の発想を超えたシンチレーションカメラの出現が期待される．

第7節　半導体検出器（semiconducting detector）

　原子核物理や高エネルギー物理の分野では，Si(Li)やGa(Li)などの半導体を利用した放射線検出器が古くから利用されている．これらの半導体は，数eVレベルの高いエネルギー分解能を有する反面，液体窒素温度レベルで使用する必要があり，核医学検査での利用には難点があった．

　これに対し，1990年代頃より，エネルギー分解能は前述の半導体より劣るが，常温で使用できるCdTe（テルル化カドミウム）やCdZnTe（CZT：カドミウム亜鉛テルライド）などの半導体が開発され，以後，核医学分野への応用が試みられている．

半導体による放射線検出の原理は，基本的にフォトダイオードのそれと同じである．逆バイアスを印加した半導体の空乏層に入射した電磁波（光，放射線）は，物質との相互作用の結果，空乏層の電子-正孔対にエネルギーを受け渡し，自由電子と正孔を生成する．半導体には逆バイアスが印加されているため，生成された自由電子と正孔は検出器両端のアノードとカソード電極に引き寄せられ，電流として取り出される．

　最終的に半導体から取り出される電流の大きさ（電荷収集効率）は，生成される電子-正孔対の数と，移動中の電子と正孔の再結合などによる損失の割合で決まる．電子-正孔対の生成総数は空乏層の実効的な厚さに依存する．逆バイアス電圧が高いほど，空乏層の厚さは増加し，電極への移動速度も大きくなるため，損失の点でも有利となり，高い電荷収集効率を実現することが可能となる．CdTeやCdZnTeでは，1つの電子-正孔対を生成するのに要するエネルギーは約4～5 eVであり，NaI（Tl）で利用できる光子数に比較して格段に大きい．γ線が持つ統計的変動がポアソン分布に従うことを考慮すると，このメリットは大きい．

　核医学検出器は，1画素当たり1個のCdTeやCdZnTe半導体を使用し，それらを1～2 mm間隔で平面的に配列して構成される．シンチレーションカメラに対して優れている点は，（1）エネルギー分解能がよい（3～7%程度），（2）1個の半導体で1画素の情報を検出するため，固有分解能が半導体の大きさ（1～2 mm）で決定される，（3）同様の理由で，パイルアップが大幅に減少するため計数率特性（500 k～5 Mcps）が改善できる，（4）位置演算回路が不要である，（5）検出器の高さ方向が小型化できる，などである[10),11)]．

　エネルギー分解能が優れていること，およびパイルアップが大幅に少ないことから，臨床検査で問題になる散乱線の影響が抑制でき，定量性が高く，コントラスト分解能が優れた画像を収集できる可能性がある．半導体検出器においても，シンチレーションカメラと同様にコリメータを装着する必要があり，システム分解能とシステム感度はコリメータにより支配される点に注意すべきである．

　最終的にシンチレーションカメラに置き換わるための最大の課題は，通常の核医学検査で必要な視野を確保するためには数万素子とそれに付随した信号処理回路が必要となることである．また，半導体自体のばらつきや，電極との接合状態のばらつきによる素子感度の不均一性を補正する回路の規模も，それに比例して増加する．

　しかし，小型・薄型検出器の作成が容易である点を逆手にとって，これまでのシンチレーションカメラでは困難であった問題を克服する試みも多い．たとえば，位置分解能やコントラスト分解能が特に重要で，検出器視野も限定できるSPECT検査での利用を目指した試みでは，1.6×1.6 mmの素子を4×64個並べた有効視野7×115 mmの検出器により，エネルギー分解能7.35%FWHM，固有分解能1.8 mmFWHMの性能が尾川らにより報告されている[12)]．

　心臓のSPECT検査分野では，心臓領域をカバーできる小視野の検出器を複数個配置して，機械的に検出器を移動することなく多方向からのデータを同時収集し，シンチレーションカメラに比べγ線の検出効率を数倍に引き上げた装置が開発されている．

　そのほかには，マンモ専用装置への応用やRI画像を参照して目的組織や病変部を同定するハンディタイプの術中小型高分解能ガンマカメラへの応用も進められている[13)-15)]．

第5章 シンチレーションカメラ

第 8 節　シンチレーションカメラの性能測定と関連規格

　性能評価の目的には，複数機器の性能比較，実験データの評価，工場や医療機関での品質保証などがあるが，いずれの場合においても，評価目的に適した項目と測定法を選択し，実施条件を可能な限り一定に保つことが重要である．

　シンチレーションカメラの国際性能測定基準には，米国電子機器工業会（NEMA: National Electrical Manufacturers Association）のNU 1-2001, 1-1994や国際電気標準会議（IEC: International Electrotechnical Commission）のIEC60189, 61675-2, 日本画像医療システム工業規格のJESRA X-51「シンチレーションカメラの性能測定法と表示法」などがある．また，国内の規格としては，画質管理のためのJESRA X-67「シンチレーションカメラ検出部性能の保守点検基準」や，安全点検基準のためのJESRA X-71「ガンマカメラ安全性の保守点検基準」などがある．このほかにも，国際原子力機関（International Atomic Energy Agency: IAEA）による医療機関のための品質管理に関する資料がある[16)-20)]．詳細については，これらを参考にされたい．

（木原朝彦）

参考文献
- Knoll GF: Radiation Detection and Measurement, 4th ed., 2010, John Wiley, New York
- Kowalski E, 伏見和郎他訳：原子核エレクトロニクス．1971, 朝倉書店，東京
- Price WJ, 西野治監修：放射線計測．1966, コロナ社，東京
- Barett HH: Radiological Imaging. 1981, Academic Press, USA
- Cherry SR, et al.: Physics in Nuclear Medicine, 4th ed., 2012 Elsevier Saunders, USA
- 日本核医学技術学会編：核医学技術総論．2008, 山代印刷，東京
- 日本放射線技師会放射線機器管理士部会編：放射線機器管理シリーズ　超音波画像診断装置・核医学検査．008, 鍬谷書店，東京
- 日本放射線技術学会監修：核医学検査技術学．2008, Ohmsha, 東京

引用文献
1) Anger HO: Rev. Sci. Instr. **29**: 27, 1958
2) 村山秀雄：RIイメージング用シンチレーション検出器系の基礎的研究，1982, 放射線医学総合研究所，NIRS-R-9
3) Tanaka E, et al.: Nucl. Instrum. Meth. **158**: 459, 1979
4) Wong WH, et al.: IEEE Trans. Nucl. Sci. **45**: 838, 1998
5) Sorenson JA: J. Nucl. Med. **16**: 284, 1975
6) Tanaka E, et al.: J. Nucl. Med. **11**: 542, 1970
7) Muehllehner G, et al.: J. Nucl. Med. **21**: 771, 1980
8) Graham LS: J. Nucl. Med. Tech. **14**: 105, 1986
9) Mankoff DA, et al.: IEEE Trans. Nucl. Sci. **37**: 730, 1990
10) Kastis GA, et al.: Conf. Record of Nucl. Sci. Symp. and Medical Imaging, 1999
11) Nakamura N, et al.: J. Nucl. Med. **41**: 176, 2000
12) 尾川浩一，他：Med. Imag. Tech. **25**: 296, 2007
13) Tsuchimochi M, et al.: Eur. J. Nucl. Med. **27**: 973, 2000
14) 土持眞，他：日本医放会誌　**61**: S193, 2001
15) Povoski SP, et al.: World J. Surg. Oncol. **7**: 11, 2009

16) National Electrical Manufacturers Association (NEMA), Performance measurements of scintillation cameras, NEMA Standards Publication No. NU-1-1994, Washington DC., 1994
17) National Electrical Manufacturers Association (NEMA), Performance measurements of scintillation cameras, NEMA Standards Publication No. NU-1-2001, Washington DC., 2001
18) 日本画像医療システム工業会：JESRA X51*B ガンマカメラの性能測定法と表示法，2009，日本画像医療システム工業会，東京
19) 日本画像医療システム工業会：JESRA X67*B ガンマカメラの性能の保守点検基準，2010，日本画像医療システム工業会，東京
20) International Atomic Energy Agency (IAEA), Quality Control Atlas for Scintillation Camera System, 2003 Vienna

第6章

SPECT

前章では，ガンマカメラに関して解説した．本章では，このガンマカメラと非常に関連が深い単光子放射型断層撮影（single photon emission computed tomography: SPECT）*1 に関して解説する．このSPECTとはガンマカメラと同様のγ線検出技術を用いて，体内の放射性同位元素の分布の断層画像を得る技術を総称したものであり，ガンマカメラによるプラナーイメージングでは得られない3次元的な情報を得たい場合や，心筋など幾何学的に複雑な構造を持つ臓器の撮像を行いたい場合に利用される．SPECT技術を理解するためには，前章で解説したガンマカメラの技術以外にSPECT特有の問題を理解する必要がある．本章では，SPECTにかかわるさまざまな物理的な側面や，技術的な側面を中心に解説する．

第1節　SPECT装置の種類と原理

1963年にKuhlらによってSPECT装置の原型が提案された後[1]，現在までにさまざまなSPECT装置が開発されてきた．これらを大別すると，被検体の体軸に平行な面の断層像（図6.1(a)）を得る装置と，体軸に垂直な面の断層像（図6.1(b)）を得る装置に分かれる．前者の映像化法を縦断層イメージング（longitudinal tomography），後者の映像化法を体軸横断断層イメージング（transverse axial tomography）と呼ぶ．データ収集の観点からは，前者は撮像部位に正対させてガンマカメラを置きデータを収集し，ガンマカメラの検出器面と平行な被検体の断層面を映像化する技術であり，後者は被検体の周りにガンマカメラを回転させてデータ収集を行い，体軸に対して垂直な断層面の映像化を行う技術である．また，映像化法という観点からは，縦断層イメージングは体軸と平行な特定の一断層を焦点面と定め，その面内にある線源分布のみ鮮明に再現させ，焦点面以外に存在する線源分布はぼかすことにより焦点面の断層像を得る手法である．これに対し，体軸横断断層イメージングは体軸に対して垂直な断層面のみの情報から，当該断層面の線源分布を画像再構成法によって映像化する方法である．そのため体軸横断断層イメージングのほうが縦断層イメージングよりコントラストの高い良好な画像を描出できる．

縦断層像を得る装置として，1970年代にSiemens社より販売されたPHO/CON multiplane imagerがある．これは被検体の上下に焦点を持ったコリメータを配置し，このコリメータを動かすことにより断層像を得るものである[2]．ほかにも，seven-pinholeコリメータ[3]や

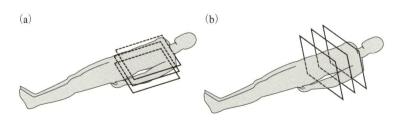

図6.1　断層像の種類
(a) 体軸方向の断層像と (b) 体軸に垂直な断層像.

rotating slant-holeコリメータ[4]などの特殊なコリメータをガンマカメラに装着して撮像することにより，複数の異なる深さの情報から断層像を求める手法が提案された．このように縦断層装置はいくつか存在するが，断層画像数が限られる，撮像範囲が狭い，深さ方向のぼけが取り除けない，などの理由で核医学領域においては現状では研究レベルにとどまっており，SPECT装置の主流は体軸横断断層像を得る装置となっている．したがって，以降は体軸に垂直な断層像を得る装置を前提とする．

1.1 ガンマカメラ回転型SPECT装置

　この装置はガンマカメラを回転機構のついたガントリに取り付けることにより，データ収集を行い，コンピュータによって断層面の再構成を行うものである．現在，臨床応用されているSPECT装置のほとんどはこのタイプの装置である．ガンマカメラは被検体の周りを回転し，複数の角度からの2次元投影像（プラナー像）を撮像する（図6.2）．これら複数の投影像から，後に述べる画像再構成法を用いて断層像を再構成する．そして，ガンマカメラの視野（field-of-view: FOV）にわたって複数の断層像を作成することにより，3次元画像ができる．

　現在，商用のSPECT装置としては，single-head SPECT装置と呼ばれる単一のガンマカメラを持ったもの，dual-head SPECT装置と呼ばれる2つのガンマカメラを持ったもの，そして，triple-head SPECT装置と呼ばれる3つのガンマカメラを持った装置がある（図6.3）．ガンマカメラを複数台用いて，同時に収集することにより，単一のガンマカメラの装置よりも感度を大きく上昇させることができるので，同一の収集時間であればsingle-head SPECT装置よりも高画質の画像が得られる．あるいは，より短い時間でsingle-head SPECT装置と同等の画質の画像が得られる．前章で，多数のコリメータを紹介したが，通常，このような

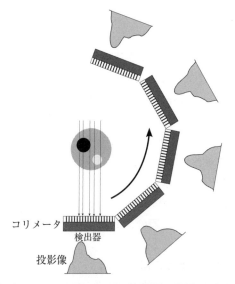

図6.2 ガンマカメラ回転型SPECT装置の原理
被検体の周りをガンマカメラが回転することにより，複数の異なる角度から投影データを収集する．

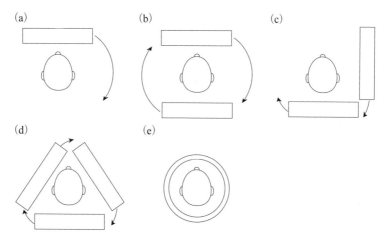

図6.3 SPECT装置における検出器の配置
(a) single-head SPECT装置, (b) dual-head SPECT装置 (180°配置), (c) dual-head SPECT装置 (90°配置. 主に心筋検査の際に利用), (d) triple-head SPECT装置, (e) リング型SPECT装置 (頭部撮像用).

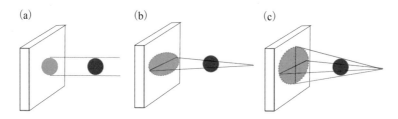

図6.4 コリメータのタイプと撮影データ
(a) 平行多孔型コリメータ, (b) ファンビームコリメータ, (c) コーンビームコリメータ

SPECT装置では，数種類のコリメータ（collimator）が用意されており（図6.4），用途に応じてコリメータを交換して利用できる．また，SPECT撮像のほかに，ガンマカメラを回転せずに，全身の投影像のみを撮像するプラナー撮像も可能である．データ収集に関しては，ガンマカメラを回転しながらデータ収集を連続的に行う連続データ収集（continuous data acquisition）と，ガンマカメラの回転をいったん止めてからデータ収集を行うステップアンドショットデータ収集（step and shoot data acquisition）の2タイプがある．前者のデータ収集法のほうが，ガンマカメラの回転，停止動作に伴うロスタイムがないのでデータ収集時間を短くできるが，ガンマカメラが動きながらのデータ収集となるため空間分解能が劣化する．また，コリメータを被検体にできるだけ近づけたほうが，高い空間分解能の画像が得られるため多くの商用SPECT装置では，近接撮像が可能となっている．原理的には，X線CT同様，ガンマカメラ回転型SPECT装置でも，0°から180°の間の投影データを収集すれば，画像再構成に十分である．しかし，実際のSPECT装置で得られた2つの反対方向の投影データは一致しない．

その原因として以下のような要因が挙げられる．

・空間分解能はガンマカメラと被検体内の線源の距離が長いほど低下する．（平行多孔型コリメータの場合）

・被検体内部で生じた相互作用（光電効果，コンプトン散乱）により，γ線が減衰（減弱）する．
・検出器は有限のエネルギー分解能を持つため，散乱線の混在したデータが収集されてしまう．

そこで，画像劣化を避けるために，しばしば，0°から360°までのデータ収集が行われる．ただし，心臓の検査では，心臓が一方に偏った位置（被検者の前面左側）にあるため，心臓から離れた位置となる背面側の投影データはγ線の減衰が大きくなり，360°のデータ収集をせず，180°のデータ収集も行われている．この際，180°の角度範囲しかデータがないことによる画像ひずみは生じるが，高い空間分解能，高いコントラストの画像が得られる．

1.2　脳SPECT装置

　ガンマカメラ回転型SPECT装置の場合，断層像を得るためにはガンマカメラを回転する必要があるが，一般にガンマカメラの感度は低いために，十分なカウントのデータを収集するのに，通常，20～30分間かけたデータ収集が行われる．このため，速い動態を示すような放射性医薬品の分布を観察するのには適していない．また，脳のような複雑な構造を持つ臓器の場合，できるだけ高い空間分解能が求められる．これらの理由から頭部専用のSPECT装置が開発された[5),6)]．この装置では検出器を回転する代わりに，コリメータの向きを変えながらさまざまな方向のデータを収集する（図6.3(e)）．また，頭部のみが入るほどの小さな円周に検出器を配置することにより，検出器と頭部との距離を短くし，高い空間分解能を実現している．かつて，島津製作所がHeadtomeというブランドで販売していたが，現在ではこのようなタイプの専用SPECT装置は販売されていない．

1.3　心筋SPECT装置

　心筋の機能検査は，世界的にみても，SPECT検査の中で最も多く行われている検査であり，心臓の検査に特化したSPECT装置も複数開発されている．多くの心筋SPECT装置では，心臓をターゲットとする特殊なコリメータを用い，被検者は座位で撮像されることが多い．たとえば，多数のピンホールコリメータ（次項参照）を心臓に向けて配置し，検出器やコリメータを回転することなくスタティック（静止）撮像を行う装置では，多数のピンホールを使うことで感度を向上させ，大幅な撮像時間の短縮が可能となっている．また，このような心筋SPECT装置では，従来のようにシンチレータと光電子増倍管から検出器を構成する代わりに，CdZnTeなどの半導体検出器を用いSPECT装置を実現している．半導体検出器を用いることにより，装置全体のサイズをコンパクトにすることが可能となるだけではなく，従来のシンチレータに比べ高いエネルギー分解能を実現できるため高画質のSPECT画像が得られるというメリットがある．

1.4 小動物用SPECT装置

SPECT装置は臨床用にとどまらず，小動物を用いた新薬開発や治療評価の効果判定などの基礎研究にも利用されている．マウスやラットのような小動物イメージングの場合，臨床用に比べ，さらに高い空間分解能が要求されるが，ピンホールコリメータ（pinhole collimator）を用い幾何学的な拡大効果を利用して，高い空間分解能（spatial resolution）を実現している．

図6.5（a）に示すピンホールコリメータの投影像における空間分解能Rは以下の式で表せる．

$$R=\sqrt{d_e^2\left(1+\frac{B}{A}\right)^2+\frac{B^2}{A^2}R_{\text{int}}^2} \tag{6.1}$$

ここで，R_{int}は検出器の固有空間分解能（intrinsic spatial resolution）であり，ピンホールの実効的な孔径d_eは

$$d_e=\sqrt{d\left(d+\frac{2}{\mu}\tan\frac{\alpha}{2}\right)} \tag{6.2}$$

と表すことができる．ここでμはピンホールコリメータの材質の線減衰（線減弱）係数（linear attenuation coefficient）（線減衰係数に関しては3.2項を参照）である．一般に，γ線のエネルギーが高くなるとエネルギーの関数であるμが小さくなり，ピンホールコリメータを突き抜けるγ線が増えることとなり，実効的なピンホール径は大きくなる．また，ピンホールコリメータの開口角（aperture angle）αが大きいほど実質的なピンホール径は大きくなる．一方，ピンホールコリメータの感度（sensitivity）Sは，以下の式で表せる．

$$S=\frac{d_e^2}{16B^2} \tag{6.3}$$

式(6.1)，式(6.3)より，ピンホールコリメータは被検体がコリメータに近ければ近いほど，高い空間分解能と感度を得られることがわかる．このため，ピンホールコリメータは，小動物イメージングに最適なコリメータといえる．

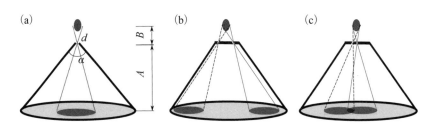

図6.5 ピンホールコリメータ
（a）単一孔ピンホールコリメータ，（b）多数孔ピンホールコリメータ（オーバーラップなし），（c）多数孔ピンホールコリメータ（オーバラップあり）．図中，dは孔径，αはピンホールの開口角，Aは孔中心から検出器面までの距離，Bは撮像被検体中心（回転中心）から孔中心までの距離を表す．

近年はさらなる感度向上，および体軸方向の視野を広げるために，多くの装置でピンホールが複数個あるコリメータを採用している［図6.5(b)，(c)］．このうち，図6.5(b)は各ピンホールで得られる投影データがオーバラップしないタイプであり，図6.5(c)は，投影データがオーバラップするタイプ（multiplexと呼ぶ）である．後者の場合，カウントがより多く計測でき画質の向上が期待できるが，再構成画像上にアーチファクトをもたらす場合もある．

1.5 マルチモダリティ装置

核医学検査で得られる機能画像とX線CTやMRIで得られる解剖学的画像を同時に撮像できる複合装置（マルチモダリティ装置：multi-modality apparatus）は，検査精度の向上，検査時間の短縮などの点で大きなメリットがあり，PET装置とX線CT装置を組合せたPET/CT装置は臨床現場においてまたたく間に普及した．SPECT装置とX線CT装置を組合せたSPECT/CT装置も近年非常に注目を集めている．SPECT/CT装置の原型は，1990年代にB. H. Hasegawaらのグループによって開発されている[7]．

近年のSPECT/CT装置は，マルチヘッドのSPECT装置とマルチスライスX線CT装置からなり，臨床用だけでなく小動物用の装置も複数発表されている．X線CT画像は，解剖学的情報をもたらすとともに，本章第3節で述べる減衰補正，散乱線補正にも利用される．PETによるFDG腫瘍検査利用の拡大に伴い，dual-head SPECT装置（図6.3（b））上で，高エネルギーのγ線にも対応可能なコリメータとコインシデンス（同時計数）回路を搭載し，SPECT装置でもFDG検査ができるようにする試みも行われた．これらの装置は，専用のPET装置で得られるPET画像と比較して，感度や空間分解能が劣るものの，SPECT用核種とPET用核種の両方が利用できる装置として1990年代に普及した．また，SPECT装置とMRI装置を組合せたSPECT/MRI装置の研究も進んでいる．

第 2 節　SPECT画像再構成

本節ではSPECTにおける画像再構成（image reconstruction）に関して解説する．1970年代のSPECTの開発当時から，画像再構成法として解析的手法と逐次近似型手法の2種類が使われてきた．商用機に搭載されている画像再構成法としては，短時間で画像再構成ができる解析的画像再構成法（analytical image reconstruction）が長い間利用されてきたが，近年のコンピュータの進歩に伴い，逐次近似型画像再構成法（iterative image reconstruction）を用いても，比較的短時間で画像再構成を行うことが可能となり，現在は逐次近似型画像再構成法が主流になりつつある．本節では，SPECTの画像再構成の基本的な原理を述べ，上記の2つの画像再構成法を解説する．また，特に断らない限り，1.1項で述べたガンマカメラ回転型SPECT装置で得られた2次元的な放射能の分布を観測したデータ，つまり，複数

の異なる角度から得られた投影データから2次元断層像を得る方法を述べる.

　X線, γ線などの放射線を外部から被検体に向けて照射し, 被検体を透過した放射線を計測し, これより内部の線減衰係数の分布を映像化する技術のことをTCT（transmission computed tomography：トランスミッションCT）という. 代表的なTCTの例がX線CTである. これに対して, 体内の放射線源から放出されたγ線を体外の検出器で計測し, γ線源の分布（放射能分布）を映像化する技術のことをECT（emission computed tomography：エミッションCT）という.

　SPECTはECTの一種である. TCTとECTは両者ともCT技術の一つであり, 多くの共通する要素を持っているので, 画像再構成という観点からはX線CTの画像再構成法をそのままSPECTの画像再構成に適用することが可能であるが, X線CTとSPECTでは本質的に再構成している物理量が異なるので, それぞれ固有の問題が発生し再構成画像に劣化が生じる. SPECTでは, 収集するγ線のカウント数が少ないので量子雑音（quantum noise）が大きく, また投影方向数も限定される. さらに, 検出器の空間分解能が低いので標本点（サンプル数）が少ないなどの特徴を持つ. よって, これらを考慮した画像再構成法が開発されてきた. また, 本章第3節で述べるγ線の減衰や散乱などの問題があり, それらの補正も大変重要になってくる.

　いま, 平行多孔型コリメータで収集したSPECTデータを考える（図6.6）. 被検体の空間的位置(x, y)における放射能を$f(x, y)$とし, ある角度ϕでの投影（projection）データ（検出器面に垂直に入る直線上の放射能の積分値）を$p(s, \phi)$とする. 図6.6（a）のx-y座標系と検出器面に平行なs-t座標系との関係は

$$
\begin{aligned}
x &= s\cos\phi - t\sin\phi \\
y &= s\sin\phi + t\cos\phi
\end{aligned}
\tag{6.4}
$$

あるいは

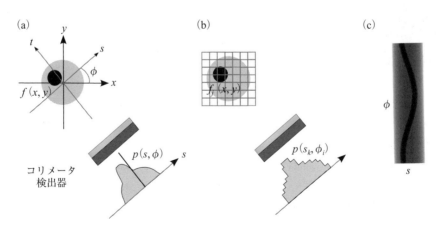

図6.6　SPECT画像再構成における座標系
（a）被検体の放射能は$f(x, y)$で表し, ある角度ϕにおける投影データは$p(s, \phi)$で表す.（b）実際のSPECTデータは離散的なデータとなる.（c）投影データのサイノグラム表現.

$$s = x\cos\phi + y\sin\phi$$
$$t = y\cos\phi - x\sin\phi \tag{6.5}$$

として表すことができる．よって，ある点 (x, y) の画素の値は s-ϕ 平面においてサインカーブのような軌跡を描くのでこれをサイノグラム（sinogram）と呼ぶ（図6.6(c)）．一方，点 (x, y) の画素値の軌跡が直線になるように座標変換したものをリノグラム（linogram）と呼ぶ．

いま，被検体内の放射線の減衰や散乱を無視すると $f(x, y)$ と $p(s, \phi)$ の関係は以下で表せる．

$$p(s,\phi) = \int_{-\infty}^{\infty}\int_{-\infty}^{\infty} f(x,y)dxdy|_{s=x\cos\phi+y\sin\phi} \tag{6.6}$$

したがって，SPECT画像再構成は投影データ $p(s, \phi)$ から放射能分布 $f(x, y)$ を求めることを意味する．$f(x, y)$ から $p(s, \phi)$ の変換，すなわち投影データを計測するプロセスをラドン変換（Radon transform）と呼び，$p(s, \phi)$ から $f(x, y)$ への変換を逆ラドン変換（inverse Radon transform）と呼ぶ．これは1917年に式(6.6)およびその逆変換を数学的に求めた，オーストリアの数学者ラドン博士にちなむものである．

実際のSPECTでは $f(x, y)$ や $p(s, \phi)$ は連続的な関数ではなく，離散的な関数（データ）（図6.6(b)）であるので，画像再構成とは直線方向に関して等間隔に標本化（s_i）し，回転方向に等間隔に標本化（ϕ_j）した投影データ $p(s_i, \phi_j)$ から，離散的な2次元の放射能分布を示す行列（matrix：マトリクス）$f(x_k, y_l)$ を求める作業となる．このマトリクスの個々の要素を画素（ピクセル：pixel，3次元データを表現するために，時にボクセル：voxelと呼ばれることもある）と呼ぶ．コンピュータによる計算を行ううえで便利なように，画像のマトリクスサイズは 64×64，128×128 などの2のべき乗数を用いることが多い．

SPECTの画像再構成法には大きく分けると，式(6.6)から直接 $f(x, y)$ を解析的に求める解析的画像再構成法と，繰り返し計算をすることにより $f(x, y)$ を求める逐次近似型画像再構成法の2つがある．本節では，それぞれの方法を解説する．ただし，ここでは γ 線の減衰や散乱に関して議論は行わず，それらの補正に関しては第3節で解説する．

2.1 解析的画像再構成法

2.1.1 単純逆投影法

最も単純な画像再構成法として，単純逆投影（simple backprojection）法がある．この方法は，それぞれの投影データを逆方向に投影して再構成画像空間上で加算していくというものである．この操作を逆投影（バックプロジェクション：backprojection）と呼ぶ．図6.7に示すように，異なる角度からの投影データの逆投影を重ね合わせることにより，断層像が推定される．逆投影を式に書くと以下となる．

$$f(x, y) = \frac{1}{\pi}\int_0^{\pi} p(x\cos\phi + y\sin\phi, \phi)d\phi \tag{6.7}$$

実際のデータは角度方向に対して N 個の投影データからなる離散データなので，以下のよ

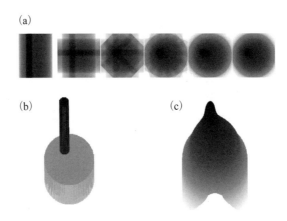

図6.7 単純逆投影法による画像再構成の例
(a) 複数の角度からの投影データから作成した再構成画像．一番左は一つの投影データのみ，一番右は，1°ごと，360個の投影データから作成．(b) 原画像の3次元表示．(c) 360個のデータから作成した再構成画像の3次元表示．

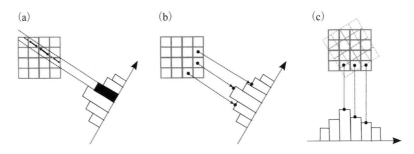

図6.8 逆投影の計算方法
(a) ray-driven法：各画素を横切る線分の長さを重みとして計算する．(b) pixel-driven法：画素中心から投影軸におろした垂線の位置を重みとして計算する．(c) 画像回転法：画像$f(x,y)$をϕ回転させ，$f(x,y)=p(x)$として計算する．

うに記述できる．

$$\hat{f}(x,y)=\frac{1}{N}\sum_{i=1}^{N}p(x\cos\phi_i+y\sin\phi_i,\phi_i) \tag{6.8}$$

ここで，$\hat{f}(x,y)$を数値計算する場合，投影データのbin（1検出素子）を基準として，個々のbinの中心に線を引き，その線がそれぞれの画素と交わる長さなどを画素に対する重みとするレイドリブン（ray driven）法，画素を基準として，画素中心から投影軸におろした垂線の位置を考慮して画素に対する重みとするピクセルドリブン（pixel driven）法，$f(x,y)$を角度ϕ回転させて投影軸と一致させることで，$f(x,y)=p(x)$とする画像回転法などの方法がある（図6.8）．

単純逆投影法は投影角度のサンプル数を多くすることにより，真の放射能分布に近づけることが可能であるが，図6.7(c)に示すようにいくらサンプル数を多くしても実際に放射能が存在していない領域にも，逆投影の過程で放射能を分布させてしまうことになるのでぼけた画像となる．数学的に，単純逆投影法で得られる再構成画像$\hat{f}(x,y)$と真の画像$f(x,y)$との間には以下の関係式が成り立つ．

$$\hat{f}(x,y) = f(x,y) * \frac{1}{r} \tag{6.9}$$

ここで，＊は畳み込み積分（convolution）を表し，rは線源からの距離を示す．これを$1/r$ぼけ（$1/r$ blurring）と呼ぶ．このように，単純逆投影法では画像のぼけは避けることはできない．

2.1.2 フーリエ変換法

$1/r$ぼけを避ける方法として，フーリエ変換（Fourier transform: FT）法がある[8]．いま，$p(s, \phi)$の変数sに関するフーリエ変換$\mathscr{F}(\cdot)$を以下のように表す．

$$P(S, \phi) = \mathscr{F}(p(s, \phi)) = \int_{-\infty}^{\infty} p(s, \phi) e^{-i2\pi Ss} ds \tag{6.10}$$

$f(x, y)$を角度ϕだけ回転したs-t座標系で表すと$f(s, t)$となり，これを用いると式(6.6)は以下のように表すことができる．

$$p(s, \phi) = \int_{-\infty}^{\infty} f(s, t) dt \tag{6.11}$$

式(6.11)を式(6.10)に代入すると以下の式となる．

$$\begin{aligned} P(S, \phi) &= \int_{-\infty}^{\infty} \int_{-\infty}^{\infty} f(s, t) e^{-i2\pi Ss} ds dt \\ &= \int_{-\infty}^{\infty} \int_{-\infty}^{\infty} f(s, t) e^{-i2\pi(Ss + Tt)} ds dt |_{T=0} \end{aligned} \tag{6.12}$$

上式の右辺は$f(s, t)$の2次元フーリエ変換$F(S, T)$であることに注意すると，

$$P(S, \phi) = F(S, T)|_{T=0} \tag{6.13}$$

となる．ここで，$F(S, T)$は$F(X, Y)$を角度$\Phi = \phi$だけ回転したものである．すなわち，式(6.13)は角度ϕで収集された投影データ$p(s, \phi)$の1次元フーリエ変換が，線源強度分布$f(x, y)$

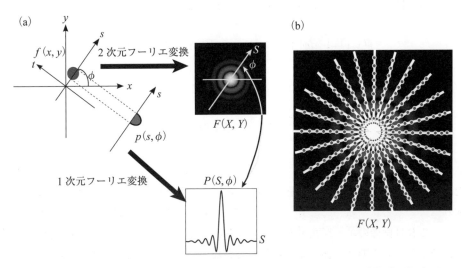

図6.9　フーリエ変換法（a）中央断面定理の概念図と（b）フーリエ変換法の概念図

の2次元フーリエ変換における角度$\Phi=\phi$方向の成分に等しいことを意味する．これを中央断面定理（central slice theorem）と呼ぶ．図6.9(a)に中央断面定理の概念図を示すが，各投影データ$p(s,\phi)$のフーリエ変換$P(S,\phi)$をフーリエ空間(X,Y)上に配置していくことで$F(X,Y)$を構成することができ，これは放射能分布$f(x,y)$の2次元フーリエ変換に相当するので，このデータを以下の2次元フーリエ逆変換することにより，元の画像$f(x,y)$を再構成できることになる（図6.9(b)）．

$$f(x,y)=\int_{-\infty}^{\infty}\int_{-\infty}^{\infty}F(X,Y)e^{i2\pi(Xx+Yy)}dXdY \tag{6.14}$$

フーリエ変換法（Fourier transform method）では極座標系のデータを直交座標系にマッピングする必要があり，その際に補間計算が必要となるが，周波数空間での補間は高い精度が得られないために一般の商用機ではこの手法は使われていない．

2.1.3　フィルタ付き逆投影法

現在，解析的画像再構成法の中で最も利用される方法が本項で述べるフィルタ付き逆投影法（filtered backprojection：FBP法）である．数学的には前項で述べたフーリエ変換法と等価であるが，前述の補間計算が不要なために高い精度の再構成画像を得ることができる．

いま，極座標系のフーリエ空間の変数(R,Φ)を用いて(X,Y)を表すと

$$\begin{aligned}X&=R\cos\Phi\\Y&=R\sin\Phi\end{aligned} \tag{6.15}$$

となるので，式(6.14)を極座標表現で表すと以下のようになる．

$$f(x,y)=\int_0^{2\pi}\int_0^{\infty}F(R\cos\Phi,R\sin\Phi)e^{i2\pi R(x\cos\Phi+y\sin\Phi)}RdRd\Phi \tag{6.16}$$

上式において，Rの絶対値表現$|R|$を利用して，積分の範囲を負の領域まで広げると以下のように書き換えられる．ここで，$\Phi=\phi$として式(6.5)の関係を利用している．

$$f(x,y)=\int_0^{\pi}d\phi\left[\int_{-\infty}^{\infty}F(R\cos\phi,R\sin\phi)|R|e^{i2\pi Rs}dR\right] \tag{6.17}$$

中央断面定理を上式に適用し，$S=R$と置き換えることにより，次のようになる．

$$f(x,y)=\int_0^{\pi}d\phi\left[\int_{-\infty}^{\infty}P(R,\phi)|R|e^{i2\pi Rs}dR\right] \tag{6.18}$$

この式によれば$f(x,y)$を求めるには，角度ϕの投影データ$p(s,\phi)$を1次元フーリエ変換した$P(R,\phi)$に$|R|$を乗算し，それをさらにフーリエ逆変換し，すべての角度ϕにわたって積分すればよいことになる．ここで，$|R|$の乗算とは概念的には高周波領域を強調することを意味し，これは画像のエッジ強調を行っていることと等価になる．また，単純投影法で1/rぼけが発生しているのは，$|R|$の乗算を行っていないためであるとも解釈できる．この$|R|$をrampフィルタ（ramp filter）と呼ぶ．いま，このフィルタの部分を一般的な表現$H(R)$で

表すとすると，

$$f(x,y)=\int_0^\pi d\phi \left[\int_{-\infty}^{\infty} P(R,\phi)H(R)e^{i2\pi Rs} dR \right] \tag{6.19}$$

となり，rampフィルタは

$$H(R)=|R| \tag{6.20}$$

と表現できる．rampフィルタは，高周波領域を強調するフィルタであるが，これは画像中のノイズも強調することを意味する．そのため，高周波領域を抑制し，画像中のノイズを軽減する，Shepp-Loganフィルタ，Butterworthフィルタ，Hanningフィルタなどに代表されるさまざまなフィルタが設計されてきた．図6.10にいくつかのフィルタの例を示す（図中，ナイキスト周波数に関しては2.2項を参照）．Shepp and Loganフィルタ（Shepp and Logan filter）は以下のように表せる．

$$H(R)=\frac{2R_c}{\pi}\left|\sin\left(\frac{\pi R}{2R_c}\right)\right| \tag{6.21}$$

このフィルタでは図6.10にあるように高周波領域に行くほど信号を抑えることにより，雑音成分の低減を図っている．

高周波成分をButterworthフィルタ（Butterworth filter）を利用して抑える場合には，Butterworthフィルタの周波数項を$|R|$に置き換え，次式のようにする．

$$H(R)=\frac{1}{1+\left(\dfrac{|R|}{R_c}\right)^{2n}} \tag{6.22}$$

ここで，カットオフ周波数（cut-off frequency）R_cとオーダnを変えることにより，雑音の抑制を行うことができる．

図6.11に示すとおり，カットオフ周波数を小さくすることにより，高周波成分が抑制され画像中のノイズは軽減されるが，画像はより滑らかになり空間分解能は失われる．つまり，

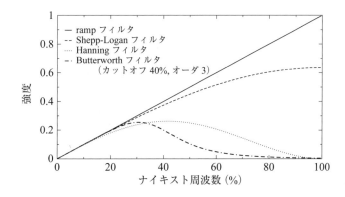

図6.10 フィルタの例
rampフィルタ，Shepp-Loganフィルタ，Hanningフィルタ，Butterworthフィルタ

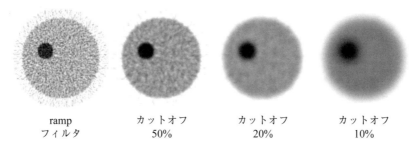

| ramp
フィルタ | カットオフ
50% | カットオフ
20% | カットオフ
10% |

図6.11 Butterworthフィルタのカットオフ周波数R_Cによる再構成画像の違い
R_Cはナイキスト周波数に対する%を示す．オーダは$n=2$を利用．

画像のノイズ低減と画像の空間分解能向上とはトレードオフの関係にあり，用途に合った適切なカットオフ周波数を選ぶ必要がある．雑音の成分となる高周波成分の抑制を目的として，$|R|$をHanningフィルタに組み込むことも行われている．

これまで述べてきたようにFBP法を実装する場合には，計測された投影データに対しフーリエ変換を行って，さらにフィルタを乗算し，その結果を逆フーリエ変換しなければならないが，実際のCTの商用機では，この操作をすべて実空間で行うような実装が行われている．すなわち，FBP法と数学的に等価である畳み込み積分法（convolution method）[9]が利用される．この方法では，投影データとフィルタ関数$H(R)$の実空間表現の関数とをコンボリューションして，逆投影を行い再構成画像を直接得る．いま，フィルタ関数$H(R)$の実空間表現$h(s)$を考えると

$$h(s)=\int_{-\infty}^{\infty}|R|e^{i2\pi Rs}dR \tag{6.23}$$

となる．ここで$H(R)=|R|$としている．この式は無限大まで積分することを意味するので発散し$h(s)$を求めることはできないが，実際の投影データの計測では有限の大きさの検出器を用いてγ線の計数が行われる．すなわち，Rに関しては限界値が存在することになる．これは検出素子の間隔（サンプリング間隔τ）によって決まる．よって，式(6.23)の積分はナイキスト周波数（2.2項を参照）よりも高い部分は0と考えて計算することで実空間表現が可能となる．すなわち，$H(R)$は

$$\begin{aligned} H(R)&=|R| & |R|\leq 1/2\tau \\ &=0 & otherwise \end{aligned} \tag{6.24}$$

と表すことができる．この関数の実空間での形は次式で表すことができる．

$$h(s)=\frac{1}{2\tau^2}\frac{\sin\left(\frac{\pi s}{\tau}\right)}{\frac{\pi s}{\tau}}-\frac{1}{4\tau^2}\left(\frac{\sin\left(\frac{\pi s}{2\tau}\right)}{\frac{\pi s}{2\tau}}\right)^2 \tag{6.25}$$

$s=n\tau$として離散的に表すと

$$h(s) = \frac{1}{4\tau^2} \quad n:0$$
$$= 0 \quad n:even \tag{6.26}$$
$$= \frac{-1}{(n\tau\pi)^2} \quad n:odd$$

となる．Shepp-Logan フィルタの実空間での表現は，

$$h(s) = \frac{1}{\tau\pi} \frac{1-\cos\left(\frac{\pi}{2}+\frac{\pi s}{\tau}\right)}{\tau\pi+2\pi s} + \frac{1}{\tau\pi} \frac{1-\cos\left(\frac{\pi}{2}-\frac{\pi s}{\tau}\right)}{\tau\pi-2\pi s} \tag{6.27}$$

となり，実空間での離散的表現は，

$$h(s) = \frac{2}{(\pi\tau)^2(1-4n^2)} \tag{6.28}$$

である．このようにして求められた $h(s)$ を投影データ $p(s,\phi)$ にコンボリューションする．すなわち，

$$q(s,\phi) = p(s,\phi) * h(s) \tag{6.29}$$

を計算する．この $q(s,\phi)$ を単純逆投影，すなわち

$$f(x,y) = \frac{1}{\pi} \int_0^\pi q(x\cos\phi + y\sin\phi, \phi) d\phi \tag{6.30}$$

によって再構成画像 $f(x,y)$ を得ることができる．

2.2　FBP法におけるサンプリングの影響

ここでは，FBP法に代表される解析的画像再構成法におけるサンプリングと画質に関して述べる．図6.6(b) に示したように，実際の投影データは連続的なデータではなく，離散的なデータである．また，角度方向にも有限な角度サンプリング［ビュー（view数）］でデータを取得している．

離散的なデータを取り扱う場合，標本化定理（サンプリング定理：sampling theorem）が重要である．標本化定理とは，連続的なアナログデータを離散的なディジタルデータに変換する際に基本となる定理であり，この定理によると，その信号の最大周波数 R_N を持つデータを復元するために必要なサンプリング間隔 Δr は以下の式で与えられる．

$$\Delta r = \frac{1}{2R_N} \tag{6.31}$$

この R_N を提唱者の名前にちなんでナイキスト周波数（Nyquist frequency）と呼ぶ．すなわち，信号のもつ最大の周波数成分がナイキスト周波数以下であれば Δr でサンプルすれば，連続的な原信号を完全に復元することができることを意味する．よって，SPECTにおいて

そのデータがピクセル間隔Δrならば，最大の周波数R_Nまでを再構成できることになる．これが再構成フィルタの上限の周波数に該当する．もし，サンプリング間隔を粗くしてしまうと，高周波領域の復元ができなくなる．これは，画像上で細かい物体の描出ができなくなることを意味し，ナイキスト周波数により再構成画像の空間分解能が決まる．SPECT装置の持つ空間分解能の指標として，しばしばFWHM（full-width at half maximum：半値幅）を利用するが，サンプリング間隔はおおよそFWHMの1/3程度が望まれる．また，サンプリング間隔が粗いとフーリエ空間上に折り返しが発生し，折り返しひずみ，あるいはエリアシング（aliasing）と呼ばれるモアレ状のアーチファクト（artifact）が生じる（図6.12）．

いま，SPECT検出器の回転半径をCとすると，0°から180°までの円周はπCなので，サンプリング間隔Δrの場合，画像再構成に必要となるビュー（view）数N_vは

$$N_v = \frac{\pi C}{\Delta r} \tag{6.32}$$

と表すことができる．図6.13に示すように，不十分なビュー数のデータでは，画像上にアーチファクトが発生する．たとえば，SPECT装置の検出器が1 cm FWHMの空間分解能を持

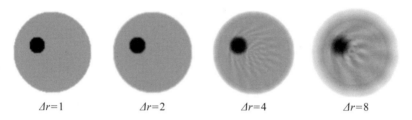

図6.12 サンプリング間隔が再構成画像に及ぼす影響
Δrを粗くすることによる空間分解能が低下し，折り返しひずみが発生する．

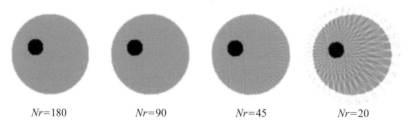

図6.13 角度方向のサンプリング数が再構成画像に及ぼす影響

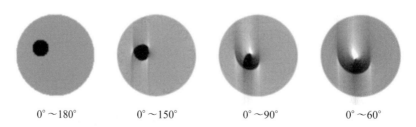

図6.14 一部の角度範囲の投影データしか得られなかった場合に発生する画像ひずみ

ち，回転半径20 cmでデータを収集した場合，望まれるサンプリング間隔はFWHMの1/3程度とすることから，1 cm/3＝0.33 cmであり，3.14×20/0.33＝190ビュー以上の角度サンプリングが必要になる．また，正しい画像再構成を行うためには，最低でも0°から180°の角度範囲のデータが必要となる．それ以下のデータしか収集できなかった場合，図6.14に示すように画像ひずみが生じる．

2.3　逐次近似型画像再構成法

前述したFBP法をはじめとする解析的画像再構成法は，理想的な投影データのもとに画像再構成を行えば劣化のない画像を再構成できるが，実際のSPECT装置で得られた投影データはさまざまなエラーや雑音を含んでおり，2.2項で述べたようなアーチファクトの発生や画質の劣化を生じる．本項で述べる逐次近似型画像再構成法は，解析的画像再構成法に比べ計算時間がかかるものの，さまざまな物理モデルを内部に持たせることができ，解析的画像再構成法よりも，より柔軟に正確な画像を再構成できる能力を有する．

式(6.6)は，離散データの場合，以下のように書き表すこともできる．

$$p_i = a_{i1}f_1 + a_{i2}f_2 + \cdots + a_{im}f_m = \sum_{j=1}^{m} a_{ij}f_j \tag{6.33}$$

あるいは，ベクトルと行列で表現すれば

$$\begin{pmatrix} p_1 \\ p_2 \\ \vdots \\ p_n \end{pmatrix} = \begin{pmatrix} a_{11} & a_{12} & \cdots & a_{1m} \\ a_{21} & a_{22} & \cdots & a_{2m} \\ \vdots & \vdots & \ddots & \vdots \\ a_{n1} & a_{n2} & \cdots & a_{nm} \end{pmatrix} \begin{pmatrix} f_1 \\ f_2 \\ \vdots \\ f_m \end{pmatrix} \tag{6.34}$$

$$p = Af$$

となる．ここで，p_iは投影データの各要素（$i=1, 2, \cdots, n$），nはビン数で投影データの要素数とビュー数を掛けた数となる．f_jは再構成画像の各画素を表し（$j=1, 2, \cdots, m$），画素の総数がmである．行列a_{ij}は画素jから放出されたγ線が投影データiで検出される確率を表し，システム行列（system matrix）と呼ばれる．画像再構成とは式(6.34)において，既知のp_i，a_{ij}の下に，f_jを推定することである．理想的な条件下であれば，Aの逆行列A^{-1}とpから$f = A^{-1}p$でf_jを求めることができる．しかし，以下の理由でこの方法でf_jを求めることは困難である．

・m個の未知数を求めるためには，相当数（$n > m$）の投影データが必要である．
・投影データの雑音成分のために解の推定において誤差が大きくなる．
・行列の大きさが巨大で，計算するためのメモリが大量に必要となる．
・Aはスパースな行列（疎行列：行列の成分のほとんどが0である行列）である．

そのため，以下に述べる逐次近似型画像再構成法を利用して逐次的に計算を行ってf_jを推定することが行われる．

図6.15に逐次近似型画像再構成法の処理の流れを示すが，この方法では推定した画像から得られた計算投影データと実測された投影データが一致するように，繰り返し再構成画像

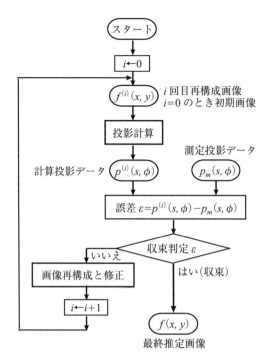

図6.15 逐次近似型画像再構成法の処理の流れ
誤差が収束条件を満たすまで，繰り返し計算を行う．

を修正することにより真の画像$f(x,y)$に近づけていく処理を行う．最初の初期画像は，通常，投影データの積分値を画素数で除したような平均値を用いた単純な画像である．この初期画像から投影データを計算する（前方投影，フォワードプロジェクション：forward projection）．そして，計算された投影データと測定された投影データを比較し，推定画像を修正する．この比較は，あるしきい値（収束判定のために設けられた値）に達するまで繰り返される．このような逐次近似型画像再構成法は，FBP法などの解析的画像再構成法に比べ，複数回の前方投影と逆投影の計算を含むため，計算時間が長くかかる．したがって，逐次近似型画像再構成法の実装において重要なのはできるだけ速く，正確に真の画像に近づけることとなる．これまで多くの逐次近似型画像再構成法が提案されてきたが，計算投影データと測定投影データとの比較，あるいは，推定画像の更新の方法などで異なっている．逐次近似型画像再構成法を大きく分けるとART法に代表される古典的手法と，ML-EM法に代表される統計学的手法に分けられる．前者は1970年代に盛んに研究されたものでありSPECTに限らず一般的な画像再構成法に用いられた．一方，後者は，放射線物理にかかわる統計モデルを組み込んだ手法であり，現在の逐次近似型画像再構成法の主流となっている．

2.4 ポアソン分布

ここでは逐次近似型画像再構成法を理解するうえで重要なポアソン分布（Poisson distribution）に関して解説する．放射性同位元素の壊変によって放出されるγ線は，その壊変の生起する時間間隔に関してポアソン分布に従う．ポアソン分布では，ある期間でのγ線の観

第6章 SPECT

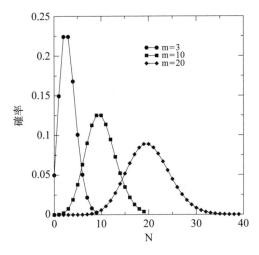

図6.16 $m=3, 10, 20$のときのポアソン分布

測値をN，その期待値をmとすると，観測値Nが得られる確率$P(N)$は以下の式で表すことができる．

$$P(N) = e^{-m}\frac{m^N}{N!} \tag{6.35}$$

ポアソン分布の期待値$E(N)$はmであり，また，その標準偏差$\sigma(N)$は$\sqrt{N}$である．図6.16に$m=3, 10, 20$のときのポアソン分布を示すが，mが小さいときは左右非対称の分布であるが，大きくなるに従って，期待値を中心に対称的になり，$m=10$以上で正規分布（normal distribution）とみなすことができる．SPECT装置で測定される個々の投影データは，このポアソン分布に従う．つまり，ガンマカメラで観測されるプラナー像のSN比（signal to noise ratio：信号成分と雑音成分の比，この値が大きいほど画質が優れている）は観測されたカウントの平方根$\sqrt{N}$となる．一方，再構成されたSPECT画像の各画素は，さまざまな方向の投影データから計算された値であり，さまざまな要因が複雑にからまってSN比が決まる．単純化した系では，SPECT画像の各画素のSN比は以下で近似できる[10]．

$$S/N = \sqrt{\frac{(各画素で観測された計数)}{1.2(画素数)^{1/4}}} \tag{6.36}$$

実際には，再構成アルゴリズム，フィルタの種類に大きく依存する．

2.4.1 古典的逐次近似型画像再構成法

本項では，古典的逐次近似型画像再構成法の中でも代表的な代数的画像再構成法（algebraic reconstruction technique：ART法）[11]，同時逐次再構成法（simultenous iterative reconstruciton technique：SIRT法）[12]，最小二乗画像再構成法（iterative least-squares technique：ILST法）[13]の3つを紹介する．

ART法は，当初，電子顕微鏡の画像の再構成のために提唱された方法である．1972年の最初のHounsfieldのCT装置に搭載されていたことでも知られる．ART法では$k+1$番目の

推定画素値は以下の式,

$$f_j^{(k+1)} = f_j^{(k)} + \frac{p_i - \sum_{j'=1}^{N_{p(i)}} a_{ij} f_{j'(i)}^{(k)}}{N_{p(i)}} \quad \text{(加法的ART法)} \tag{6.37}$$

あるいは,

$$f_j^{(k+1)} = f_j^{(k)} \frac{p_i}{\sum_{j'=1}^{N_{p(i)}} a_{ij} f_{j'(i)}^{(k)}} \quad \text{(乗法的ART法)} \tag{6.38}$$

で与えられる.ここで$f_{j'(i)}$は,投影データp_iの線上にある画素の値であり,その総数が$N_{p(i)}$である.繰り返し計算の修正項である式(6.37)の右辺第二項,あるいは,式(6.38)の右辺の右の項は,実測投影データと推定画像$f_j^{(k)}$の計算投影データの差あるいは比となっている.これが0あるいは1になるように繰り返し計算を行う[*2].この繰り返し計算は投影データごとに行われる.

ART法では一つの投影データのみで再構成画像の更新が行われるため,解に速く漸近できるという利点がある一方で,投影データに雑音が含まれる場合,雑音成分を増強し解が収束しないという問題がある.この問題を解決するために開発された方法がSIRT法である.

SIRT法の再推定式は,

$$f_j^{(k+1)} = f_j^{(k)} + \frac{\sum_\phi p_i}{\sum_\phi l_p} - \frac{\sum_\phi \sum_{j'=1}^{N_{p(i)}} a_{ij} f_{j'(i)}^{(k)}}{\sum_\phi N_{p(i)}} \quad \text{(加法的SIRT法)} \tag{6.39}$$

あるいは,

$$f_j^{(k+1)} = f_j^{(k)} \frac{\sum_\phi p_i \sum_\phi N_p}{\sum_\phi l_p \sum_\phi \sum_{j'=1}^{N_{p(i)}} a_{ij}} \quad \text{(乗法的SIRT法)} \tag{6.40}$$

である.ここでl_pは,投影データpにおける投影距離である.また,Σ_ϕはすべての角度の投影データに対して加算することを意味する.ART法との違いは,再構成画像の各画素に対して,すべての角度の投影データを用いて更新している点である.このため,ART法に比べて収束解にゆっくり漸近し,投影データ内の雑音成分は平均化され,その影響を受けにくいというメリットがある.

ILST法は最小二乗法を用いて反復計算により画像を再構成する手法であるが,ART法,SIRT法に比べて投影データのノイズをより考慮した方法であり,SPECTデータに適した手法であるといえる.この方法では,k回の繰り返し計算後の計算投影データの値$p_i^{(k)}$を

$$p_i^{(k)} = \sum_{j'=1}^{N_p(i)} a_{ij} f_{j'(i)}^{(k)} \tag{6.41}$$

とすると，ある画素j_0について$k+1$回の繰り返し計算後の画素値$f_{j_0(i)}^{(k+1)}$は以下のように書き表せる．

$$a_{ij_0} f_{j_0(i)}^{(k+1)} = p_i^{(k)} - \sum_{j'=1,\, j'\neq j_0}^{N_p(i)} a_{ij} f_{j'(i)}^{(k)} \tag{6.42}$$

上記の方程式がビュー数n_vだけあるので，最小二乗法的な解は以下の尤度関数L

$$L\left(f_{j_0(i)}^{(k+1)}\right) = \sum_{\phi}^{n_v} \frac{(p_\phi - p_i^{(k)})^2}{\sigma_\phi^2} \tag{6.43}$$

を最小にするf_{jo}を求めることになる．つまり，$dL/df_{j_0} = 0$となる解を探す．ここでσ_ϕは測定投影データの誤差を表す．式(6.42)を式(6.43)に代入すると，

$$L\left(f_{j_0(i)}^{(k+1)}\right) = \sum_{\phi}^{n_v} \frac{\left(p_\phi - a_{ij_0} f_{j_0(i)}^{(k+1)} - \sum_{j'=1,\, j'\neq j_0}^{N_p(i)} a_{ij} f_{j'(i)}^{(k)}\right)^2}{\sigma_\phi^2} \tag{6.44}$$

となる．式(6.44)を$f_{j_0(i)}^{(k+1)}$に対して微分して，それを0とすると

$$\frac{dL\left(f_{j_0(i)}^{(k+1)}\right)}{df_{j_0(i)}^{(k+1)}} = \sum_{\phi}^{n_v} 2a_{ij_0} \frac{\left[p_\phi - a_{ij_0} f_{j_0(i)}^{(k+1)} - \sum_{j'=1,\, j'\neq j_0}^{N_p(i)} a_{ij} f_{j'(i)}^{(k)}\right]}{\sigma_\phi^2} = 0 \tag{6.45}$$

となる．上式を$f_{j_0(i)}^{(k+1)}$に関して解くと以下の推定式が得られる．

$$f_{j_0(i)}^{(k+1)} = f_{j_0(i)}^{(k)} + \frac{\sum_{\phi}^{n_v} \frac{a_{ij_0}\left[p_\phi - \sum_{j'=1,\, j'\neq j_0}^{N_p(i)} a_{ij} f_{j'(i)}^{(k)}\right]}{\sigma_\phi^2}}{\sum_{\phi}^{n_v} \left[\frac{a_{ij_0}}{\sigma_\phi}\right]^2} \tag{6.46}$$

さらに，2.4項で述べた放射線計測のポアソン分布の特性から$p_\phi = \sigma_\phi^2$とすると，以下のように簡略化できる．

$$f_{j_0(i)}^{(k+1)} = f_{j_0(i)}^{(k)} + \frac{\sum_{\phi}^{n_v} a_{ij_0}\left(1 - \frac{p_i^{(k)}}{p_\phi}\right)}{\sum_{\phi}^{n_v} \left[\frac{a_{ij_0}^2}{p_\phi}\right]} \tag{6.47}$$

ただし，式(6.47)をそのまま繰り返し計算に使うと，解は収束せず発散（繰り返し計算ごとに推定解が変わり収束しないこと）してしまう．なぜなら，1つの画素は近傍の画素とは独立でなく，1つの画素を最適化しようとすると，周りの画素の影響を受けて過補正となってしまうからである．それを避けるために，ダンピング係数（damping factor）δ を導入し，繰り返し計算式を以下のように修正する．

$$f_{j_0(i)}^{(k+1)} = f_{j_0(i)}^{(k)} + \delta \frac{\sum_{\phi}^{n_v} a_{ij_0}\left(1 - \frac{p_i^{(k)}}{p_\phi}\right)}{\sum_{\phi}^{n_v}\left[\frac{a_{ij_0}^2}{p_\phi}\right]} \tag{6.48}$$

このダンピング係数も最小二乗法的に導くことができる．すなわち，$dL/d\delta = 0$ として導出が可能であり，次式のように定めることができる．

$$\delta = \frac{\sum_{\phi}^{n_v} \frac{c_i}{\sigma_\phi^2}(p_i^{(k)} - p_\phi)}{\sum_{\phi}^{n_v} \frac{c_i^2}{\sigma_\phi^2}} \tag{6.49}$$

ここで，c_i は $\Delta f_{j'(i)}^{(k)} = f_{j'(i)}^{(k+1)} - f_{j'(i)}^{(k)}$ としたときの値であり，$c_i = \sum_{j'=1}^{N_p(i)} a_{ij} \Delta f_{j'(i)}^{(k)}$ と定義する．ILST法はSIRT法に比べ，収束が速いという利点がある．発表年代的に古典的逐次近似型画像再構成法に分類したが，投影データの持つノイズを考慮している点で，次項で述べる統計学的逐次近似型画像再構成法の先駆的な手法といえる．

2.4.2 統計学的逐次近似型画像再構成法

本項では，統計学的な枠組みで画像再構成を行う手法を解説する．その代表的な方法が，最尤推定期待値最大化（maximum likelihood-expectation maximization: ML-EM）法[14), 15)]である．EM法は一般的には，不完全なデータが与えられたもとで，確率分布のパラメータを繰り返し計算により推定する手法であるが，これをSPECT画像再構成に応用したものが，本項で述べるML-EM法である．ML-EM法では，2.4項の最初に述べた放射能の壊変がポアソン分布に従うことを基本としており，SPECT（あるいはPET）画像再構成に特化した手法である[*3]．すなわち，放射能壊変時に放出されたγ線の測定データである投影データ p_i は，ポアソン分布に従うゆらぎを持つ．ML-EM法では被検体の放射能強度分布 f_j を統計分布と考え，測定データである複数の投影データ p_i から，最尤推定理論を用いて f_j の期待値 $\bar{f}_j$ を求める．投影データ p_i の期待値を $\bar{p}_i$ とすると $\bar{f}_j$ との間にはシステム行列 a_{ij} を介して以下の関係がある．

$$\bar{p}_i = \sum_{j=1}^{m} a_{ij} \bar{f}_j \tag{6.50}$$

いま，p_i を確率変数とし，その分布がポアソン分布 $P(p_i)$［式(6.35)参照］に従うとすると，

$$P(p_i) = \frac{e^{-\bar{p}_i} \bar{p}_i^{p_i}}{p_i!} \tag{6.51}$$

が成立する．投影データ p_i $(i=1, 2, \cdots, n)$ は独立に観測される事象なので，$\bar{f}$ が与えられたときに $\boldsymbol{p}$ が得られる条件付き確率 $P(\boldsymbol{p}|\bar{f})$ は $P(p_i)$ の同時確率（すなわち積）となり，これを $\bar{f}$ の尤度関数（likelihood function）$L(\bar{f})$ という．

$$L(\bar{f}) = P(\boldsymbol{p}|\bar{f}) = P(p_1)P(p_2)\cdots P(p_n) = \prod_{i=1}^{n} P(p_i) \tag{6.52}$$

式(6.51)を式(6.52)に代入すると以下の式が得られる．

$$L(\bar{f}) = \prod_{i=1}^{n} \frac{e^{-\bar{p}_i} \bar{p}_i^{p_i}}{p_i!} \tag{6.53}$$

最尤推定法では，この尤度関数 L を $\bar{f}$ で偏微分し，L が最大となる $\bar{f}$ を求める．このために，L の自然対数 $l = \log(L)$ を利用する．自然対数の性質 $\log(x_1 x_2 \cdots x_n) = \log(x_1) + \log(x_2) \cdots + \log(x_n)$, $\log(e^x) = x$, $\log(1/x) = -\log(x)$ を利用すれば，式(6.53)の対数尤度（log likelihood）$\log L(\bar{f})$ は

$$l(\bar{f}) = \log L(\bar{f}) = \sum_{i=1}^{n} \left(-\bar{p}_i + p_i \log(\bar{p}_i) - \log(p_i!) \right) \tag{6.54}$$

となる．式(6.50)を式(6.54)に代入することにより以下の式が得られる．

$$l(\bar{f}) = \sum_{i=1}^{n} \left[-\sum_{j=1}^{m} a_{ij} \bar{f}_j + p_i \log\left(\sum_{j=1}^{m} a_{ij} \bar{f}_j\right) - \log(p_i!) \right] \tag{6.55}$$

この $l(\bar{f})$ を最大化する $\bar{f}_j$ の組合せを求めるためには，上式を $\bar{f}_j$ に対して偏微分し，それが0になるようにする．$\dfrac{d\log(x)}{dx} = 1/x$ に注意して式(6.55)を偏微分し，0とおくと，

$$\frac{\partial l(\bar{f})}{\partial \bar{f}_j} = -\sum_{i=1}^{n} a_{ij} + \sum_{i=1}^{n} \frac{p_i a_{ij}}{\sum_{j'=1}^{m} a_{ij'} \bar{f}_{j'}} = 0 \tag{6.56}$$

となり，変形すると以下の式が得られる．

$$\sum_{i=1}^{n} a_{ij} = \sum_{i=1}^{n} \frac{p_i a_{ij}}{\sum_{j'=1}^{m} a_{ij'} \bar{f}_{j'}}$$

$$\bar{f}_{j'} \sum_{i=1}^{n} a_{ij} = \bar{f}_{j'} \sum_{i=1}^{n} \frac{p_i a_{ij}}{\sum_{j'=1}^{m} a_{ij'} \bar{f}_{j'}} \tag{6.57}$$

$$\bar{f}_{j'} = \frac{\bar{f}_{j'}}{\sum_{i=1}^{n} a_{ij}} \sum_{i=1}^{n} \frac{p_i a_{ij}}{\sum_{j'=1}^{m} a_{ij'} \bar{f}_{j'}}$$

ML-EM法において,繰り返し数$k+1$回後の推定画像は以下で表すことができる.

$$f_j^{(k+1)} = \frac{f_j^{(k)}}{\sum_{i=1}^{n} a_{ij}} \sum_{i=1}^{n} \frac{p_i a_{ij}}{\sum_{j'=1}^{m} a_{ij'} f_{j'}^{(k)}} \tag{6.58}$$

上式はEM法におけるEステップ(投影データp_iとk回目の繰り返し計算後の推定画像$f_j^{(k)}$のもとでの条件付き期待値の計算)とMステップ(条件付き期待値の最大化により$f_j^{(k+1)}$を導出する)を合わせた式となっている.

式(6.58)は以下のように考えるとわかりやすい.k回目の繰り返し計算後,i番目の測定投影データp_iのうち,画素jからの寄与分q_{ij}は以下で推定される.

$$q_{ij}^{(k)} = \frac{a_{ij} f_j^{(k)}}{\sum_{j'=1}^{m} a_{ij'} f_{j'}^{(k)}} p_i \tag{6.59}$$

$q_{ij}^{(k)}$のiに関する和$\sum_{i=1}^{n} q_{ij}^{(k)}$とは,画素$j$が寄与するすべての投影データの和となる.これは,$\sum_{i=1}^{n} a_{ij} f_j^{(k+1)}$と等価となることが期待できる.したがって,以下の式を得ることができ,

$$\sum_{i=1}^{n} a_{ij} f_j^{(k+1)} = \sum_{i=1}^{n} q_{ij}^{(k)} \tag{6.60}$$

左辺の項を変形すると,

$$f_j^{(k+1)} = \frac{\sum_{i=1}^{n} q_{ij}^{(k)}}{\sum_{i=1}^{n} a_{ij}} \tag{6.61}$$

が得られる.上式は,式(6.58)そのものである.ML-EM法はポアソン分布に従った放射線測定に基づいたSPECT画像再構成によく適合する方法であるという利点のほかに,下記のようにいくつかの優れた特性がある.

・再構成画像f_jは必ず非負である.
・それぞれの反復計算において,全カウントが保存されているという以下の式が成立する.

$$\sum_{i=1}^{n} \sum_{j=1}^{m} a_{ij} f_j^{(k)} = \sum_{i=1}^{n} p_i \tag{6.62}$$

・反復計算によって必ず収束に向かう.ただし,収束は比較的遅いため,収束を高速化するOS-EM (ordered-subsets expectation maximization) 法が開発された[16].

OS-EM法では投影データをサブセットと呼ばれる小グループに分けて,サブセットごとに,投影,逆投影,比較,更新を行う.たとえば,60ビューの投影データから画像を再構

第6章 SPECT

成する場合，それぞれの繰り返し計算ごとに，60回投影データの計算をする必要があるが，もし，サブセットを6とする，つまり投影データを10個ずつの小グループに分けてML-EM法を行えば，投影データの計算は10回ですみ，6倍の計算速度の向上が期待できる．サブセットは図6.17に示すとおり，角度方向に対して偏りがないようにする．ML-EM法の場合，解の収束が保証されているが，OS-EM法では，サブセット数が多すぎる場合，リミットサイクル（limit cycle）と呼ばれる周期解となり収束しない．

ML-EM法では雑音成分を有する実測投影データに計算投影データを近づけるようにするという原理から考えても，反復修正回数が多ければ多いほど画像の雑音成分が増えることが予測される．この雑音成分を抑える手法として，ベイズ推定に基づく事前情報を利用したMAP（maximum *a posteriori*）-EM法が提案された[17),18)]．ベイズの定理（Bay's theorem）によると，測定投影データ p が与えられているという条件下で，再構成画像が $\bar{f}$ となる確率は以下の式で表せる．

$$P(\bar{f}|p) = \frac{P(p|\bar{f})P(\bar{f})}{P(p)} \tag{6.63}$$

ここで $P(\bar{f})$ は再構成画像に関する事前確率と呼ばれるもので，たとえばある画素の値は近傍の値と大きく変わらない，すなわち滑らかに濃度値は変化しているなどの条件を与えることにより，ML-EM法において修正ごとに画素値が大きく変化するような挙動を抑えることができる．事前確率として，しばしば用いられるものには以下に示すGibbs分布（Gibbs distribution）がある．

$$G(f) = \frac{1}{Z}\exp(-\beta U(f)) \tag{6.64}$$

ここで Z は正規化定数，β は重み係数，そして $U(f)$ はエネルギー関数（energy function）と呼ばれる任意の関数である．エネルギー関数はもともと熱力学からきた用語で，エネルギーが最も低い状態で最も $U(f)$ が小さくなる関数である．式(6.63)の両辺の自然対数をとり，式(6.55)，式(6.64)を利用すると以下のようになる．

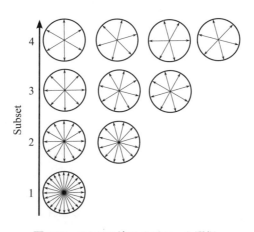

図6.17　OS-EM法のサブセット選択

$$\log P(\overline{\boldsymbol{f}}|\boldsymbol{p}) = \sum_{i=1}^{n}\left[-\sum_{j=1}^{m}a_{ij}\overline{f}_j + p_i\log\left(\sum_{j=1}^{m}a_{ij}\overline{f}_j\right) - \log(p_i!)\right] \\ -\beta U(\overline{\boldsymbol{f}}) - \log Z - \log P(\boldsymbol{p}) \quad (6.65)$$

式(6.56)同様，$\overline{f}_j$ で偏微分し，それを0とすることでMAP推定解を得ることができる（$\log Z$，$\log P(\boldsymbol{p})$ は f_j とは独立であるため0となることに注意）．すなわち，

$$\frac{\partial \log P(\overline{\boldsymbol{f}}|\boldsymbol{p})}{\partial \overline{f}_j} = -\sum_{i=1}^{n}a_{ij} + \sum_{i=1}^{n}\frac{p_i a_{ij}}{\sum_{j'=1}^{m}a_{ij'}\overline{f}_{j'}} - \beta\frac{\partial U(\overline{f}_j)}{\partial \overline{f}_j} = 0$$

$$\sum_{i=1}^{n}a_{ij} + \beta\frac{\partial U(\overline{f}_j)}{\partial \overline{f}_j} = \sum_{i=1}^{n}\frac{p_i a_{ij}}{\sum_{j'=1}^{m}a_{ij'}\overline{f}_{j'}} \quad (6.66)$$

となる．したがって，式(6.58)にならい，事前確率を加味した場合の再推定式は次のようになる．

$$f_j^{(k+1)} = \frac{f_j^{(k)}}{\sum_{i=1}^{n}a_{ij} + \beta\frac{\partial U(\overline{f}_j^{(k)})}{\partial \overline{f}_j}}\sum_{i=1}^{n}\frac{p_i a_{ij}}{\sum_{j'=1}^{m}a_{ij'}f_{j'}^{(k)}} \quad (6.67)$$

上式は，one step late（OSL）法と呼ばれている[18]．上式におけるエネルギー関数としては，さまざま提案されているが，一例として以下のエネルギー関数を考える．

$$U(f_j) = \sum_{j' \in N_j}(f_j - f_{j'})^2 \quad (6.68)$$

ここで，N_j は画素 j の近傍の画素を表す．この式によれば，画素 j と周りの画素の値が近ければ近いほどエネルギー関数が小さくなる．上式の微分を式(6.67)に代入すれば以下の式が得られる．

$$f_j^{(k+1)} = \frac{f_j^{(k)}}{\sum_{i=1}^{n}a_{ij} + 2\beta\sum_{j' \in N_j}(f_j^{(k)} - f_{j'}^{(k)})}\sum_{i=1}^{n}\frac{p_i a_{ij}}{\sum_{j'=1}^{m}a_{ij'}f_{j'}^{(k)}} \quad (6.69)$$

もし，k 回目の繰り返し計算で推定された $f_j^{(k)}$ が周りの画素値よりも大きければ，右辺の分母は大きくなり，$k+1$ 番目の推定値 $f_j^{(k+1)}$ を小さくする方向に働き，逆に $f_j^{(k)}$ が周りの画素値よりも小さければ，右辺の分母は小さくなり，$k+1$ 番目の推定値 $f_j^{(k+1)}$ を大きくする方向に働く．注意しなければならないのは，β の値によっては，右辺の分母が負の値になってしまい，推定画素値が負の値になることである．これを避けるために十分小さい β 値を選ぶ必要がある．これまでにエネルギー関数としてさまざまな提案がされてきた．たとえば，メ

ディアンフィルタを使うことにより，エッジを損なうことなく雑音部分の平滑化が行える．このほか，SPECT画像に対して位置合わせ（レジストレーション）をした後のX線CT画像やMRI画像を事前情報として利用する場合もある．

2.5 ファンビーム，コーンビーム，ピンホールコリメータの画像再構成

いままで述べてきた画像再構成においては，その前提として投影データは平行ビームであるとしている．これはSPECTの場合，平行多孔型コリメータでデータを収集した場合に相当する．これに対し，感度や空間分解能の向上のために，ファンビームコリメータやコーンビームコリメータ（図6.4），ピンホールコリメータ（図6.5）を利用して投影データを収集した場合，画像再構成はより複雑となる．

ファンビームコリメータを使用したデータ収集を行った場合，最も簡単に画像を再構成するには，得られたファンビーム（fan beam）投影データを平行ビーム（parallel beam）投影データになるように並び替えればよい（ファンパラ変換：fan/parallel conversion）（図6.18）．この場合，ビュー数が多いほど変換の精度が高くなるが，比較的ビュー数の少ないSPECT収集の場合，並び替えの際のデータ補間は避けられず，空間分解能が劣化するという欠点がある．しかし，一度並び替えてしまえば，通常の平行ビームジオメトリで利用した種々の画像再構成法が使えるという利点がある．このような空間分解能の劣化を避けるために，ファンビームジオメトリを考慮したFBP法が考案された[19]．ML-EM法に代表される逐次近似型画像再構成法でも，ファンビームジオメトリを実装すれば画像再構成の計算は可能となる．ファンビームジオメトリではγ線の減衰や空間分解能の劣化の補正が，平行ビームジオメトリの場合よりも複雑となり，計算時間はかかるものの，それらの直接的補正が可能であるという利点がある．

コーンビームコリメータ［図6.4(c)］やピンホールコリメータ（図6.5）を用いたSPECTの場合，3次元的な画像再構成が必要となる．これらのコリメータから得られた投影データから解析的に画像再構成を行うためには，Tuyの条件（Tuy's condition）[20]を満たす必要がある．この条件とは「被検体と交わるすべての平面がコリメータの焦点の軌道と交わらなければならない」というものである．図6.19(b)，(c)，(d)にTuyの条件を満たす軌道の例を

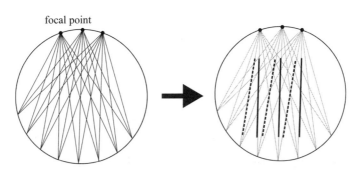

図6.18 ファンビームデータから平行ビームデータへの変換（ファンパラ変換）

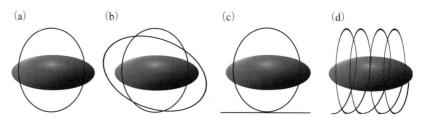

図6.19 Tuyの条件に合う軌道の例
(a) 一つの円軌道：この軌道はTuyの条件を満たさない．(b) 直交する二つの円軌道．(c) 一つの軌道と直線軌道．(d) らせん軌道．

示す．図6.19(a) のように一つの円軌道のみでデータを収集した場合，データは不完全となり，解析的に厳密な画像再構成ができない．このような一つの円軌道のみのデータで画像再構成を行う代表的な手法がFeldkamp法（あるいは開発者らの頭文字をとってFDK法）[21] である．この方法では，回転軸に対して垂直となる平面以外の斜め方向の平面もすべて2次元のファンビームデータとして画像再構成を行う．このため，回転軸に垂直な中央の平面では正確な画像再構成ができるものの（ファンビーム画像再構成法に相当），上下方向の画素からの寄与を考慮していないため，中心平面から上下方向に離れれば離れるほど画像ひずみが大きくなる．しかしながら，逐次近似型画像再構成法を使うことにより，この画像ひずみが大きく改善することが知られている．

第3節　SPECTの画像劣化とその補正

　理想的な状況では，SPECT装置で得られた再構成画像の1つの画素の画素値は，その画素に含まれる放射能に比例する．しかし，実際はさまざまな要因でSPECTの画像が劣化し，放射能に比例した画素値にならない．ここで画像劣化とは，当該画素値の過小あるいは過大評価，画像上に発生するアーチファクトをいう．このような画像劣化の原因は大きく，(1) 生体に起因する要因，(2) 物理的要因，(3) 技術的要因の3つに分けられる．さらに各要因には，複数の副分類が存在する（表6.1）．本節では，これら要因に関して概説し，特にSPECTデータの補正で重要となる，減衰（減弱）補正，散乱線補正，コリメータ開口補正に関して詳しく解説する．

3.1　生体に起因する要因

　SPECTの画像再構成は被検体や放射能分布が静止していることを前提に行うが，実際は被検体が生体の場合，被検体の動きを避けることはできない．この動きにより，SPECT画像がぼけたり，アーチファクトが発生する．減衰補正のための減衰マップを外部線源やX線

第6章 SPECT

表6.1 SPECT画像の劣化の原因

大分類	副分類	例
(1) 生体に起因する要因	被検体の動き	心臓の動きや患者の動き
	放射性薬剤の移動	薬剤の臓器への集積と排泄
(2) 物理的要因	γ線の減衰（減弱）	体内の原子との光電効果などによる消滅
	γ線の散乱	体内の原子とのコンプトン散乱による光子の増加
	放射性同位元素の壊変	半減期によるデータ収集中の放射能の低下
(3) 技術的要因	ハードウェア	コリメータの開口
		中心軸ずれ
	データ収集	不適切なコリメータによるデータ収集
		不十分な投影数
		不適切な収集範囲
	ソフトウェア	不適切な再構成アルゴリズム
		逐次近似型再構成法における不十分な反復回数
		不適切なフィルタやカットオフ周波数

　CTなどで別途撮像する場合でも，撮像時に被検体が動けば正しい減衰マップが得られず画像劣化につながる．被検体の動きの種類として，剛体的な動きと非剛体的な動きがある．たとえば，人の頭部の動きは剛体としての動きととらえることができ，被検体内のある1点のみで動きが記述できる．これに対し，心臓などの臓器の動き，呼吸による動きなどは，非剛体的な動きの例であり，動きを表現するためには複数点が必要となる．これらの動きを補正する方法を大別すると，何かしらのハードウェアを用いる方法とソフトウェアのみで補正する方法とに分かれる．心電図の信号をSPECTデータの収集に同期させる心電同期収集法（electrocardiogram（ECG）gated acquisition）や，横隔膜の動きを外部のセンサでとらえて呼吸に合わせて収集を行う呼吸同期収集法（respiration gated acquisition）は前者の代表例である．これに対し，ソフトウェアで動きの補正する方法としても，投影データの変化から動きを検知し修正する方法，再構成画像に対して動き補正を行う方法など複数提案されている．

　生体内の放射性薬剤をイメージングするうえで，時間的な要素も大きな画像劣化の原因になりうる．被検体に投与された放射性薬剤は，さまざまな臓器に入り，やがて代謝されていく．薬剤によって体内における分布，代謝速度は異なる．また，この速度には個体差もある．ガンマカメラ回転型SPECT装置の場合，被検体の周りをガンマカメラが回転してデータ収集が行われるが，データ収集にはある程度の時間がかかり，ガンマカメラが被検体の周りを1回転する間に放射性薬剤の臓器内分布が大きく変化する場合，画像上にアーチファクトが生じ定量性が損なわれる．

3.2 物理的要因

　SPECTで使用するγ線のエネルギーの範囲は70 keVから300 keV程度であるが，このエ

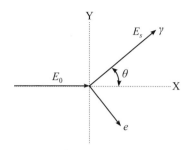

図6.20 コンプトン散乱
エネルギーE_0(MeV)のγ線が軌道電子eと衝突し，E_s(MeV)のエネルギーで角度θで散乱される.

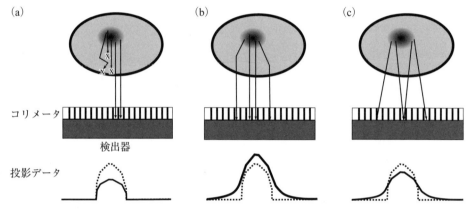

図6.21 SPECT収集における画像劣化の原因
破線の理想的な投影データに対して実線の投影データが観測される．(a) γ線の減衰．光電効果によりXの位置でγ線が消滅する，あるいは体外に出るがSPECT装置で検出されない．(b) γ線の散乱．コンプトン散乱したγ線が検出器まで到達しSPECT装置で検出される．(c) コリメータの開口．コリメータの孔に平行でないγ線もコリメータに入射し検出される．

ネルギー範囲で考慮しなければならないγ線と体内の媒質との相互作用は，第2章で解説したようにコンプトン散乱（Compton scatter）および光電効果（phtoelectric effect）である*[4]．図6.20のようにコンプトン散乱では，原子の軌道電子とγ線が衝突し，γ線のエネルギーの一部をこの電子に与える．散乱されたγ線のエネルギーは以下の式で表すことができ，散乱する角度が大きいほど低いエネルギーとなる．

$$E_s = \frac{E_0}{1+\dfrac{E_0}{0.511}(1-\cos\theta)} \tag{6.70}$$

散乱したγ線の一部は体内で複数回のコンプトン散乱を繰り返し，最後には光電効果で消滅する［図6.21(a)］．また，体外に出て，SPECT装置のコリメータまで到達するγ線もある．SPECT装置の検出器は3.5節で詳しく述べるように，エネルギーウインドウを利用して，このエネルギー範囲のγ線のみを計数するようになっているため，仮にコリメータを通過したとしても，複数回の散乱によりE_sが小さい場合は，この散乱γ線は検出されない．このよう

第6章　SPECT

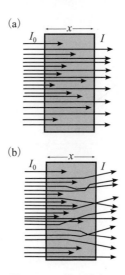

図6.22　γ線の減衰

単一エネルギーのγ線が均一の物質を透過した際の放射線強度の減衰は線減衰係数μを用いて$I=I_0 \exp(\mu x)$で表せる．(a) narrowビーム体系，(b) broadビーム体系．

にコンプトン散乱によって本来計測されるべきγ線の数が減ることになる．一方で，放射線源から放出されたγ線の一部は，光電効果により体内の原子にすべてのエネルギーを与えて消滅する．このことによっても，計測されるべきγ線の数が減少することになる．

以上のように，コンプトン散乱あるいは光電効果が起こり，図6.21(a) のように本来検出されるべきγ線が検出されず，放射能の過小評価が起こる．これをγ線の減衰と呼ぶ（しばしば，γ線の吸収と呼ばれることもあるが，この現象には体内で吸収されずコンプトン散乱で体外に出たγ線も含むことに留意する必要がある）．γ線の減衰の程度は，相互作用する物質固有の線減衰係数（linear attenuation coefficient）μ（cm^{-1}）（γ線のエネルギーによって決まる）および通過距離で求めることができる．図6.22のように厚さxの物質を単一エネルギーのγ線の平行ビームが透過する場合，初期の放射線強度をI_0とすると，透過後の放射線強度Iは，

$$I = I_0 \exp(-\mu x) \tag{6.71}$$

と表すことができ，物質の厚さが厚いほど減衰する．これはベールの法則（Beer's Law）と呼ばれるものである．μ値はγ線のエネルギーと物質の原子番号によって決まるが，測定体系によっても変化する．図6.22(a) のように平行ビームのみを観測する場合（これをnarrowビーム体系と呼ぶ）と図6.22(b) のように散乱線も含めて観測する場合（これをbroadビーム体系と呼ぶ）ではμ値が異なる（narrowビーム体系のμ値のほうが常にbroadビーム体系のμ値よりも大きい．後者を実効線減衰係数（effective linear attenuation coefficient）μ_{eff}と呼ぶ）．図6.23に示すとおり，μ値はγ線のエネルギーや線源が含まれる物質（μ値の空間的な分布を示す場合，減衰マップ（attenuation map）と称する）によって異なる．たとえば，10 cmの深さの水等価の組織からγ線が発生した場合，検出されるγ線は^{201}Tl，

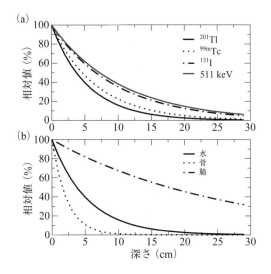

図6.23 γ線の減衰の影響
(a) 水中における ^{201}Tl, ^{99m}Tc, ^{131}I, 511 keV (PET核種) から放出されるγ線の減衰. (b) ^{201}Tlにおける, 水, 骨, 肺中におけるγ線の減衰. μ値は引用文献22) より.

^{99m}Tc それぞれ15%と21%となり，多くのγ線が減衰されていることがわかる．γ線のエネルギーが低いほど減衰の影響は大きく，また，図6.23(b) にみられるように骨や肺によって減衰の程度が大きく変化する．したがって，μ値が場所によって異なる不均一な減衰マップ$\mu(x)$の場合，式(6.71)は以下のようになる．

$$I = I_0 \exp\left(-\int \mu(x)\,dx\right) \tag{6.72}$$

第7章で述べるPETが比較的容易にγ線の減衰を推定できるのに対し，SPECTではγ線のエネルギーが比較的低く，線源の深さにより減衰の影響が大きく異なるため，γ線の減衰の推定にさまざまな困難が伴う．図6.24に示すとおり，γ線の減衰によって再構成画像の画質は大きく劣化し，定量性が損なわれる．減衰係数が不均一な分布では，その影響はさらに大きくなる［図6.24(e), (f), (g)］．

γ線の散乱の影響はγ線の計測方法と大きくかかわる．すなわち，シンチレータなどの放射線検出器は有限のエネルギー分解能を持っているため，単一エネルギーのγ線を計測する場合でも，計測されたγ線のエネルギースペクトルを観察すると光電ピークを中心にガウス分布のような形状で広がってしまう．このため，データ収集をする場合，γ線の光電ピークを中心にエネルギーの上限と下限を決め（エネルギーウインドウ：energy window），そのエネルギーウインドウに入ってきたγ線をカウントすることが行われる．したがって，図6.21(b) に示すように，コンプトン散乱したγ線がコリメータの孔に平行に入射し，かつE_sがエネルギーウインドウ内のエネルギーであったときにそれが直接線（プライマリ光子：primary photon）[*5] とみなされてしまう．この結果，真の投影データのカウントよりも計数値が増加する．式(6.70)にあるように散乱角度が小さい場合，直接線とほとんどエネルギーが変わらないので，このエネルギーウインドウ内に散乱線が含まれることを避けることはで

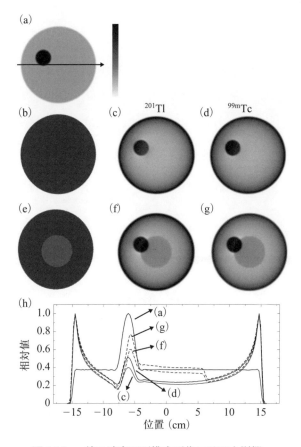

図6.24 γ線の減衰が再構成画像に及ぼす影響
(a) γ線の減衰がないときのFBP法による再構成画像，(b) 均一減衰マップ，(c) 均一減衰マップ内に^{201}Tlの線源がある場合のFBP法による再構成画像，(d) 均一減衰マップ内に^{99m}Tcの線源がある場合FBP法による再構成画像，(e) 不均一減衰マップ，(f) 不均一減衰マップ内に^{201}Tlの線源がある場合のFBP法による再構成画像，(g) 不均一減衰マップ内に^{99m}Tcの線源がある場合のFBP法による再構成画像，(h) それぞれの再構成画像のラインプロファイル［(a) 内の矢印の位置］．

きない．たとえば，^{99m}Tc（光電ピークエネルギー：140 keV）に対して，20％のエネルギーウインドウを設けた場合，50°以上散乱されたγ線も50％以上の確率で検出される．図6.25は実際の画像に散乱線がどの程度影響を与えたかをみたものであるが，低エネルギーのγ線ほど散乱線の影響が大きく，この図の例の場合，20％のエネルギーウインドウで，^{201}Tlでは観測されたγ線のうち49％が，^{99m}Tcでは36％が散乱線である．このような散乱線の影響により放射能濃度の過大評価や画像コントラストの低下を招く．特に低カウント領域では，散乱線の混入により真のカウントよりも見かけ上増加するので，たとえば心筋の虚血診断などにおいて診断能の低下をもたらす．

また，データ収集時間が長いときは半減期の補正も必要となる．たとえば^{99m}Tcの場合，半減期は6時間なので，30分間でSPECTデータを収集する場合，最初の1分の放射能に対して30分経過後の放射能は，94％まで低下するので，画像再構成のアーチファクトが発生する．したがって，厳密な定量を行う場合には半減期の補正も重要となる．

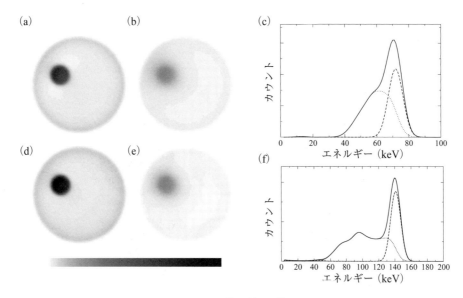

図 6.25 散乱線の影響

^{201}Tl ((a), (b), (c)) あるいは ^{99m}Tc ((d), (e), (f)) が含まれる円柱状ファントムをモンテカルロシミュレーション[23)]によって模擬した．小円柱ファントム内とバックグランドとの放射能比は 2：1．(a), (d) は 20% のエネルギーウインドウで観測された直接線の成分のみを使って再構成した画像．(b), (e) は 20% のエネルギーウインドウで観測された散乱線の成分のみを使って再構成した画像．(c), (f) は観察されたエネルギースペクトル．実線は直接線と散乱線の和，破線は直接線のみ，点線は散乱線のみを表す．

3.3 技術的要因

γ線の減衰，γ線の散乱はγ線のエネルギーと被検体を構成する原子番号で決まる現象であり，SPECT装置に依存しない*6．一方，コリメータ開口に代表される画像劣化はどのようなSPECT装置を用いるかによってその影響が異なる．一般に広く利用されている平行多孔型コリメータの場合，その名前が示すとおり，コリメータ孔に対して完全に平行なγ線のみが検出されると仮定しているが，実際はある角度を持った円錐状の領域に存在する放射性同位元素から放出されたγ線を計測している［図6.21(c)］．この角度は，コリメータの孔径と長さによって決まり，コリメータと線源との距離が離れれば離れるほど，空間分解能が劣化する．さらに線源が高エネルギーのγ線を含む場合，コリメータの材質を透過（penetration）するγ線をも考慮する必要がある．

3.4 γ線の減衰補正法

いままでに多数の減衰補正法が提案されてきたが，1) 解析的な手法か反復計算による手法か，2) 減衰マップが均一の線減衰係数（μ値）を持っているか不均一のμ値を持っているか，3) 厳密な減衰補正か近似的な減衰補正か，4) どの時点（画像再構成前，画像再構成中，画像再構成後）で減衰補正を行うのかの観点から分類できる．1970年代のSPECTが開発された当初は，均一な減衰マップを仮定し，近似的に減衰補正を行う方法が主流であり，減衰

補正を画像再構成の前あるいは後に行う簡易的な方法であった．1980年代になりγ線の減衰を考慮したラドン変換の研究が進み，解析的に減衰補正を行う画像再構成法が多数提唱された．また，コンピュータの計算能力の向上に伴い，γ線の減衰を考慮した逐次近似型画像再構成法も実用化されるようになった．さらに，不均一なμ値を持つ減衰マップにも対応できる手法が多数開発され，現在ではより正確な減衰補正が可能になっている．以下に代表的な減衰補正法をいくつか解説する．

3.4.1 対向する投影データの平均化による減衰補正法

図6.26に示すように点線源を検出器の前面に置いたとき，点線源と検出器の距離が離れるほど，γ線の減衰とコリメータ開口の影響で検出されるγ線の数が減り空間分解能も悪くなる．このような問題を最も簡単に補正する方法として，対向する投影データを平均化する方法がある．γ線源と検出器との距離が近い，ある投影データが得られたとき，対向する投影データではγ線源と検出器との距離は遠くなっている．つまり，1つの投影データは減衰の影響が少なく，同時にコリメータ開口による応答関数（response function）の広がり（ぼけ）は小さい．これに対して，もう1つの投影データは減衰の影響が大きく，ぼけも大きくなっている．この対向する2つの投影データを平均することにより，投影データにおける減衰と開口の影響も平均化されることになる．これには算術平均（arithmetic mean）を用いる方法と，幾何平均（geometric mean）を用いる方法がある．1つの投影データをp_iとし，対向する投影データをp_i'とすると，算術平均の場合の投影データは$\overline{p}_i=(p_i+p_i')/2$となり，幾何平均の場合の投影データは$\overline{p}_i=\sqrt{p_i p_i'}$となる．この計算の際には，対向する投影データはその位置を反転する必要があることに注意する．すなわち，図6.26(c)で位置1は反対側の投影データではNに対応することとなる．この手法を利用するためには360°の投影データの収集が必要となる．そして，画像再構成時には平均化処理を行った0°から180°の投影データを用いる．

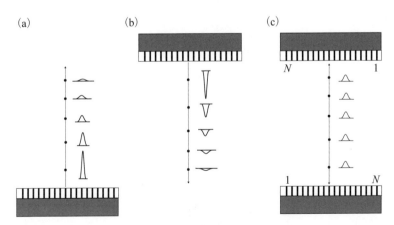

図6.26 対向する投影データの平均化
（a）点線源を検出器の前に距離を変えて置いたときの点広がり関数．検出器から遠ざかるほど点広がり関数の高さがより低くなり，より広がる分布となる．(b) 対向する投影データ．(c) 平均化後の投影データ．2つの投影データを平均することにより，その影響は平均化される．

以下に，上記の方法を減衰補正という観点から考察してみる．いま，線減衰係数μ，長さDの媒体の中に放射能強度A_0の点線源が1つある場合を考える．点線源と検出器の間の距離をdとすると，一方の投影データは$p_i = A_0 e^{-\mu d}$となり，対向する投影データは$p'_i = A_0 e^{-\mu(D-d)}$となる．算術平均を用いる場合，平均化後の投影データ$\bar{p}_i$は

$$\bar{p}_i = \frac{p_i + p'_i}{2} = \frac{A_0}{2}(e^{-\mu d} + e^{-\mu(D-d)}) \tag{6.73}$$

となる．一方，幾何平均を用いた場合は，

$$\bar{p}_i = \sqrt{p_i \cdot p'_i} = \sqrt{A_0 e^{-\mu d} \cdot A_0 e^{-\mu(D-d)}} = A_0 e^{-\mu \frac{D}{2}} \tag{6.74}$$

となる．このように，幾何平均を用いた場合，dの項が消えるので，線源と検出器との距離dに依存しない投影データが得られる．このため，幾何平均を用いたほうがより正しい減衰補正が行えることになる．ただし，式(6.74)は，あくまで点線源が1つのみで成り立つ式であり，複数の線源がある場合は平均化後の投影データで求められるカウントは線源の位置に依存する．算術平均を用いた場合，幾何平均を用いた場合に比べ，特にエッジ付近で応答関数の広がりほうが少ないため，線源の分布に偏りがあるような画像で高い空間分解能を得たい場合は，算術平均による投影データを用いるとよい．

Sorensonは幾何平均した投影データの各画素に対して以下に導出する係数を掛け合わせることにより，減衰補正を行う方法を提案した[24]．図6.27のように，一様なμ値を持つ減衰マップ内に放射能濃度Aの線源がある状態を考える．一方の検出器で測定される投影データp_1は以下で表すことができる．

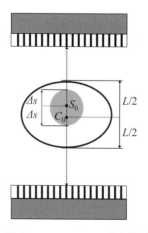

図6.27 Sorensonの減衰補正法
長さLの減衰マップの中心をC_0，減衰マップ内に長さ$2\Delta s$の放射線源（放射能濃度A）が中心S_0の位置に設置されている．

$$p_1 = \int_{s_0-\Delta s}^{s_0+\Delta s} A \exp\left[-\mu\left(\frac{L}{2}+s\right)\right]ds$$

$$= A\exp\left(-\mu\frac{L}{2}\right)\int_{s_0-\Delta s}^{s_0+\Delta s}\exp(-\mu s)ds \quad (6.75)$$

$$= \frac{A}{\mu}\exp\left(-\mu\left[\frac{L}{2}+s_0\right]\right)[\exp(\mu\Delta s)-\exp(-\mu\Delta s)]$$

$$= \frac{2A}{\mu}\exp\left(-\mu\left[\frac{L}{2}+s_0\right]\right)\sinh(\mu\Delta s)$$

同様に対向する検出器で測定される投影データ p_2 は,

$$p_2 = \frac{2A}{\mu}\exp\left(-\mu\left[\frac{L}{2}-s_0\right]\right)\sinh(\mu\Delta s) \quad (6.76)$$

となる.よって p_1, p_2 の幾何平均 p_g は,

$$p_g = \sqrt{p_1 p_2} = \frac{2A}{\mu}\exp\left(-\mu\left[\frac{L}{2}\right]\right)\sinh(\mu\Delta s) \quad (6.77)$$

となる.もし,減衰がない場合,測定される投影データは $2A\Delta s$ であるので,実測された幾何平均の投影データに掛ける係数 C は式(6.77)より以下のようになる.

$$C = \frac{2A\Delta s}{p_g} = \frac{\mu\Delta s \exp\left(\mu\frac{L}{2}\right)}{\sinh(\mu\Delta s)} \quad (6.78)$$

実際の測定データに対して,上式の補正をするためには減衰マップの μ 値のほかに,各投影データにおける減衰マップ上の大きさ L と線源の大きさ $2\Delta s$ が必要になる.もし,線源の大きさと減衰体の大きさが等しいと考えられるとき,すなわち,$L=2\Delta s$ のときは式(6.78)は以下のように表すことができる.

$$C = \frac{\mu L}{1-\exp(-\mu L)} \quad (6.79)$$

これまで述べてきた平均投影データを用いる方法は簡便な方法であり,あくまでも近似的な減衰補正となる.

3.4.2 Chang法

前述の平均投影データを用いる方法は,前処理法の一つであるが,後処理として再構成画像を補正する方法では,1978年にChangが発表したChang法が有名である[25].図6.28に示すように,一様な線減衰係数 μ を持つ減衰マップの中の位置 (x, y) に線源強度 A の放射線源があったとする.減衰を受けてビュー番号 i の検出器で観測される放射線の強度は以下となる.ここで L_i は物体の輪郭までの距離とする.

$$A_i = A\exp(-\mu L_i) \quad (6.80)$$

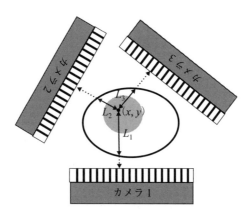

図6.28 Chang法の説明
(x, y) の位置から放出されたγ線は，一様な線減衰係数μを持つ減衰マップの境界までの距離L_1, L_2, L_3の間で減衰を受ける．

いま，ビューがN個あり，減衰の影響がない場合，すべてのビューのデータを逆投影すると，(x, y) の値は$f(x, y) = AN$となるはずである．しかし，実際は減衰の影響を受けるため，$\sum_{i=1}^{N} A \exp(-\mu L_i)$ が観測される．したがって，(x, y) の位置の放射能がANとなるような補正係数は以下となる．

$$C(x, y) = \frac{1}{\frac{1}{N} \sum_{i=1}^{N} \exp(-\mu L_i)} \tag{6.81}$$

この補正データ$C(x, y)$は既知の減衰マップに対して，すべての(x, y)の点であらかじめ計算を行う．測定された投影データ$p_0(s, \phi_i)$ $(i = 1, 2, \cdots, N)$からFBP法などを用いて再構成した画像$f_0(x, y)$に対して，以下のように$C(x, y)$を掛けることにより，減衰補正した画像が得られる．

$$f_c(x, y) = C(x, y) f_0(x, y) \tag{6.82}$$

$C(x, y)$の計算では点線源を仮定しており，実際の線源が広く分布している場合は，$C(x, y)$による補正は過大評価あるいは過小評価となる．そこで，$f_c(x, y)$を順投影して投影データ$p_c(s, \phi_i)$を作成し，観測された投影データとの差分を計算する．

$$p_{\text{err}}(s, \phi_i) = p_0(s, \phi_i) - p_c(s, \phi_i) \quad i = 1, 2, \cdots, N \tag{6.83}$$

この$p_{\text{err}}(s, \phi_i)$から再構成画像$f_{\text{err}}(x, y)$を計算し，以下のように減衰補正画像を更新する．

$$f_c^{(2)}(x, y) = f_c(x, y) + f_{\text{err}}(x, y) C(x, y) \tag{6.84}$$

$f_c^{(2)}(x, y)$からさらに$p_{\text{err}}(s, \phi_i)$を計算し，式(6.84)によって減衰補正画像を更新し，$f_{\text{err}}(x, y)$が十分小さくなるまで繰り返し計算を行う．通常は少数回の繰り返し計算で収束する（図6.29）．Chang法は実装が容易であり，計算時間もかからないため，臨床用SPECT装置で最も広く使われている減衰補正法である．Chang法では一様な減衰マップを仮定しているた

第6章　SPECT

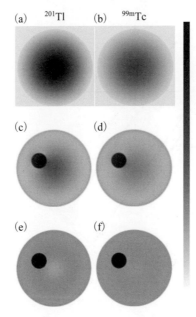

図6.29 Chang法の適用例

線源の分布は図6.24(a)とし，均一な減衰マップ内に^{201}Tlあるいは^{99m}Tcの線源が分布する．(a) ^{201}Tlの補正係数データ，(b) ^{99m}Tcの補正係数データ，(c) 初回の減衰補正画像(^{201}Tl)，(d) 初回の減衰補正画像(^{99m}Tc)，(e) 繰り返し2回目の減衰補正画像(^{201}Tl)，(f) 繰り返し2回目の減衰補正画像(^{99m}Tc)．

め，頭部や腹部のように，一様のμ値が適用できる領域では，良好な結果が得られるが，胸部や骨盤付近の領域では，肺野や骨の影響で大きなエラーとなる．不均一な減衰マップにおいても，原理的には，式(6.81)内のμ値を(x, y)ごとに変えることによって，減衰補正は可能である．このように不均一な減衰マップを考慮することにより減衰補正の結果は改善するが，完璧な減衰補正とはいえず雑音成分の増加をもたらすこともある．

3.4.3　解析的減衰補正画像再構成法

2.1.3で述べたFBP法に代表される解析的画像再構成法は，複数の投影データから解析的に放射能分布を求める方法であるが，γ線の減衰の影響を受けた投影データに対して，解析的に放射能分布を求める方法がいくつか提案されている．

γ線の減衰を考慮した場合，放射能分布$f(x, y)$と投影データ$p(s, \phi)$との間の関係式である式(6.6)(ラドン変換)は以下のようになる．

$$p(s, \phi) = \int_{-\infty}^{\infty} \int_{-\infty}^{\infty} f(x, y) \exp\left[-\int_{0}^{l(x,y)} \mu(x', y') dl\right] dxdy \Big|_{s = x\cos\phi + y\sin\phi} \quad (6.85)$$

ここで$\mu(x', y')$は位置(x', y')における線減衰係数，$l(x, y)$は検出器面から線源の位置(x, y)までの距離を表す(図6.30)．この関係式を減衰ラドン変換(attenuated Radon transform)と呼ぶ．γ線の減衰がある条件下でのSPECT画像再構成は，式(6.85)から$f(x, y)$を導出することになる(逆減衰ラドン変換：inverse attenuated Radon transform)．頭部の撮像など

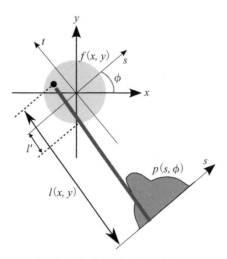

図6.30 減衰マップ内の放射能分布 $f(x, y)$ と投影データ $p(s, \phi)$ との関係
$l(x, y)$ は検出器面から位置 (x, y) までの距離．l' は物体表面から s 軸までの距離．$f(x, y)$ は極座標表現で $f(r\cos\theta, r\sin\theta)$ で表せる．

減衰体の μ 値が一様であると考えられる場合，式(6.85)は，以下のように単純化される．

$$p(s,\phi) = \int_{-\infty}^{\infty}\int_{-\infty}^{\infty} f(x,y)\exp\bigl[-\mu(t+l')\bigr]dxdy\big|_{s=x\cos\phi+y\sin\phi} \tag{6.86}$$

また，x-y 座標系での積分を，s-t 座標系で記述して整理すると，

$$p(s,\phi) = \int_{-\infty}^{\infty} f(x,y)\exp\bigl[-\mu(t+l')\bigr]dt \tag{6.87}$$

となる．ここで，l' は物体表面から s 軸までの距離である．$\exp(-\mu l')$ は減衰マップの境界が定義できれば決まる定数なので，式(6.87)の両辺に $\exp(\mu l')$ をかけて，以下のように表す．

$$q(s,\phi) = \int_{-\infty}^{\infty} f(x,y)\exp[-\mu t]dt \tag{6.88}$$

この式を指数ラドン変換（exponential Radon transform）と呼ぶ．この逆変換を解析的に求める方法として，1979年に発表されたBelliniらの方法[26]をはじめとして複数存在する．そして，Metzらにより，統一的な解法が示された[27]．また，工藤らはInouyeらの方法[28]を拡張し，Metzら同様の解法を示した[29]．いま，放射能分布 $f(x, y)$ の2次元フーリエ変換 $F(X, Y)$ と，その極座標フーリエ級数を考える．

$$F(X,Y) = \int_{-\infty}^{\infty}\int_{-\infty}^{\infty} f(x,y)\exp(-i2\pi(Xx+Yy))dxdy \tag{6.89}$$

$$F_k(\rho) = \int_0^{2\pi} F(\rho\cos\theta, \rho\sin\theta)\exp(-i2\pi k\theta)d\theta \tag{6.90}$$

また，γ 線の減衰の影響を受けた投影データ $q(s, \phi)$ の1次元フーリエ変換 $Q(R, \phi)$ と，

そのフーリエ級数を以下のように定義する．

$$Q(R,\phi) = \int_{-\infty}^{\infty} q(s,\phi)\exp(-i2\pi Rs)ds \tag{6.91}$$

$$Q_k(R) = \int_0^{2\pi} Q(R,\phi)\exp(-i2\pi k\phi)d\phi \tag{6.92}$$

F_kとQ_kとの間に以下の関係がある[29]．

$$F_k(\sqrt{R^2-\mu^2}) = \left(\frac{R-\mu}{R+\mu}\right)^{k/2} Q_k(R) \qquad R \geq 0 \tag{6.93}$$

$$= (-1)^k \left(\frac{R-\mu}{R+\mu}\right)^{k/2} Q_k(R) \qquad R<0 \tag{6.94}$$

投影データ$q(s,\phi)$から上式を用いることにより任意のρにおける$F_k(\rho)$が求まるので

$$F(\rho\cos\theta, \rho\sin\theta) = \sum_{k=-\infty}^{\infty} F_k(\rho)\exp(ik\theta) \tag{6.95}$$

より$f(x,y)$の2次元フーリエ変換データを求められ，フーリエ逆変換より$f(x,y)$を計算できる．式(6.93)，式(6.94)に示すとおり，符号の異なるRで同じF_kが計算できるという，Q_kとF_kの間には冗長性があり，これらの式の組合せにより複数の解法が存在する．雑音成分が含まれていない理想的なデータでは同一の解を導き出せるが，雑音成分を含む場合，解法によって誤差伝播が異なり，結果も異なる．

式(6.85)の不均一な減衰マップにおける逆変換は，長年導出されていなかったが，2001年に解法が発表された[30),31)]．これらの方法は，雑音成分がなく，散乱線がなく，無限の空間分解能を持つ理想的なデータにおいては正確な画像再構成を行えるが，実データにおいては，雑音成分の影響，散乱線やコリメータの開口の影響が再構成画像の画質低下を招き，その解法の複雑さからも，広く普及している方法ではない．

3.4.4 減衰補正付き逐次近似型画像再構成法

2.3項で解説した逐次近似型画像再構成法は，測定されたデータのモデルにγ線の減衰の影響を考慮することにより容易に減衰補正が行える．式(6.33)のa_{ij}は画素jで放出されたγ線が投影データiに検出される確率であるが，画素jと検出器iの間にある減衰マップのμ値を利用して減衰の影響を考慮した投影データを求めることで，不均一な減衰マップでも対応が可能である．ただし，正確な減衰補正のためには，離散データを扱うので小さな画素サイズやサンプリングの工夫が必要となる．逐次近似型画像再構成法を用いれば，減衰補正だけでなく，散乱線補正やコリメータ開口補正も同時に実装が可能である．

3.4.5 減衰マップの取得

以上述べたさまざまな減衰補正法は，均一あるいは不均一なμ値を仮定しているという違いはあるものの，減衰マップが正しいことが前提となっている．減衰マップを得るため，再構成したエミッションCT画像から，マニュアル操作で減衰マップの領域（通常は楕円形）を決め，その領域内は均一のμ値を仮定する方法が，頭部の検査において利用される．この

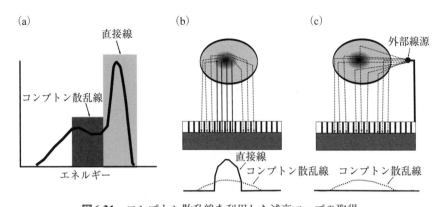

図6.31 コンプトン散乱線を利用した減衰マップの取得
(a) γ線のエネルギー分布．直接線と別にコンプトン散乱線のデータを収集する．(b) コンプトン散乱線（破線）は直接線（実線）に比べて線源の位置に依存しない分布となる．(c) 外部に置いた線源からのコンプトン散乱線を収集する方法[37]．

方法は簡便であるが，補正結果が領域の設定者に依存するという問題がある．これに対して，エミッションCT画像から自動的に画像のエッジを検出し減衰マップを得る方法は，マニュアルによる方法よりも客観性があり，検査者の負担が少ない方法である．これには画素値のしきい値を用いる方法，画像の特徴からエッジを検索する方法，SPECT画像と位置合わせしたMRI画像から減衰マップを推定する方法，テンプレート画像とのマッチングにより減衰マップを決める方法など，さまざまな自動エッジ検出法（automatic edge detection）が提案されている[32]．画像再構成時にエミッション画像と減衰マップを同時に推定する方法は解の収束が悪く計算時間がかかるため，広くは利用されていないが，古くから提唱されているものである[33]．そのほか，ラドン変換と減衰ラドン変換との関係から，解析的に減衰マップを推定する方法などもある[34]．

　コンプトン散乱したγ線の分布は，直接線の分布に比べて線源の位置に依存しない分布になることを利用し，直接線のエネルギーよりも低いエネルギーのデータを収集することにより人体の輪郭を求める方法がある[35]（図6.31）．式(6.70)のコンプトン散乱線のエネルギーと散乱角との関係より，コンプトン散乱線のエネルギーを限定することにより，外部線源に起因するコンプトン散乱線を特定できる．したがって，図6.31(c)のように検出器と90°の方向に外部線源を置くことにより，内部からのコンプトン散乱線のみから輪郭を推定するよりも，より正確な輪郭を得ることができる．胸部のように不均一な減衰マップとなる部位では，コンプトン散乱線の分布から輪郭だけではなく，画像セグメンテーション（image segmentation）により肺野領域を推定する方法も提案されている[36]．エミッションデータのみ，あるいはコンプトン散乱線のデータを使った以上の方法は，以下に述べるトランスミッション線源を利用する方法に比べ，検査時間が短くすみ，被検者の被ばく量を低減できる方法である．ただし，適用できる領域は限定的であり，その精度も，トランスミッション線源を利用した方法に比べ劣る．トランスミッション線源を用いた場合，μ値は実測値を用いることができるが，エミッションデータのみから減衰マップを作成する場合，減衰マップ内のμ値をあらかじめ決めておく必要がある．μ値は測定系によって異なり（図6.22），適切なμ

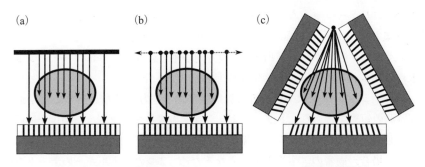

図6.32 SPECT装置におけるトランスミッション線源の設置例
(a) 面線源，(b) 移動型線線源，(c) 線線源を triple-head SPECT 装置に設置する．コリメータとしてファンビームコリメータを利用する[39]．

値の選択が重要である．

　PET撮像ではしばしば用いられるように，SPECT撮像においても通常のエミッション撮像に加えてトランスミッション撮像（transmission scan）をすることにより，減衰マップを得ることができる．トランスミッション撮像では，体外に放射性同位元素を用いた外部線源を配置し，そこから放出されるγ線の減衰を測定することにより減衰マップを求める．実測した減衰マップが得られるため，特に胸部領域など不均一な減衰マップが必要な場合に有効である．放射性同位元素による外部線源を用いるアイデアは，すでに1952年には提唱されており[38]，長い歴史を持つが，1980年代になり画像再構成用の減衰マップ取得のためにトランスミッション撮像が行われるようになった．日本においては，2001年の医療法の改正により外部線源を用いた撮像が可能となり，トランスミッション撮像の臨床利用が進められた．近年は，SPECT/CT装置の普及により，X線CT画像を用いた減衰マップ取得が一般化しつつある．

　トランスミッション撮像用の外部線源として，さまざまな核種，形状，方法が提案されてきた（図6.32）．γ線源としては，対象とするγ線のエネルギーに近く，頻回な外部線源の交換を避けるため半減期が長いものがしばしば利用される．たとえば，^{241}Am（半減期432年，γ線エネルギー：59 keV），^{153}Gd（半減期242日，γ線エネルギー：97, 103 keV），^{195}Au（半減期183日，γ線エネルギー：99, 130 keV），^{57}Co（半減期272日，γ線エネルギー：122, 137 keV），^{133}Ba（半減期10.5年，γ線エネルギー：356 keV），^{123m}Te（半減期120日，γ線エネルギー：159 keV）などが利用される．補正では被検体がない状態でトランスミッション撮像を行い（ブランク撮像：blank scan），被検体がある状況下で再度トランスミッション撮像を行う．式(6.72)は以下のように表せるので，

$$\int \mu(x)dx = \log_e\left(\frac{I_0}{I}\right) \quad (6.96)$$

ブランク撮像のデータI_0をトランスミッション撮像時のデータIで除することにより上式の右辺が求められる．これが減衰マップの投影データとなるので，通常のFBP法を用いて減衰マップを求めることができる．ただし，トランスミッション線源の種類により求められるμ値が異なることに注意する必要がある．面線源のように線源から放出されるγ線の方向が

任意の場合（コリメーションなし），観測されたトランスミッションデータには多数の散乱線成分が含まれており，求められるμ値はbroadビームのμ値［図6.22(b)］となる．一方，トランスミッション線源から飛び出すγ線の方向が平行になるようにコリメーションされた場合，求められるμ値はnarrowビームの値［図6.22(a)］となる．

トランスミッション撮像は，被検者に放射性薬剤を投与する前に行うことが通常であるが，検査時間の短縮を考えるとトランスミッション撮像とエミッション撮像を同時に行えることが望ましい．トランスミッション撮像用の線源として^{99m}Tcを用い，^{201}Tlのエミッション撮像を行う場合，両者のエネルギーが異なるため，2つのエネルギーのデータを同時に収集することによりエミッションとトランスミッションの同時撮像が可能となる．その場合，エミッションデータとトランスミッションデータの間でのデータの混入（クロストーク：cross talkと呼ぶ）を補正する必要がある．これは，エミッションデータから混入した^{99m}Tcの散乱線由来の成分を減算し，さらに，トランスミッションデータから^{201}Tlから放出される高いエネルギーのγ線（135 keV 2.7%, 167 keV 10%）の成分を減算しなければならない．また，エミッションデータは^{201}Tlが放出するγ線の減衰を受けているのに対して，トランスミッションデータから算出した減衰マップは^{99m}Tcが放出するγ線に対応したものであるため変換が必要となる．そこで下記のような式でトランスミッション撮像から求めた減衰マップ$\mu_T(x,y)$からエミッションデータの減衰マップ$\mu_E(x,y)$の変換を行う．

$$\mu_E(x,y) = \frac{\mu_{Tl}^{water}}{\mu_{Tc}^{water}} \mu_T(x,y) \tag{6.97}$$

ここで，μ_{Tl}^{water}は水中における^{201}Tl（68.9〜80.3 keV）の線減衰係数，μ_{Tc}^{water}は水中における^{99m}Tc（140 keV）の線減衰係数である．

X線CT画像を減衰マップに利用しようというアイデアは古くから存在するが，SPECT/CT装置の普及により，広く利用されるようになってきた．基本的には，上で述べた外部放射性線源を用いる方法と同様であるが，X線源の強度が外部線源に比べて非常に大きいた

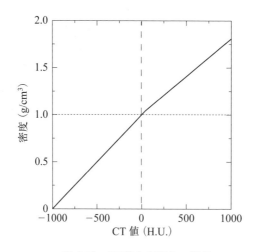

図6.33　CT値と密度との関係

め，高速に減衰マップを求められる，高分解能の解剖学的情報が得られる，放射性同位元素を被検者に投与後でもクロストークの補正なしで減衰マップを求められる，などの利点がある．さらに，外部放射線源を用いる場合は，いずれ線源の交換が必要になるが，X線CTを用いる場合その必要がなく，コスト的にも有利である．ただし，SPECTとX線CT装置の視野の違いによる画像欠け（トランケーションエラー：truncation error），金属アーチファクト（metal artifact）によるCT値の過大評価，ビームハードニング（beam hardening）によるCT値の変化などに注意を払う必要がある．

通常，X線CT画像の画素値（CT値）はハンスフィールドユニット（H.U.）で表されるが，CT値と組織の密度は線形の関係がある．ただし，電子密度によって，この傾きが異なり，図6.33のように異なる傾きを持つ[40]．あるエネルギーにおける水の線減衰係数μ_wと密度ρの物質中の線減衰係数μ_sとの間には$\mu_s = \mu_w \rho$の関係があるので，ρがわかれば，CT値より任意のエネルギーの減衰マップを求めることができる．実際は，CT値とμ_sとの関係は，CT装置の種類や，X線発生装置の管電圧などの撮像条件で変わりうる．また，胸部の撮像では，呼吸の影響で，SPECT画像とX線CT画像との間で位置ずれが起こり，画像上のアーチファクトとして現れる．

3.5 散乱線補正法

本項ではさまざまな散乱線の補正法を紹介する．3.2項の最初に述べたようにγ線の減衰とはγ線の散乱も含めた包括的な概念であることに注意する必要がある．減衰補正法を適用したことにより，一部の散乱線も除去されることになり，減衰補正後のデータに対して散乱線補正を行うと過補正になりうる．そのため，散乱線補正は減衰補正の前に行うのが普通である．また，γ線の散乱は3次元的な事象であり，補正も3次元的な散乱線の分布を考慮する必要がある．

厳密な意味での散乱線補正法とはいえないが，broadビームを想定した実効線減衰係数μ_{eff}を用いる方法が簡便法としてある．たとえば，$^{99\mathrm{m}}$Tcの場合，140 keVのγ線の水中でのμ値0.15 cm^{-1}に対して0.1 cm^{-1}付近の値を用いる．これにより減衰補正の効果を弱め，その結果，収集データ中の散乱線を考慮したこととなる．この方法は，均一な値の減衰マップ内に放射能が均一に分布している場合にはよい近似であるが，散乱線の空間的な分布の偏りを無視しており，複雑な体系では大きな誤差を生じる．先に述べたように，散乱線の影響は画像コントラストの低減を招く．2.1.3項でいくつか再構成のフィルタを紹介したが，画像コントラストを上昇させるフィルタは，結果的に散乱線補正を行っていることになる[41]．ただし，実際の散乱線の分布は放射能分布に大きく依存しており，画像フィルタによる方法は，実データにおいて散乱線を除去できるわけではない．実効線減衰係数を用いる方法や画像フィルタによる方法は，結果的に散乱線の低減となっているが間接的な散乱線補正といえる．一方，後述する散乱線補正法は散乱線の除去を目的として開発された手法である．

多数の散乱線補正法がいままで開発されてきたが，どのような散乱線成分推定の手法（エネルギー情報を用いる方法，散乱線の空間的広がりの情報を用いる方法，理論モデルによる方法）を用いているか，いつ散乱線補正を行うか（データ収集中，画像再構成前あるいは画

像再構成中) によって大別される.

図6.25にみられるように散乱線のエネルギー分布は，直接線の光電ピークから下部に広がった分布をしている．エネルギーウインドウを狭めれば狭めるほど，散乱線の割合は減少するが，SPECT装置は有限のエネルギー分解能を持つため，完全に散乱線を除去することはできない．また，エネルギーウインドウを狭めることにより，測定されるカウントが減り，雑音成分が上昇する．そこで，散乱線を含めたデータを収集し，測定されたγ線のエネルギー分布から散乱線の成分を推定，散乱線除去を行う方法が多数提案されている．最も初期のエネルギー情報を用いた散乱線補正法としてJaszczakらによるDEWS (dual energy window subtraction) 法がある．Jaszczakらは直接線のピークを含むエネルギーウインドウ (光電ピークウインドウ，^{99m}Tcで127〜153 keV) の下に散乱線を含むエネルギーウインドウ (散乱線ウインドウ，^{99m}Tcで92〜125 keV) を設けて，2つのエネルギーウインドウのデータを同時収集することにより，散乱線除去を行った[42]．光電ピークウインドウで得られたデータから再構成した画像を$f_1(x, y)$とし，散乱線ウインドウで得られたデータから再構成した画像を$f_2(x, y)$とすると，散乱線補正した画像$f(x, y)$は以下となる．

$$f(x, y) = f_1(x, y) - k\, f_2(x, y) \tag{6.98}$$

ここで，kは実験的あるいはモンテカルロシミュレーションによって求めた固定値で，0.5付近の値となる．本方法の本質的な問題は，散乱線ウインドウに含まれる散乱線は，複数回の散乱後に検出される多重散乱のγ線が多く含まれるため，実際の被検体内の放射能分布と一致しないことである．このため，本方法は線源分布が均一な単純な系では成り立つが，不均一な線源分布を持っている場合，正確な結果とならない．

このほかエネルギー情報を持った測定イベントごとのデータ (リストモードデータ：list mode data) を収集することにより，測定されたγ線のエネルギースペクトルを求め，エネルギースペクトルのフィッティングや因子分析，ニューラルネットワークなどで散乱線成分を推定する方法は複数提案されているが，リストモード収集が可能なハードウェアが必要であり，十分な精度を持つエネルギースペクトルを得るためには多数のカウントが必要になるなどの問題がある．EWA (energy weighted acquisition) 法[43]は，データ収集時に光電ピークエネルギーのγ線を強調し，散乱線成分を抑える重みを乗算することにより散乱線補正をする方法で，かつて，シーメンス社からEWA法用のハードウェア付きのSPECT装置が販売されたが，普及には至っていない．そのほか，光電ピークの非対称性を利用する方法 (dual photopeak window法：DPW[44]) などが提案されているが (そのほかの方法に関しては文献45) を参照)，Ogawaらが考案したTEW (triple energy window) 法[46]は，実装がシンプルで精度も高いため，臨床用SPECT装置において最も普及している方法である．

図6.34にTEW法の概念図を示すが，メインウインドウの両脇に散乱線を含むサブウインドウを設定し，同時に3つのエネルギーウインドウのデータを収集する．メインウインドウ内に含まれる散乱線の成分は図のように台形で近似できるとし，直接線の成分C_pは以下の式で求める．

第6章 SPECT

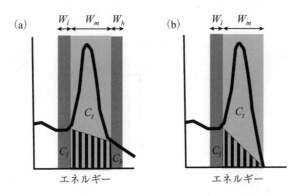

図6.34 TEW法の概念図
(a) 両端に散乱線ウインドウを設ける場合（triple energy window），(b) 片側のみ散乱線ウインドウを設ける場合（dual energy window）．メインウインドウの収集カウントがC_t，エネルギー幅がW_m，下位散乱線ウインドウの収集カウントがC_l，エネルギー幅がW_l，上位散乱線ウインドウの収集カウントがC_h，エネルギー幅がW_h．

$$C_p = C_t - \frac{W_m}{2}\left(\frac{C_l}{W_l} + \frac{C_h}{W_h}\right) \tag{6.99}$$

この散乱線除去は投影データ上で行われる．もし，上位散乱線が無視できる場合は，図6.34(b)のように，メインウインドウと下位散乱線ウインドウの2つのデータのみを収集し，メインウインドウに含まれる散乱線成分は三角形で近似できるとし以下のように求める．

$$C_p = C_t - \frac{W_m}{2}\left(\frac{C_l}{W_l}\right) \tag{6.100}$$

この手法ではサブウインドウが狭いため，サブウインドウで収集されるカウントが少なく，それが原因で雑音成分の増加につながる．このため，サブウインドウのデータに対して2次元のフィルタ処理をすることにより，雑音成分を抑えることが行われている．

以上，エネルギー情報を用いた散乱線補正法をいくつか紹介したが，これらの方法は，複数のエネルギーウインドウのデータを収集するためのハードウェアが必要であるという欠点があるものの，以降に述べる散乱線の空間分布を利用する方法やモデルによる方法に比べ，比較的高速計算が可能であり，視野外からの散乱線の除去も可能であるという利点がある．また，複数核種の同時撮像においても，エネルギー情報を利用する方法は有効である．

次に散乱線の空間的分布を利用して散乱線補正をする方法を述べる．図6.35に，水中に線線源（^{99m}Tc）を置いたときに得られる散乱線の投影像を示すが，この図にあるように，散乱線の分布は線源のある位置から指数関数的に広がりのある分布をする．deconvolution法[47]では，散乱線の分布は，直接線の分布とPSF（point spread function：点広がり関数）の畳み込み積分の結果得られるとする．いま測定された投影データを$t(x, y)$，直接線の成分を$p(x, y)$とすると以下の関係が成り立つ．

$$t(x, y) = p(x, y) + p(x, y) * PSF \tag{6.101}$$

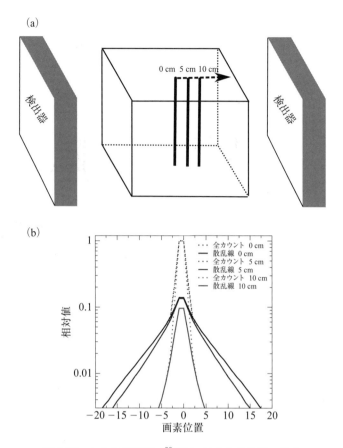

図 6.35 水中の線線源（^{99m}Tc）による散乱線の分布
(a) 線線源は中心から 0 cm, 5 cm, 10 cm 移動させる．(b) 幾何平均した投影データから全カウントと散乱線のカウントのプロファイルをプロットした．

ここで＊は 2 次元の畳み込み積分を意味する．上式は，フーリエ変換 $\mathscr{F}(\cdot)$，フーリエ逆変換 $\mathscr{F}^{-1}(\cdot)$ を用いることにより，$p(x, y)$ に関して以下のように解くことができる．

$$p(x, y) = t(x, y) * \mathscr{F}^{-1}\left\{\frac{1}{1 + \mathscr{F}(PSF)}\right\} \tag{6.102}$$

PSF は指数関数 $A\exp(-Br)$ でよく近似できる．ここでパラメータ A, B は点線源によるファントム実験により求める．この方法では均一な減衰マップを仮定しており，不均一な減衰マップの場合，誤差を生じる．不均一な減衰マップにおいても散乱線補正を可能とする方法として TDCS（transmission-dependent convolution subtraction）法が提案された[48]．TDCS 法では以下の式より散乱線を除去した投影データ（対向する投影データとの幾何平均された投影データ）を求める．

$$p^{(n)}(x, y) = t(x, y) - SF(x, y)[p^{(n-1)}(x, y) * PSF] \tag{6.103}$$

右辺の 2 項目は散乱線の成分を表す．測定データとしては直接線と散乱線を含めた合計の投影データ $t(x, y)$ しかないため，$p^{(0)}(x, y) = t(x, y)$ とし，n 回の繰り返し計算を行い散乱

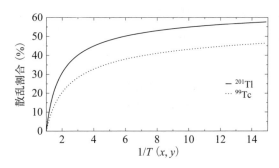

図6.36 トランスミッションファクタと散乱割合（*SF*）の関係[48]

式(6.104)をプロットした．減衰が大きいほど散乱線の割合が増加する．γ線のエネルギーが低い^{201}Tlのほうが^{99m}Tcよりも散乱線の割合が大きい．

線を除去する（通常は1回でよい近似となる）．ここで，$SF(x, y)$ は投影データの各点における散乱割合（scatter fraction）を表し，以下で定義される．

$$SF(x, y) = 1 - \frac{1}{A - B \cdot T(x, y)^{\beta/2}} \tag{6.104}$$

ここで$T(x, y)$は各点におけるトランスミッションファクタでブランクデータ$I_0(x, y)$とトランスミッションデータ$I(x, y)$の比$I(x, y)/I_0(x, y)$である［式(6.72)参照］．A, B, βは核種ごとに実験的に求める．図6.36に$T(x, y)$と$SF(x, y)$との関係を示す．PSFとして単一指数関数あるいは以下のような指数関数とガウス関数の組合せを用いる[49]．

$$PSF = A \exp(-Br) + C \exp(-Dr^2) \tag{6.105}$$

散乱線の空間的分布を利用した散乱線補正法は，光電ピークウインドウのデータのみを使うため，複数のエネルギーを収集するハードウェアを必要とせず，比較的高速に散乱線成分を推定できる．また，光電ピークウインドウのデータの畳み込み積分は平滑化の効果もあり，雑音成分の増加を抑えることができる．一方，位置に依存しない（shift-invariant）PSFや放射能分布に依存しないSFなどを仮定しているため，この仮定が成り立たない場合は推定誤差を生む．

散乱線の体内の分布はクライン・仁科の公式で予想でき，モンテカルロシミュレーションによりγ線の挙動をシミュレーションすることにより，測定される散乱線を推定することが可能である．すでに1986年にはモンテカルロシミュレーションを行って，逐次近似型画像再構成中にγ線の減衰，散乱，開口補正を行う方法が提案された[50]．しかし，当時のコンピュータの計算能力により，推定は2次元にとどまり実用には至らなかった．システム行列a_{ij}［式(6.34)］に散乱線の寄与を考慮して計算を行えば原理的には散乱線を考慮した画像再構成が可能であるが，繰り返し計算ごとにa_{ij}を求める必要があり，散乱線の3次元的な分布を考慮しなければならず，莫大な計算時間と多量のメモリを必要とする．現在のコンピュータにおいても複雑な物理現象をすべてシミュレーションして画像再構成を行うことは実用的ではなく，何かしらの単純化が必要である．たとえば，あらかじめ位置に依存した散乱線の分布関数を計算しておき，それをテーブル化し実際の再構成時にはそのテーブルを参照する

のみとする方法や，非常に粗い空間の散乱線分布のみを考慮する方法などが提案されている[51]．散乱線の項S_jを含めたML-EM法は式(6.58)の代わりに以下の式を用いる．

$$f_j^{(k+1)} = \frac{f_j^{(k)}}{\sum_{i=1}^{n} a_{ij}} \sum_{i=1}^{n} \frac{p_i a_{ij}}{\sum_{j'=1}^{m} a_{ij'} f_{j'}^{(k)} + S_j} \quad (6.106)$$

上式のS_j項を反復計算ごとに再計算することもできるが，上に述べたTEW，TDCS法などの散乱線推定法であらかじめ決めておき，反復計算では固定する場合もある．

3.6　コリメータ開口補正・部分容積効果補正

SPECT装置は有限の空間分解能を持っているため，再構成された画像は実際の被写体内の放射能の値よりも低い値となる．これを部分容積効果（partial volume effect: PVE）と呼ぶ（図6.37）．部分容積効果はSPECTの画像を用いた診断を行う際に考慮しなければならない．たとえば，脳は灰白質と白質からなるが灰白質が薄い層構造になっているため，SPECTで観測される灰白質内の放射能は実際の放射能よりも過小評価となる．また，心筋疾患により心室壁が薄くなるとSPECTでは実際の放射能に比べて低い値となる．心臓の場合，動きがあるため，さらに過小評価される．PVE補正法は部分容積効果を補正する方法全般を指し，MRI画像やCT画像のような高空間分解能を持つ解剖学的画像の情報を用いてPETやSPECT画像のPVE補正を行う方法が多数発表されている[52]．SPECTの場合，PVEの主な原因は被検体がコリメータから遠くなるほど点広がり関数の幅が大きくなり，空間分解能が劣化することによる（図6.26）．この補正を行うことをコリメータ開口補正（collimator aperture compensation）と呼ぶ．本項ではPVE補正法のうち，コリメータ開口補正法に焦点を当てて解説する．

SPECT検出器の点広がり関数として最も用いられる関数は以下に示すガウス関数である．

$$g(r) = \frac{1}{\sqrt{2\pi\sigma^2}} \exp\left[-\frac{(r-r_0)^2}{2\sigma^2}\right] \quad (6.107)$$

ここで，r, r_0は投影データ上の位置，σはガウス関数の標準偏差で，点広がり関数の大きさを示す．しばしば，この広がりを$FWHM$で表現することが多い．これはガウス関数のピー

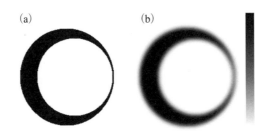

図6.37　部分容積効果
実際の放射能分布は一様であるが(a)，部分容積効果のため，不均一な放射能分布として観測される(b)．

第6章　SPECT

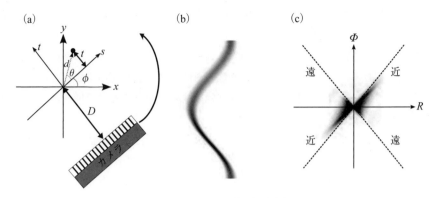

図6.38　FDR法の概念図
(a) 点線源のデータ収集の座標系．カメラ面と平行な座標系を (s, t) とし，点線源は極座標表現で $(d\cos\theta, d\sin\theta)$ の位置にある．また，カメラ面からの距離は回転半径を D とすると $D+t$ となる．(b) 収集した投影データのサイノグラム表現．(c) 2次元フーリエ空間 (R, Φ) 上にサイノグラムを2次元フーリエ変換した結果．

クの半値になるときの幅を示す量であるが，$FWHM=2.35\sigma$ の関係がある．SPECT検出器表面からの距離 d と $FWHM$ は単純な線形の関係で近似できる．すなわち，

$$FWHM = a \times d + c \tag{6.108}$$

ここで，a, c は定数であり，これらは点線源を用いた実験で求める．

　初期のコリメータ開口補正法として，位置に依存しない（shift-invariant）点広がり関数を仮定し画像再構成時に画像コントラストを向上させるフィルタを用いる方法が提案された[53]．実際のSPECTでは先に述べたように線源とコリメータとの距離によって点広がり関数が異なる（shift-variant）ため，それを考慮する必要がある．FDR（frequency distance relation）法[54] はフーリエ変換したサイノグラムデータにおいて周波数と距離との関係を利用した方法である．いま，中心から外れた位置に置いた点線源をSPECT検出器で収集した場合［図6.38(a)］，投影データをサイノグラムで表現すれば図6.38(b) のようになる．コリメータに近い位置にあるときはサイノグラムの幅が狭く，遠くなるほど，コリメータ開口の影響で広くなっている．このデータを2次元フーリエ変換すると図6.38(c) のような特徴的なパターンとなる．FDRとは，点線源とカメラ面との距離を図6.38(a) に示すとおり $t+D$ とすると2次元フーリエ空間上の座標 (R, Φ) との間に以下の関係が成り立つことをいう．

$$t = -\frac{\Phi}{R} \tag{6.109}$$

　つまり，線源がカメラ面に近い場合，t は負の値になるので，2次元フーリエ空間上第一象限と第三象限に現れ，一方，線源が遠い場合，第二象限と第四象限に現れる．また，図6.38(c) にみられるように原点から離れた高周波成分ではほとんど0となる．図6.38(c) では第二象限，第四象限が第一象限，第三象限に比べて，大きい値がないことがわかる．これは線源とカメラとの間の距離が長いため，コリメータ開口の影響により空間分解能が低下し，高周波領域の成分が抑えられた結果による．FDR法ではサイノグラム表現した投影データを2

次元フーリエ変換し，コリメータ開口の影響によって高周波成分が抑えられた第二象限，第四象限を，高周波領域まで広げるフィルタで補正する．補正後のデータをフーリエ逆変換して実空間に戻して，通常のFBP法などで画像再構成を行えば，コリメータ開口の補正を行った画像再構成ができる．この方法は従来の解析的画像再構成法が利用できるため，短時間で計算できる．一方，フーリエ空間上で高周波成分を強調させることは再構成画像の雑音成分の増加につながる．

　減衰補正や散乱線補正で行われているように逐次近似型画像再構成法の中にコリメータ開口補正も含める試みは古くから行われている．多くの計算時間を必要とするが，FDR法のように雑音成分を強調させることなく，画像再構成が可能である．近年は，コンピュータの処理速度の著しい向上のため，各社の商用SPECT装置に，逐次近似型画像再構成法を用いたコリメータ開口補正法が実装されている．

第4節 モンテカルロシミュレーション

　すでに何度かモンテカルロシミュレーションの利用に関して述べているが，SPECTにおいてモンテカルロシミュレーション（Monte Carlo simulation）は欠かせない技術となっている．実際の実験では実現できない系や多くの繰り返し実験を必要とする場合などに，コンピュータ上で実験を模擬できる．また，測定されたγ線が散乱線かどうかは実験では知ることはできないが，シミュレーションでは可能である．したがって，先に述べた散乱線の推定に利用する以外にも，新しいSPECT装置の設計において最適化のための利用，さまざまな補正方法の評価，画質評価などにでモンテカルロシミュレーションが使われている．モンテカルロシミュレーションとは，広義にはコンピュータ上で擬似乱数を発生させ，統計的な事象をコンピュータ上で再現することを指すが，ここでは放射線の発生，輸送，検出過程をコンピュータ上で模擬するソフトウェアについて述べる．

　モンテカルロシミュレーションは，もともと高エネルギー核物理学の研究者によって始められたが，核医学への応用も古くから行われきた．図6.39にモンテカルロシミュレーションの計算過程を示すが，コンピュータ内である仮想空間を作成し，その中に線源を置き，粒子（SPECTの場合，γ線）を発生させる．光子が飛ぶ方向，飛ぶ距離（飛程），衝突過程，反跳角度をコンピュータ上で発生させた乱数（コンピュータで発生させる乱数は厳密には周期性を持っており，擬似乱数と呼ばれる）で決め，光子が消滅するか仮想空間外に出るまで追跡する．この試行を何度も行うことにより計算精度を高める．以下にγ線の飛程を乱数で決める方法を述べる．ある微小距離dxをγ線が進む間に衝突する確率$p(x)dx$は減衰体の線減衰係数μを使って以下のように表せる．

$$p(x)dx = \mu \exp(-\mu x)dx \tag{6.110}$$

したがって，γ線がd以下の距離で衝突する確率は以下で表せる．

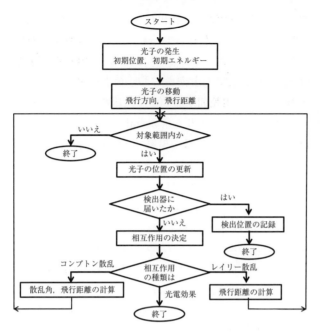

図6.39 一個の光子を発生させ，光子輸送を行う場合のモンテカルロシミュレーションの計算の流れ

$$P(d) = \int_0^d \mu \exp(-\mu x)\,dx = 1 - \exp(-\mu d) \tag{6.111}$$

dが無限大であれば，衝突が必ず発生するので$P(\infty) = 1$となる．上式をdについて解き，$P(d)$の代わりに$[0,1)$間の一様乱数Rを利用すると以下の式となる．

$$d = -\frac{\log_e(1-R)}{\mu} = -\frac{\log_e(R)}{\mu} \tag{6.112}$$

（Rが一様乱数であるため，$1-R$は同様に一様乱数となる）．このようにして決めた距離dだけγ線が飛行した後，どんな相互作用が起こるかも乱数で決める．いま，γ線の到達点における全減衰係数（断面積とも呼ぶ）μ_tはコンプトン散乱を発生する確率μ_sと光電効果を発生する確率μ_pとの和となる．つまり，$\mu_t = \mu_s + \mu_p$であり，ここで$[0,1)$の区間の一様乱数Qより，もし，$Q \leq \mu_s/\mu_t$であれば，コンプトン散乱が発生し，また，$Q > \mu_s/\mu_t$であれば，光電効果が発生したとする．ここで，μ_t, μ_p, μ_sはエネルギーと物質によって決まり，既存の核データテーブルから参照する．光電効果が発生した場合，そこでγ線が消滅するため，このγ線の追跡をやめる．ただ，ここで計算をやめてしまうと，このγ線は計測されないため，いままでの追跡がむだになってしまう．そこで，消滅させる代わりに，重みW（初期値は1）を導入し，1回衝突するたびに，$W_i = W_{i-1}(\mu_s/\mu_t)$として，その光子の存在確率を減少させていく．こうすることにより，むだな計算を避け，統計精度の向上を図っている．このほか，限られた計算資源を有効に利用するために，強制的に衝突させる方法など，さまざまな分散低減（variance reduction）法を取り入れている．

すでに多くのモンテカルロシミュレーションソフトウェアが発表されているが，大きく分

けると，汎用のソフトウェアとSPECTに特化したソフトウェアがある．汎用のソフトウェアは，GEANT, EGS, MCNPなどが有名で，もともと高エネルギー核物理や原子力工学の研究者の間で使われているソフトウェアである．SPECTに特化したものとして，SIMIND, SimSPECT, MCMATVなどがある[55]．前者の汎用ソフトウェアでは，ユーザが自由に計算体系を模擬でき応用範囲が広いが，煩雑な入力データを作成しなければならず，SPECTに特化したソフトウェアよりも余分の計算を行っているため計算時間がかかる．一方，SPECTに特化したソフトウェアは，模擬できる系に制限を受けるものの，入力データの作成が容易で，より高速な計算が可能である．多数の孔が開いているコリメータを模擬し，それに対して，シミュレーションを行おうとすれば，莫大なメモリと計算時間が必要となる．これを避けるためにSPECTに特化したソフトウェアでは，コリメータに対して何かしら簡便化を施し，計算時間の短縮を図っている．

線源や減衰体を模擬するために，ソフトウェア内で円柱や直方体などの単純な幾何モデルを定義するのが普通であるが，MCATファントム（MCAT phantom）に代表されるような，人の形状に近いモデルを数学的に定義する試みが行われている．一方，空間を細かいvoxelに分割して，そこに3次元のボリュームデータを配置する方法もしばしばとられる．Zubalファントム（Zubal phantom）のようにあらかじめ定義されたボリュームデータもあるが，実際の人のMRIやX線CT画像も利用可能である．この方法は，非常に臨床に近いシミュレーションを行うことができるという利点がある一方，数学的に定義されたモデルに比べ，大量のメモリ領域を必要とし，計算時間がよりかかるという欠点がある．

第 5 節　SPECT装置の品質管理・保証

これまで，さまざまなSPECTにかかわる技術を解説したが，技術の良しあしを評価する客観的な指標が望まれる．また，SPECT装置を日常的に利用する場合，定期的にSPECT画像の品質を評価することが，SPECT装置の品質保証のために重要である．本節では，SPECT画像の評価を行ういくつかの手法を紹介する．なお，画像評価には標準的な手法が欠かせないが，現在，米国電子機器工業会（National Electrical Manufacturers Association: NEMA）が定めた規格が，国際的に広く使われている．

SPECTの画像評価でしばしば用いられる指標として，空間分解能，画像コントラスト，雑音がある．この3つの指標はそれぞれが独立に求まるわけではなく，お互いに関連していることに注意する必要がある．空間分解能が悪ければ，画像コントラストも悪くなり，また，雑音が増えれば，やはり画像コントラストが悪化する．

5.1　空間分解能

すでに第3節で述べたとおり，SPECT装置の空間分解能（spatial resolution）はさまざま

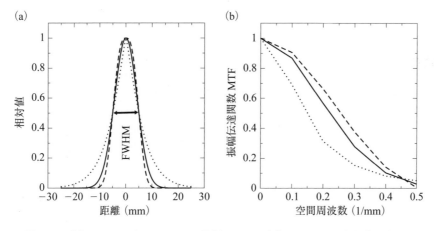

図6.40 (a) FWHMが10 mmの3種類のPSF，(b) 3つのPSFから求めたMTF

な要因で有限であり，空間分解能は，SPECT装置の性能を評価するうえできわめて重要な要素である．これは放射能を封入した点線源あるいは線線源を撮像した再構成画像から求める[7]．そして線源の位置をいくつか変えて撮像を行い，複数の点における面内の空間分解能と体軸方向の空間分解能の2つを求める．面内の空間分解能は，ガンマカメラの固有空間分解能，コリメータの空間分解能，回転方向のサンプリング間隔，画像再構成フィルタの周波数特性によって決まる．特に，コリメータの空間分解能は影響が大きい．一方，体軸方向の空間分解能は，体軸方向のサンプリング間隔に依存する．最も簡単な指標として利用されるのは，半値幅（FWHM）である．撮像した点広がり関数（PSF）から，その高さが半分になるときのPSFの幅がFWHMである［図6.40(a)］．FWHMが大きいほど，空間分解能が悪く，より平滑化された画像となる．

しかし，図6.40(a)に示したように同じFWHMでもPSFが異なる場合もあり得る．そのため，FWHM以外に，高さが1/10になる幅FWTM (full width at tenth maximum) も合わせて評価する場合がある．また，図6.40(b)に示したように変調伝達関数（modulation-transfer function: MTF）を用いることにより，より詳細な空間分解能の評価が可能である．MTFはPSFのフーリエ空間上の絶対値を1で正規化した関数で，画像装置の周波数応答を表す関数である．空間分解能が高いほど，画像内に高い周波数成分を持っており，高い周波数領域まで大きなMTFの値が保たれる．

5.2 画像コントラスト

画像コントラストとは，画像上で関心のある領域Aとその周囲のバックグラウンド領域Bの相対的なカウントの差で定義され，画像コントラストCは以下の式となる[8]．

$$C = \frac{|A-B|}{B} \tag{6.113}$$

Cが大きければ大きいほど，信号が強調され観察しやすい画像となる．この値はAの大きさ

にも依存する．

5.3 雑音

　SPECT画像上の雑音は2.4項に述べたとおり避けることができない．しかし，雑音の度合いはSPECT装置の特性，撮像条件によって大きく異なる．雑音に影響を与える要素として，コリメータの形状，エネルギーウインドウの設定，検出器のエネルギー分解能，放射性薬剤の種類，カメラの数，画像再構成アルゴリズム，画像フィルタなどが挙げられる．雑音の評価の尺度としては，SN比（signal to noise ratio: SNR）あるいはCN比（contrast to noise ratio: CNR）がしばしば用いられる．すなわち，一様ファントムを使って均一な領域を撮像し，領域内の画素のばらつき（標準偏差σ）と平均値mより$SNR = m/\sigma$として求める．

　SPECT装置の感度の良しあしは，画像中に含まれる雑音成分と関係し，感度測定はSPECT装置を評価するうえで重要である．円柱ファントム（NEMA規格では20 cm直径の円柱ファントム）に放射能濃度A（MBq/cm^3）の溶液を封入し，それを撮像する．SPECT画像の1秒当たりの平均カウントC（cps）を求め，感度C/Aを求める．この値は核種，コリメータの種類，収集方法（ステップアンドショット撮像か連続撮像）によって異なる．

5.4 その他の評価

　SPECT装置特有の問題として，回転中心（center of rotation: COR）のずれがある．非常に重量のあるガンマカメラを回転させるSPECT装置の場合，CORのずれは避けられない．このため，あらかじめずれの度合いを定量しておき，それを考慮してデータ収集，画像再構成を行う．しかし，このずれ値が経年変化した場合，再構成画像上にアーチファクトが発生する．そのために，ガンマカメラ自体の均一性の確認とともに，再構成画像上の均一性の定期的な確認が重要である．

　画像診断は最終的に人が視覚的に行うものであり，そこに焦点を当てた画質評価法として，ROC（receiver operating characteristics）解析を用いた画質評価法がある．この方法は複数の観察者に複数の画像を評価してもらい，ROC曲線と呼ばれる，偽陽性率（false positive fraction: FPF，実際は画像上に病変がないにもかかわらずあると診断する割合で0～1の間の数値をとる）と真陽性率（true postive fraction: TPF，実際に画像上に病変があり，正しく診断する割合で0～1の間の数値をとる）との関係をプロットする．もし，病変のありなしを適当に選べば，ROC曲線はTPF = FPFの45°の直線となる．理想的な場合は，FPFが0のとき，TPFが1となり，ROC曲線は，左下隅から左上隅にいき，右上隅に到る折線となる．実際の測定系では，これらの線の間を通る，上に凸の曲線となる．よって，この曲線の形より画質の良しあしを決めることができる．ROC解析は人の診断を客観的に評価できる方法として優れているが，多数の観察者と多数の画像を必要とする．そのため，コンピュータシミュレーションでROC解析を行う方法も提案されている．

（渡部浩司，尾川浩一）

第6章 SPECT

注
*1 single photon emission tomography（SPET）と呼ばれることもかつてはあったが，現在ではSPECTに統一されている．
*2 加法的ART法の場合，更新値が負値の場合0とする．
*3 近年はX線CTの画像再構成にも，ビームハードニング補正や統計雑音抑制のためにML-EM法が使われている．
*4 γ線の散乱にはエネルギーの変化を伴わないレイリー散乱もあるが，エネルギーの変化はなく，散乱角度も小さいため，直接線と区別ができない．第3節では，γ線の散乱と言及した場合，コンプトン散乱を意味する．
*5 線源から放出され体内で一度も相互作用を行っていない光子：本来の計測対象．
*6 γ線の散乱はコリメータ内やシンチレータ内でも発生するため，厳密には散乱線の分布は装置に依存するといえる．γ線のエネルギーが高くなるほどコリメータ内やシンチレータ内の散乱線の寄与が大きくなる．ただし被検体内における散乱線に比較して影響は小さい．そのため，第3節では，特に断らない限り，被検体内の散乱線を考える．
*7 NEMA規格では20 cm直径の円柱ファントム内に直径1 mmの線線源をファントム中心と中心から75 mmの位置に置いて空間分解能を測定することをすすめている．
*8 式(6.113)以外にも画像コントラストの定義はいくつか存在する．

引用文献

1) Kuhl D, et al.: Radiology **80**: 653, 1963
2) Pickens DR, et al.: IEEE Trans. Nucl. Sci. **27**: 489, 1980
3) LeFree MT, et al.: J. Nucl. Med. **22**: 48, 1981
4) Chang W, et al.: J. Nucl. Med. **23**: 830, 1982
5) Kanno I, et al.: J. Comput. Assist Tomo. **5**: 216, 1981
6) Zito F, et al.: Phys. Med. Biol. **38**: 1433, 1999
7) Lang T, et al.: J. Nucl. Med. **33**: 1881, 1992
8) Kay DB, et al.: J. Nucl. Med. **15**: 981, 1974
9) Ramachandran GN, et al.: PNAS. **68**: 2236, 1971
10) Budinger TF, et al.: J. Comput. Assist. Tomo. **1**: 131, 1977
11) Gordon R, et al.: J. Theor. Biol. **29**: 471, 1970
12) Gilbert P: J. Theor. Biol. **36**: 105, 1972
13) Goitein M: Nucl. Instrum. Meth. **101**: 509, 1972
14) Shepp LA, et al.: IEEE Trans. Med. Imag. **1**: 113, 1982
15) Lange K, et al.: J. Comput. Assist. Tomo. **8**: 306, 1984
16) Hudson H, et al.: IEEE Trans. Med. Imag. **13**: 100, 1994
17) Geman S, et al.: IEEE Trans. Pattern Anal. Mach. Intel. PAMI-**6**: 721, 1984
18) Green PJ: IEEE Trans. Med. Imag. **9**: 84, 1990
19) Gullberg GT, et al.: IEEE Trans. Med. Imag. **5**: 23, 1986
20) Tuy HK: SIAM J. Appl. Math. **43**: 546, 1983
21) Feldkamp LA, et al.: J. Opt. Soc. Am. A. **1**: 612, 1984
22) Chantler CT: J. Phys. Chem. Ref. Data. **24**: 71, 1995
23) Ljungberg M, et al.: Comput. Meth. Prog Bio. **29**: 257, 1989
24) Sorenson JA: Instrumentation in nuclear medicine.1974, Academic Press, U.S.A
25) Chang LT: IEEE Trans. Nucl. Sci. **25**: 638, 1978
26) Bellini S, et al.: IEEE Trans. Acoust. Speech Signal. Process. **27**: 213, 1979
27) Metz C, et al.: IEEE Trans. Med. Imag. **14**: 643, 1995
28) Inouye T, et al.: Phys. Med. Biol. **34**: 299, 1989
29) 工藤博幸，他: 電子情報通信学会論文誌D-II. **79**: 977, 1996
30) Natterer F: Inverse. Probl. **17**: 113, 2001
31) Kunyansky LA: Inverse. Probl. **17**: 293, 2001

32) Zaidi H, et al.: J. Nucl. Med. **44**: 291, 2003
33) Censor Y, et al.: IEEE Trans. Nucl. Sci. **26**: 2775, 1979
34) Welch A, et al.: IEEE Trans. Med. Imag. **16**: 532, 1997
35) Jaszczak RJ, et al.: Phys. Med. Biol. **24**: 1123, 1979
36) Pan TS, et al.: IEEE Trans. Med. Imag. **15**: 13, 1996
37) Macey DJ, et al.: J. Nucl. Med. **29**: 203, 1988
38) Mayneord WV: Br. J. Radiol. **25**: 517, 1952
39) Tung CH, et al.: IEEE Trans. Nucl. Sci. **39**: 1134, 1992
40) Fleming JS: Nucl. Med. Comm. **10**: 83, 1989
41) King MA: Med. Phys. **18**: 184, 1991
42) Jaszczak RJ, et al.: J. Nucl. Med. **25**: 893, 1984
43) Halama JR, et al.: Radiology **169**: 533, 1988
44) King MA, et al.: J. Nucl. Med. **33**: 605, 1992
45) Hutton BF, et al.: Phys. Med. Biol. **56**: R85, 2011
46) Ogawa K, et al.: IEEE Trans. Med. Imag. **10**: 408, 1991
47) Msaki P, et al.: J. Nucl. Med. **28**: 1861, 1987
48) Meikle S, et al.: J. Nucl. Med. **35**: 360, 1994
49) Narita Y, et al.: Phys. Med. Biol. **41**: 2481, 1996
50) Floyd CE, et al.: J. Nucl. Med. **27**: 1577, 1986
51) Kadrmas DJ, et al.: Phys. Med. Biol. **43**: 857, 1998
52) Erlandsson K, et al.: Phys. Med. Biol. **57**: R119, 2012
53) King MA: Med. Phys. **10**: 876, 1983
54) Xia W, et al.: IEEE Trans. Med. Imag. **14**: 100, 1995
55) Buvat I, et al.: J. Nucl. Med. **46**: 48, 2002

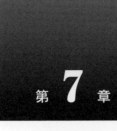

第7章
PET

PET装置の原理と種類

1.1 ポジトロン放出核種

表7.1に代表的なポジトロン放出核種を示す．最もよく用いられるポジトロン核種は^{18}Fであるが，これは主に半減期が約2時間と比較的長く使いやすいことに起因する．ポジトロン核種の多くはサイクロトロンで生成されるが，なかには^{68}Gaや^{82}Rbのようにジェネレータで供給されるものも存在する．

ポジトロン核種から放出されるポジトロン（陽電子）のエネルギーによりポジトロンの最大飛程が決まり，PET装置の空間分解能に影響を与える．主なポジトロン放出核種の種類，半減期，ポジトロンの最大エネルギーおよび水中でのポジトロン飛程（positron range）の分布[1]を表7.1に示す．分布の半値幅がFWHM（full width at half maximum）で1/10幅がFWTM（Full width at tenth maximum）である．^{18}Fなどポジトロンのエネルギーが低い核種では，ポジトロン飛程がPET装置の空間分解能の半値幅に与える影響は小さい．

1.2 対消滅放射線

ポジトロン放出核種から放出されたポジトロンは主に物質中の電子と弾性散乱を繰り返しながらエネルギーを失い消滅し，消滅（annihilation）放射線（エネルギー511 keVの電磁波）を反対方向に2本放出する．3本以上の電磁波が放出される場合もあるが通常1%以下であり，ほとんどは2本のみ放出される．図7.1にその過程を図示する．

消滅放射線のエネルギーは電子の質量をエネルギーに換算したものにほぼ等しく，1本当

表7.1 代表的なポジトロン放出核種ポジトロン

核種	半減期	ポジトロンの最大エネルギー	水中でのポジトロン飛程の分布
^{18}F	109.8 min	0.634 MeV	0.102 mm FWHM, 1.03 mm FWTM
^{11}C	20.4 min	0.96 MeV	0.188 mm FWHM, 1.86 mm FWTM
^{13}N	9.97 min	1.20 MeV	0.282 mm FWHM, 2.53 mm FWTM
^{15}O	2.04 min	1.73 MeV	0.501 mm FWHM, 4.14 mm FWTM

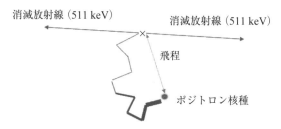

図7.1 対消滅放射線の発生過程の模式図

たり511 keVである．2本の対消滅放射線は180°よりわずかにずれて放出される場合があり，この現象は角度遥動（angular deviation）と呼ばれる．PET装置の検出器リング直径をDとすれば，角度遥動は，視野中心付近では0.0022D［mm］の関係式でPETの空間分解能の半値幅に影響を与える[2]．ただし，人体に投与した^{18}FDGの実測では0.0024DD［mm］であった[3]．すなわちPETの検出器リング径が大きいほど角度遥動の影響が大きく，たとえば直径80 cmのリング径のPET装置では空間分解能は，半値幅で1.92 mm以下にすることができない．しかし角度遥動の影響は，直径20 cmの小動物用PET装置の場合では0.5 mm程度に減少する．1 mm以下の空間分解能を有するPET装置も，小口径のPET装置ではすでに実現している[4]．

1.3 同時計数

2本放出される消滅放射線は，同時計数（coincidence）を行うことで消滅放射線のみを計測することが可能となる．また消滅放射線は，ほぼ180°方向に2本放出されるので同時計数された場合，2本の検出器を結ぶ線上にポジトロン消滅点が存在することになる．図7.2に同時計数の原理とポジトロン消滅点の関係を図示する．PET装置では被検体を囲んで検出器を多数配列し，検出器間の同時計数を行い，再構成画像を作成する．

1.4 検出器配列方式

検出器の配列方式により，ガンマカメラ対向型，多層多角形型，多層リング型などにPET装置が分類できる．ガンマカメラ対向型は，体軸を中心にガンマカメラを回転させ多断層イメージを得る．体軸を中心に検出器を多角形に配列し多層化したのが多層多角形型であり，検出器をリング状に配列し多層化したのが多層リング型である．

初期のPET装置は，検出器のサイズが大きく，空間分解能を向上させるために検出器間の位置における同時計数も計測（サンプリング）する場合が多かった．第一世代のX線CTの動きと類似の水平移動と回転を組み合わせた機械的運動（translation rotation）を有する装置が考案され，この機構に適したPET装置として多層多角形型PET装置が開発された[5],[6]．図7.3左に多層多角形型PET装置の構成を示す．しかしこの構成のPET装置は機械的運動が複雑で，多層リング型PET装置にとって代わられた．

その後，図7.3右に示す多層リング型PET装置が主流となり，現在に至っている．初期の

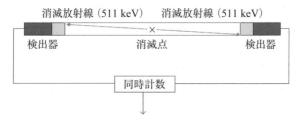

図7.2　同時計数の原理とポジトロン消滅点の関係

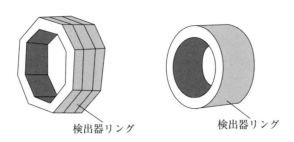

図7.3　多層多角形（左）と多層リング型（右）のPET装置の構成

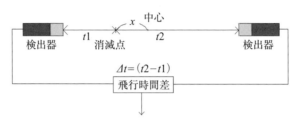

図7.4　TOFの原理の概念図

リング型PET装置は検出器のサイズが大きく，サンプリング点を増やすことで空間分解能を向上させるために，ゆすり運動（ウォブリング）[7] や，検出器を不均一間隔に配置し連続回転させる方法[8] が用いられた．その後，シンチレーションカメラの原理（アンガー方式）で細かなシンチレータセルの位置を演算する方式，いわゆるブロック検出器が主流となり，サンプリング間隔が十分小さくなったことからウォブリングなどの機械的運動が不要となった[9]．その結果，静止測定の多層リング型PET装置が主流となり，現在に至っている．

1.5　TOF-PET

消滅放射線の検出器への到達時間を計測する機能を追加したPET装置を飛行時間（time-of-flight: TOF）PET装置といい，広く臨床PET装置に使われるようになっている．TOF-PETの概念図を図7.4に示す．ポジトロンの消滅点の中心からの距離は$x = c\Delta t/2$で表される．ここでcは光速（3×10^8 m·s^{-1}），Δtは2つの検出器に消滅放射線が到達する時間の差である[10]．

TOF情報を用いることによるPETの実効的な感度増加（これをTOFゲインともいう）は$G = D/\Delta x$で表される．ここでDは被検体の直径，ΔxはTOF計測における位置の広がりの半値幅であり，$\Delta x = c \cdot tr/2$の関係にある．trはPET装置の時間分解能（timing resolution）の半値幅である．TOF-PETでは，GがDに比例することから，被検体の直径が大きいほどTOFゲインが大きくなり，信号雑音比（S/N）のよい画像が得られる[11]．

飛行時間差の計測で空間分解能は向上しないが，飛行時間差の情報を画像再構成時に利用することにより，再構成画像のS/Nを向上させることが可能となる．S/Nを向上できることから，画像の平滑化を少なくすることが可能となり，結果として空間分解能が向上し，小さなホットスポットの検出能が向上する利点がある[12]．

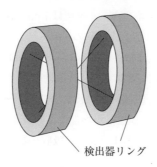

図7.5 OpenPETの概念図

現状の臨床用TOF-PETの時間分解能は500～600 psであり，かなり大きな被検体に対してのみS/Nが向上するが，シリコンフォトマル（Si-PM）と高速のシンチレータであるLaBr$_3$を組合せることで100 ps程度の時間分解能が得られており[13]，今後これらの検出器を用いたPET装置が実用化されれば，PET画像の大幅な画質向上，あるいは測定時間短縮などが期待できる．

1.6　OpenPET

検出器リング間に空間を設け，その空間の画像を再構成するPET装置が，山谷らによって提案された[14]．このPET装置はOpenPETと名づけられ，その空間を利用して放射線治療と組合せる応用が進められている．OpenPETの概念図を図7.5に示す．2つの独立した検出器リングの間で同時計数を行い，各検出器リング内の画像に加え，検出器リング間の空いた空間内の再構成画像を作成することができる．この装置は放射線治療との組合せ以外にも術中PETイメージングや広い体軸方向視野を持つPET装置などへの応用も期待されている[15]．

（山本誠一）

第2節　PET用検出器

2.1　シンチレータ

PET装置の性能に最も大きく影響する要因の1つがシンチレータの性能である．PET装置のシンチレータとして要求される性能としては，1）高いγ線吸収係数，2）多い発光量，3）短い発光減衰時間，が挙げられる．PET装置に使われた場合に高い装置の性能を達成するためには，これらの性能の1つが優れているだけでは不十分であり，性能のすべてに関してある程度以上の性能を有する必要がある．

γ線はそのエネルギーが大きくなるに従い透過力が大きくなる．シングルフォトン核種に

よく用いられる140 keV程度のエネルギーのγ線は1 cm程度の厚みのNaI(Tl)で90%程度は検出できるが，PETで用いられる511 keVのγ線に対しては30%程度しか検出できない．PET装置では同時計数を行うが，同時計数時の検出効率は対向する検出器の検出効率の積になるので検出効率は10%程度に減少する．検出効率を上げるためには検出器の深さ（厚み）を大きくする方法もあるが，吸収係数の低いシンチレータの場合，斜めに入射したγ線が隣接のシンチレータに突き抜ける確率が増加し，PET装置の視野中心から離れた場所における空間分解能を劣化させる．このようにγ線吸収係数は，PET装置の感度と空間分解能に影響するので重要である．

シンチレータの発光量が多いことは，PET装置の2つの性能に影響を与える．1つは空間分解能である．現在のPET装置は使用する光電子増倍管（PMT）の本数を減らすためにアンガー方式を採用する．アンガー方式の検出器においてPMT当たりどの程度の個数のシンチレータを弁別できるかはコストの観点から重要であるが，これはシンチレータの発光量の平方根に比例する．

影響を与える性能のもう1つは同時計数の時間分解能である．PET装置では対向する検出器間で同時計数を行うがシンチレータの発光の立ち上がり時間に統計的なゆらぎ（statistical fluctuation）が存在するため，このゆらぎが同時計数の時間幅であるタイムウインドウ幅の最小値を決定する．発光の立ち上がりのゆらぎは発光量が多いほど小さくなり同時計数の精度が向上する．タイムウインドウ幅は偶発同時計数（accidental coincidence）（ランダム同時計数（random coincidence）ともいう）率に比例するためできるだけ小さいことが望ましい．発光量が多くなればタイムウインドウ幅を小さくすることが可能となり，結果として偶発同時計数を少なくでき，PET装置の画質を向上できる．さらに最近ではTOF-PETの実用化に伴い，より高い時間分解能が求められるようになってきているが発光量の増加は時間分解能を向上させるのでTOFゲインを上げることにもつながる．

発光減衰時間はPET装置の2つの性能に関係する．1つは計数率特性である．PET装置で短い時間で患者の測定を行うには患者に投与する放射性核種の量を増やすことが1つの方法であるが，PET装置はあまり多くのγ線が入射すると検出器内でパイルアップが生じ計数率特性を制限する．短い発光減衰時間のシンチレータの採用は検出器のパイルアップの確率を減少させ計数率特性を向上させることが可能となる．

発光減衰時間が影響するもう1つのPET装置の性能は時間分解能である．時間分解能は発光減衰時間だけではなく，発光の立ち上がり時間も影響するが，同一の発光立ち上がり時間であれば発光減衰時間が短いほうが統計的なゆらぎが少なくなり時間分解能が向上する．

PET装置に用いられるシンチレータとしてはNaI(Tl), BGO, GSO, およびLSOなどがある．この4つのシンチレータの主な特性を表7.2に示す

表7.2 PET装置に用いられているシンチレータの性能[16),17)]

	NaI(Tl)	BGO	GSO	LSO
密度（g/cm^3）	3.67	7.13	6.71	7.4
発光減衰時間（ns）	230	300	30〜60	41
発光量（相対値）	100	10	18	75

NaI(Tl) は，医療機器の分野においてもシンチレーションカメラに採用され広く核医学診断に用いられ，また初期のPET装置には採用された．NaI(Tl) をPET装置に用いた場合の弱点はNaI(Tl) の密度があまり大きくないので消滅γ線に対する検出効率が低く，結果としてPET装置の感度を高くできない点が挙げられる．またγ線の突き抜けによる空間分解能の劣化や比較的長い発光減衰時間による計数率特性の低さも問題となる．

BGO($Bi_4Ge_3O_{12}$) は密度が高く，またBiの原子番号が83と大きいためγ線の光電吸収係数が大きい．これは比較的エネルギーの高い消滅γ線（511 keV）を検出するのに適する．BGOは潮解性もなく機械的・化学的に丈夫である利点も有する．しかしBGOの発光量はNaI(Tl) の1/10程度と少ないのが欠点で，アンガー方式を用いた検出器のPMT当たりの弁別可能なシンチレータ個数をあまり多くできない．またBGOの発光減衰時間は300 nsと比較的長くPET装置の計数率特性を制限するが，消滅γ線に対する検出効率が高いためと比較的廉価なため，市販のPET装置に広く採用された[18)-20)]．

GSO(Gd_2SiO_5 : Ce) は日本で開発されたシンチレータで，密度はBGOに劣るが発光量がBGOの2倍程度大きく，発光減衰時間が1/5程度と短い．またGSOはエネルギー分解能がNaI(Tl) 以外ではPET用の他のシンチレータに比して優れている．GSOの発光減衰時間は添加するCeの濃度に依存する[21)]．この性質を利用しγ線がシンチレータのどの深さ位置で検出されたか（depth of interaction: DOI）を知ることができる[22), 23)]．GSOを用いた市販のPET装置も開発され，NaI(Tl) を用いたPET装置に比べて高感度，高計数率特性を達成した．

LSO(Lu_2SiO_5 : Ce) は，密度がBGOより高いうえに，発光量がNaI(Tl) の75%程度と大きく，さらに減衰時間がBGOの1/7程度と短い[24)]．すなわちPET装置に必要とされるシンチレータの性能のすべてに対して優れている．しかし天然のLuには放射性核種である^{176}Luを含むため約300 cps/ccのバックグランド計数を有する．このバックグランド計数はPET装置の偶発同時計数を増加させる．また^{176}Luはβ線のみならずγ線も同時に放出するためβ線を発した検出器とそこから放出されたγ線が他の検出器で検出された場合に同時計数になる事象が起こり得るが，エネルギーウインドウの下限値を引き上げることで影響を減らすことができる[25)]．この現象はLSOのみならずLuを含む類似のシンチレータでも起こる．LSOのエネルギー分解能がある程度向上し，エネルギーウインドウの下限値を引き上げることが可能となったことから，LSOを用いたPET装置も開発された[26)]．また時間分解能も向上したことから，最近ではTOF-PET装置に改良されている[27)]．

LSOの開発が報告された後，Luベースのシンチレータが次々と開発された．LGSO($Lu_xGd_{1-x}SiO_5$: Ce) はLSOとGSOを混合したシンチレータで日立化成が開発した．発光量はLSOより多いという報告がある[28)]．LYSOはLSOとYSO（Y_2SiO_5 : Ce）を混合した構造のシンチレータでPET装置に用いられている．

$LaCl_3$と$LaBr_3$はvan Loefらにより開発されたシンチレータである[29), 30)]．これらのシンチレータの性能を表7.3に示す．両シンチレータともに発光減衰時間，発光量ともNaI(Tl) より優れている．662 keVのγ線に対する吸収係数$LaCl_3$はNaI(Tl) とほぼ同じであるが$LaBr_3$はNaI(Tl) より大きい．さらに511 keVγ線に対するエネルギー分解能はNaI(Tl) のそれに比べて約1/2ときわめて優れており，その性能は類似のサイズの半導体検出器に匹敵する．

表7.3 LaCl$_3$とLaBr$_3$の性能比較[29]

	NaI(Tl)	LaCl$_3$	LaBr$_3$
吸収係数 (cm^{-1}: 662 keV-γ)	0.35	0.36	0.47
発光減衰時間 (ns)	230	26	35
発光量 (相対値)	100	120	160
エネルギー分解能 (%FWHM: 662 keV-γ)	6.6	3.3	2.9

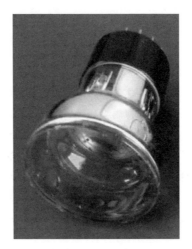

図7.6 丸型PMTの写真（口絵参照）

LaCl$_3$とLaBr$_3$はともにNaI(Tl)よりほぼすべての性能に対して優れている．LaCl$_3$とLaBr$_3$を比較するとPET装置への応用には吸収係数が重要であることからLaBr$_3$のほうがLaCl$_3$より優れているといえる．LaBr$_3$はTOF-PET装置に利用され優れた時間分解能を達成している[31]．

2.2 受光素子

PET用の受光素子としては光電子増倍管（photomultiplier tube: PMT）が最もよく用いられる．また位置有感型光電子増倍管（position sensitive-PMT: PS-PMT）や最近では半導体光センサであるシリコンフォトマル（Si-PM）も注目されている．

PMTは利得が高く，温度特性も良好で，検出面積当たりのコストも比較的安い利点がある．PMTの外観の一例を図7.6に示す．このPMTは丸型であるが，四角形あるいは矩形2チャンネル内蔵型のもの製造されている．丸型PMTは，コストが比較的安いため，アンガー方式を用いたPET装置用受光素子に主に用いられている．PMTの光電面の一般的な量子効率は20～25%程度であるが，最近，高量子効率のものも開発され，30～40%の量子効率を有するものも販売されている．

PS-PMTは光電面で検出される発光点の位置情報を保持したまま電子増倍を行い，増倍された電子の分布を複数のアノード（マルチアノード）あるいはクロスワイヤアノードで読み出す．図7.7にPS-PMTの外観写真の例を示す．PET用検出器では複数のアノード出力をア

第7章 PET

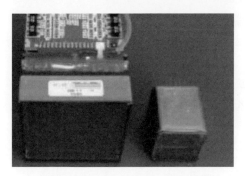

図7.7 PS-PMTの写真（口絵参照）
2インチ角型（左）と1インチ角型（右）

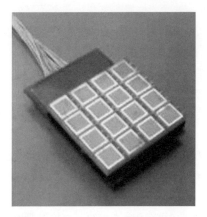

図7.8 Si-PMアレーの写真（口絵参照）

ンガー方式で重心演算することが多い．

半導体光センサとしてはアバランシェフォトダイオード（avalanche photodiode: APD）やガイガーモードアバランシェフォトダイオード（Geiger-mode avalanche photodiode: GAPD）などがPET装置に用いられている．これらの半導体光センサは静磁場の影響を受けないため，MRI中で測定するためのPET装置用検出器として注目されている．

特にGAPDはSi-PMとも呼ばれ，利得がPMTと同じ程度に大きいため（〜10^6）に使いやすく注目されている．図7.8に4×4に配置したSi-PMアレーの写真を示す．複数のチャンネルを有するのでPS-PMTと同様に，シンチレータブロックと光学結合することによりアンガー方式によるブロック検出器を容易に開発できる．しかし，APD，Si-PMともに利得の温度依存性が大きく，実際にPET装置に使う場合は，温度依存性補償回路などの対策が必要となる[32]．

2.3 半導体検出器

半導体放射線検出器を用いて消滅放射線を直接検出するPET装置も開発されている．常温で使える半導体放射線検出器としてはCdTlとCdZnTe(CZT)がありCdTlを用いたPET装置も開発されている[4]．

これらの半導体検出器をPET用に用いる長所としては，エネルギー分解能が高いこと，また結晶を小さくすることで空間分解能を高くできる点が挙げられる．短所としてはPET用シンチレータに比べ，高エネルギーγ線に対する吸収係数が低く，感度が低い点が挙げられる．この問題点を解決するために検出器を深さ方向に積層した，深さ位置の検出可能な（depth-of-interaction: DOI）検出器が用いられる場合が多い[4],[33]．CZTを用いたPET装置の試作も行われている[34]．

2.4 PET用検出器モジュール

臨床用PET装置用の検出器は，コストを下げるためにシンチレータブロックに4本のPMTを光学結合し，アンガー方式で位置演算を行うタイプのものが最もよく用いられる．光電子増倍管の数を少なくできるのでコストを抑えることが可能となる．

このタイプのPET用検出器は一般にブロック検出器あるいは検出器ブロックと呼ばれ，原理的には類似であるが構造の異なるものが各PETメーカーにより開発されている．ブロック検出器の一例の写真を図7.9に示す[20]．このブロック検出器においては6×8マトリクスに配置したBGOのブロック（図の下部の白い部分）を2本の2回路内臓PMT（合計4回路）で弁別する．

ブロック検出器では多数のシンチレータブロックの弁別精度を向上するために種々の光学的な工夫がされている．それらの内容を示すPET用ブロック検出器の内部構造の模式図を図7.10に示す．

図7.10(A)はCaseyらによって提案されたブロック検出器の原理図である[18]．シンチレータブロックをそのまま光電子増倍管に光学結合するとブロック中心部以外のシンチレータピクセルの分解ができないため，シンチレータにスリットを入れてブロック中心部の発光は2本のPMTに大きく広げ，ブロックの端部にいくほど徐々に広がりを小さくする構造になっ

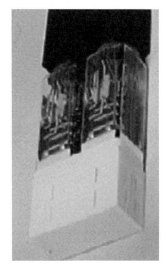

図7.9　PET用ブロック検出器の一例

第7章　PET

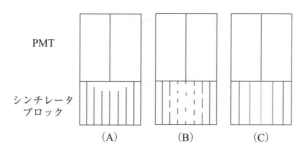

図7.10　PET用ブロック検出器の内部構造の模式図

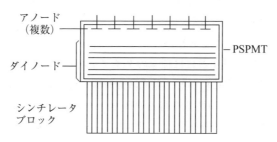

図7.11　PS-PMTを用いた検出器モジュールの概念図

ている．この光学的工夫により，端部のシンチレータピクセルまで分解可能にしている．なおシンチレータにスリットを入れる方式以外にも，スリットを入れたライトガイドをシンチレータブロックに光学結合した方式でも同様な効果が得られる[18]．このブロック検出器はシーメンス（あるいは買収される前のCTI）の臨床用PET装置に採用された．

図7.10(B)は山本らによって提案されたブロック検出器の原理図である[20]．原理は(A)と同じであるがシンチレータブロックのピクセルに塗布された反射材の塗布面積を中心部は少なく，端部に行くほど多くすることで(A)と同様な光学的効果が得られるよう工夫されている．このブロック検出器は島津の臨床用PET装置に採用された．

図7.10(C)は浜松ホトニクスにより開発されたブロック検出器で，シンチレータの表面状態を粗面や鏡面など反射状態の異なるものを組合せ，他のブロック検出器と類似の効果が得られるようにしている[19]．このブロック検出器はGEの臨床用PET装置に採用された．

その他のブロック検出器としては，シンチレータブロックにPS-PMTを光学結合した構造のものが小動物用PET装置を中心に使われている．このタイプの検出器モジュールの概念図を図7.11に示す．それぞれのアノードの出力は重み付け加算回路などのアンガーカメラに使われるものと類似の回路に導かれγ線入射位置を計算する．PS-PMTの多くのアノードが小さな個別のPMTと類似に動作し，小型のガンマカメラとして働く．PS-PMTを用いたブロック検出器は，アノードサイズが小さくきわめて高い空間分解能を達成できるので，高分解能が必要な小動物用PET装置に利用される[35]．

2.5　DOI検出器

検出器におけるピクセルサイズが小さくなると，ピクセルのγ線の突き抜けの割合が大

きくなり，特に斜め入射のγ線が異なるピクセルで検出される割合が増え，PETの視野周辺部の空間分解能を劣化させる．検出器の深さ方向検出位置がわかれば，この効果を補正できることが知られている．このような深さ方向検出位置可能な検出器をDOI (depth of interaction) 検出器という．DOI検出器は，複数層を積層することで空間分解能の劣化を抑えつつ感度を増加するためにも用いられる．

DOI検出器には原理によりいくつかの種類に分類できる．まず最もシンプルなものは個別に信号を読み出すことのできる検出器のピクセルを深さ方向に積層し，DOI検出器を構成するものが挙げられる．この方式はCdTlなど半導体検出器を用いたDOI検出器に用いられる[4],[33]．検出器ピクセルの信号は個別に読み出されるので精度の高いDOI検出が可能になる．ただし半導体検出器は，γ線吸収係数がシンチレータ方式に比して低いためにDOI検出器を用いても感度をあまり高くできない．

シンチレータを用いたDOI検出器には種々のタイプがある．まず異なる発光減衰時間（波形）のシンチレータを深さ方向に積層し，発光減衰時間（波形）を解析する（この解析を波形解析という）ことで深さ方向の情報を得るDOI検出器がある．異なる発光減衰時間のシンチレータを積層し，波形解析で発光減衰時間の異なる複数のシンチレータの位置を決める構造の放射線検出器をホスイッチ（phoswich）型という場合があるため，この種のDOI検出器はphoswich型DOI検出器とも呼ばれる．山本らによって提案されたphoswich型DOI検出器の一例を図7.12に示す[22]．GSOは添加されるCe濃度により発光減衰時間を変えることができる．したがって3種のCe濃度の異なるGSO (1.5 mol%, 0.5 mol%, 0.4 mol%)を用いることにより深さによって異なる波形の出力が得られ，波形解析によりDOI情報を得ることができる．平面方向の位置（X, Y方向）はPS-PMTの信号をアンガー方式で演算することで得る．

DOI情報をアンガー方式で得る方法も多く提案されている．図7.13は村山らによって提案されたアンガー方式のDOI検出器の一例である[36]．複数のシンチレータを深さ方向に積層し最下部のシンチレータは水平方向に光学結合する．それ以外の水平方向は反射材で光学的に分離し2本（あるいは2回路）の光センサ（AとB）に光学結合する．光センサAとBの出力はシンチレータの位置により変化するので，その比を計算することでγ線の入射したシンチレータの位置を知ることが可能となる．この方式のDOI検出器はその後PS-PMTと組み合わされDOI-PET装置の検出器に使われた[37],[38]．

最近，厚みが薄く利得の大きいSi-PMが開発され，γ線の入射面にも光センサを配置する

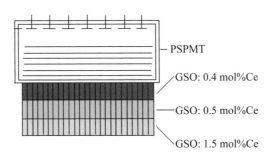

図7.12　phoswich型DOI検出器の一例

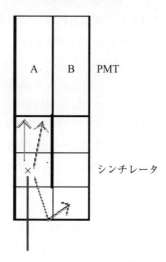

図7.13 アンガー方式のDOI検出器の一例

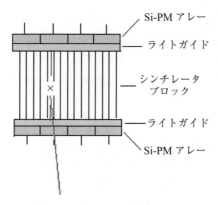

図7.14 両端読出しDOI検出器の一例

ことが可能となった．シンチレータブロックを2つのSi-PMアレーなどで上下からはさみ込み両方のSi-PMの出力の比から深さ方向を決定するDOI検出器が提案されている[39]．図7.14に提案された両端読出しDOI検出器の一例を示す．Si-PMアレー2個でシンチレータブロックをはさみ込み上下のSi-PMの信号出力の比で深さ方向の位置を決定し，平面方向は従来どおりアンガー方式により演算する．この方式と類似のものとしては，シンチレータブロックの代わりに一枚板のシンチレータブロックを用いるものや[40]，細長いシンチレータブロックの代わりに細かいシンチレータを深さ方向に積層し両端から読み出すもの，あるいは細かいシンチレータアレーの全方向から発光を読み出すDOI検出器[41]などが開発されている．

2.6 TOF用検出器

TOF用検出器として高速応答性を有するPMTなどが選択される以外に特別な検出器が使われているわけではない．TOFゲインが得られる程度の時間分解能を有する検出器を用い

TOFデータを検出器位置とともに収集し,画像再構成時にTOF情報を用いる.

　初期のTOF-PETにおいては,検出効率や空間分解能など他の重要な性能を犠牲にして,時間分解能のみ優れたPET用検出器がTOF-PET装置に開発された.シンチレータとしてはCsFやBaF$_2$などを用い,PMTと光学結合した構造の検出器が初期のTOF-PET装置に採用された[42),43)].しかし,これらのシンチレータは消滅放射線に対する吸収係数がBGOなどに比べて小さく,感度と空間分解能の低いPET装置しか開発できず,TOFゲインによる画質の向上を用いてもBGOを用いたPET装置に比べ,臨床的な有用性は低いものであった.当時の電子回路技術でTOF情報を安定して得ることにも困難があった.

　その後,LaBr$_3$の開発や,LSOやLYSOを用いて500 ps程度の時間分解能が得られることがわかり,従来のPET装置の性能を犠牲にすることなく,TOF情報を用いることによる画質の向上が可能になった[12)].これが近年,TOF-PET装置が注目されている理由である.

　TOF-PETの性能を大幅に向上できる検出器としてSi-PMを用いたPET用検出器が注目されている.Si-PMはPMTに比べtransit time spread (TTS) が優れ,高い時間分解能を達成できる.LaBr$_3$と組み合わせ,100 psの時間分解能を達成したとの報告がある[13)].またLYSOとの組合せであっても200 ps程度の時間分解能が報告されている.しかしこれらは高速ディジタルオシロスコープを用いた測定結果であり,実際のPET装置を用いてこの時間分解能を達成するには,今後,技術開発を要する.またDOIとTOF情報の両方を同時に得ることも行い,時間分解能の改善を図ることも試みられている[44)].

2.7 MRI内装着型PET用検出器

　PETとMRIの同時測定が可能なPET/MRI装置が注目されている.PETはきわめて高い感度で,ポジトロン放出核種で標識した分子などの分布や濃度を測定可能である.一方,MRIは種々のコントラストで高い空間分解能の解剖学的画像を得ることができる.PET/MRI装置はPET/CT装置に比べ,X線CTに比べ軟部組織に対するコントラストが高い,X線による被ばくがない,PETとMRIを時間遅れなく全く同時に撮像できるため測定時間が短縮できるうえ,位置合せの精度を向上できる,PETに加えfunctional MRI (fMRI) などの機能画像,MR spectroscopy (MRS) などを同時に測定できる可能性があるなど多くの利点が考えられる.

　PETとMRIの同時測定を行うために,これまで主に2つの方法が試みられてきた.1つはPET用検出器のシンチレータのみをMRIの高磁場中に配置し,シンチレーション光を,光ファイバを用いて磁場強度が十分に低い場所まで伝送し,その場所に配置したPS-PMTで検出する方法である[45),46)].この方法は,PETとMRIの電気磁気的な相互の影響がないという有利な点がある.しかし光ファイバをシンチレータとPS-PMTの間に入れることによる光の減衰がPET装置の性能を低下させるという問題点がある.他の方法は,高磁場に比較的不感なAPDあるいはSi-PMとシンチレータをMRI中に配置する方法である[47),48)].この方法は光ファイバを用いないので光の減衰がなく,PET装置の性能の低下がない反面,PETとMRIの電気磁気的な相互の影響が避けられず,PETあるいはMRIの画質の低下や,アーチファクトが生じるという問題点がある[49)].APDやSi-PMが大きな温度特性を持つ点も問

題である.

　図7.15に光ファイバを用いたPET/MRI装置用PET検出器の一例の写真を示す.この検出器ではシンチレータには2種の発光減衰時間の異なるLGSOを用い,深さ方向に積層することで,深さ方向検出可能なDOI検出器を構成した.LGSOはGdを含むがその割合は5%以下でMRIの画質に影響を与えることはない[50].これら2種のシンチレータの弁別には波形解析を用いた.シンチレータサイズは1.9 mm×2.2 mm×6 mmと1.9 mm×2.2 mm×7 mmでこれを深さ方向に積層した後,11×9のマトリクスに配置しLGSOのブロックを構成した.このLGSOブロックを,光ファイバ(3 mm×3 mm)の束のライトガイドに光学結合し,90°曲げた後,75 cm延長し,1インチPS-PMT(浜松ホトニクス社製)に光学結合した.この光ファイバを用いた検出器を16個作成し,円形に配置することで112 mm直径のPET用検出器リングを構成した.

　図7.16に例として小動物用PET/MRI装置のブロック図を示す.永久磁石式MRIのヨーク部の後ろ側の磁場が低いことを利用して,その部分にPET用位置有感型光電子増倍管(position sensitive PMT; PS-PMT)を配置可能な構成とし,PET用シンチレータの発光を光ファイバでPS-PMTに導く.ライトガイドにより永久磁石のヨーク部後方に配置したPS-PMTに伝送することでシンチレーション光を電気信号に変換する.MRIのRFコイルは被検体に近いほど信号雑音比を高くできるので,PET用検出器の内側に配置した.MRIの撮像視野内には電気的な部品を配置しないので,PET用検出器によるMRIの画像に劣化はな

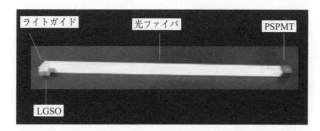

図7.15　光ファイバを用いたPET/MRI装置用PET検出器

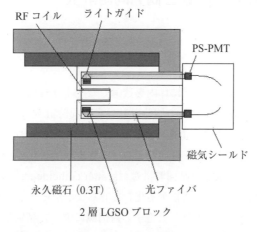

図7.16　小動物用PET/MRI装置のブロック図

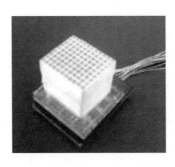
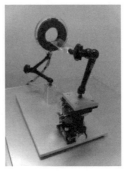

図7.17 Si-PMを用いた検出器ブロック（左）と小型PET装置の例（右）（口絵参照）

く，またMRIの静磁場，変動磁場（RFコイルからの高周波磁場，傾斜磁場）によるPET装置の画質の劣化もない[49]．

Si-PMは静磁場の影響をほとんど受けないためMRI中で測定可能なPET用検出器としても注目されている．Si-PMを用いた検出器ブロックの一例を図7.17左に示す．4×4に配置されたSi-PMアレー（浜松ホトニクス社製S11064-025P）上に11×9に配置した2種のCe濃度のLGSO（0.75 mol%: decay time: ～45 ns: 1.1 mm×1.2 mm×5 mm と 0.025 mol% Ce: decay time:～31 ns: 1.1 mm×1.2 mm×6 mm）を積み上げて，DOIブロック検出器が構成される．このブロック検出器16個を68 mm直径の円周上に配置した検出器リングにより，小型PET装置が組み立てられた[51]（図7.17右）．

検出器リングにはアンプなどの電子部品が存在しないので，MRI中で用いた場合の相互影響を少なくすることが可能となる．この装置を0.15Tの永久磁石式MRIの中に配置し同時測定を行ったところ，多少の相互影響はあったものの同時撮像は可能であった[52]．

（山本誠一）

散乱同時計数と偶発同時計数

3.1 散乱同時計数

PET装置では，図7.18(a)のように体内を透過した1対の511 keVの消滅放射線を同時計数してイメージングに利用する．この同時計数は真の同時計数（true coincidence）と呼ばれる．しかし，多くの消滅放射線は通過する被検者の体内でコンプトン散乱を引き起こし，一部のエネルギーを失い放出される方向が変わってしまう．一方もしくは双方の消滅放射線が体内で散乱された同時計数を散乱同時計数（scatter coincidence）と呼び，もともとのポジトロン核種の発生位置に関する情報が劣化していることからノイズ（雑音）成分となる［図7.18(b)］．図7.18(b)ではポジトロンと電子の対消滅によって発生した1対の消滅放射線の一方が体内で散乱し進む方向が変わることで間違った同時計数線を観測する例が示されてい

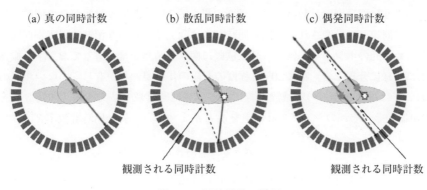

図7.18　同時計数の種類

る．また，被検者を通過した消滅放射線は，PET装置の検出器でも同様にコンプトン散乱を引き起こす．検出器のみで散乱した同時計数はポジトロン核種の発生位置に関する情報を有してはいるが，この事象を被検者体内での散乱事象とエネルギー弁別のみで区別することは難しい．

　検出器間の同時計数判定を行う前に，個々の検出器のエネルギーウインドウ（energy window）を用いて散乱事象の検出をすることで，散乱同時計数の除去が行われる．しかしながら，放射線検出器は検出器素子に用いる物質，電子回路の性能や検出方法によって有限のエネルギー分解能を有する．一般のPET装置で用いられるシンチレーション検出器のエネルギー分解能は15〜20%程度である．したがってエネルギーウインドウもエネルギー分解能に依存したある程度の幅が必要になる．商用のPET装置における一般的なエネルギーウインドウは，下限が400 keVで上限が650 keVである．なお，エネルギーウインドウの下限だけでなく上限も設定するのは，高計数率時において発生するパイルアップ（pile up）を除去する目的も有する．ただし，幅の広いエネルギーウインドウではエネルギー付与の少ない小角散乱事象に起因する散乱同時計数はエネルギーウインドウ内で検出されるため，散乱同時計数の除去に限界がある．散乱同時計数の分布は被検者の大きさなどに大きく依存するため測定ごとに補正が必要になる．近年，10%以下の高いエネルギー分解能を有する半導体検出器やシンチレータ検出器を用いたPET装置[1],[2]も開発されているがコスト面や検出感度の問題によりまだ商用化には至っていない．

3.2　偶発同時計数

　同時計数法は電気的コリメータとも呼ばれ，2つの検出器で同時に検出する真の同時計数から線源の位置情報を得る非常に簡便で効率的な方法であるが，偶発同時計数（random coincidence）と呼ばれるノイズ成分を含んでしまう．偶発同時計数は，発生起因の異なる消滅放射線が偶然に同一の同時計数タイムウインドウ（coincidence time window）内で検出される現象であり，同時計数法に起因するため避けることのできない事象である．図7.18（c）は偶発同時計数の一例で，ほぼ同時に発生した2つの対消滅によって発生する4つの消滅放射線のうち，1つは体内で吸収され，1つは検出器と相互作用せずリング外に逃れた場合で

ある．このように偶発同時計数は，発生場所の異なる2つの消滅放射線が真の同時計数であるかのように間違って計測される．偶発同時計数は，完全に独立な消滅放射線が同時計数判定されるため，元のポジトロン核種の発生位置に関する情報を全く有しておらず，画像上では視野内に一様に分布する．特に20 cm程度の有限の体軸視野しか有していない現在のPET装置においては視野外からの消滅放射線による偶発同時計数も多発する．同時計数を行う2つの検出器のそれぞれのシングル計数率をn_1とn_2とすると，偶発同時計数率Rは

$$R = 2\tau \cdot n_1 \cdot n_2 \tag{7.1}$$

で表される．シングル計数率は放射能強度に比例するため，偶発同時計数率Rは放射能強度の二乗に比例する．τは検出器の時間分解能（time resolution）であり，必要とされる最小の同時計数タイムウインドウは2τとなる．

　偶発同時計数を低減する最も単純な方法は式(7.1)から類推できるように検出器の時間分解能を向上させることである．これにより，同時計数タイムウインドウを短くすることが可能であるが，十分な視野を確保するためにはある程度の同時計数タイムウインドウが必要とされる．現在の商用PET装置では4 ns程度の同時計数タイムウインドウを有する装置が存在する．一方，非常に高い時間分解能はTOF（time of flight）情報として消滅放射線の発生位置をより制限できるため，偶発同時計数の低減に利用できる．また，放射能強度を下げることでも偶発同時計数を低減できるが，取得できる真の同時計数も減ってしまう．

3.3 雑音等価計数率

　図7.19(a)に真の同時計数率，散乱同時計数率および偶発同時計数率と放射能強度の関係を示す．それぞれの計数率と放射能強度の関係を計数率特性（count rate performance）と呼ぶ．計数率特性は装置の不感時間（dead time）に大きく依存する．不感時間はシンチレータ素子の発光減衰時間や回路系の処理時間などに依存し，計数損失を引き起こし，データの定量性を低下させる．したがって，測定されたデータは計数損失に対する補正も行う必要がある．真の同時計数率と散乱同時計数率は，ともに放射能強度に比例するため，真の同時計

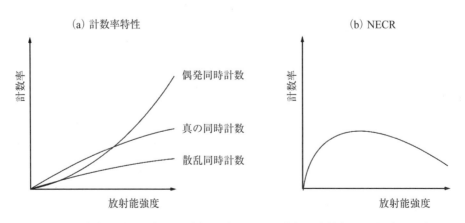

図7.19　放射能強度に依存する（a）計数率特性と（b）雑音等価計数率（NECR）

数率と散乱同時計数率の割合は放射能強度に依存せずほぼ一定である．一方，偶発同時計数率は放射能強度の二乗に比例するため，放射能強度が高くなるほど急速に増加する．したがって，放射能強度が非常に高い場合においては，いくら大量のデータを取得しようともその大部分は偶発同時計数となる．

　PET装置の感度は計数率に依存するものとしないものの2種類で定義される．計数率に依存しない感度は，放射能強度の非常に低い点線源を視野中心に設置して測定することで得られ，システム感度や絶対感度とも呼ばれる．一般的な商用PET装置のシステム感度は数%である．システム感度は検出器の性能や空間的配置およびエネルギーウインドウなどに依存し，PET装置の基本性能の指針となる．しかしながら，前述のようにPET装置では放射能強度に強く依存した偶発同時計数を含むため，PET装置では統計誤差の増加を表す指針として雑音等価計数率（noise equivalent count rate: NECR）と呼ばれる計数率に依存した感度評価の指針も用いる[3]．雑音等価計数率 NECR は次式で表される．

$$NECR = \frac{T^2}{T + S + 2 \cdot f \cdot R} \tag{7.2}$$

　T は真の同時計数率，S は散乱同時計数率，R は偶発同時計数率，f は視野内に放射性薬剤の分布が占める割合である．偶発同時計数率にかかる2の定数は偶発同時計数を実測によって求めることによる測定誤差を考慮しているためである．図7.19(b) に示すように，NECRは放射能強度によって増加するが偶発同時計数の影響によってある放射能強度で頭打ちになる．NECRが最大値になる放射能強度において最も高い信号対雑音比（S/N）の画像を得られる．また，より高い放射能強度では偶発同時計数の寄与が大きくなり，データ収集系の収集能力にも限界があることから，NECRは低下する．したがって，PET装置はNECRが最大値になる放射能強度より低い範囲で利用するのが望ましい．また，NECRは後述する収集モードや測定対象の形状や放射性薬剤の分布に大きく依存する．NECRの測定は一般的に円筒ファントムを用いて行われ，NECRの標準的な測定方法のガイドラインが規定されている[4]．

（吉田英治）

第4節　データ収集：2Dモードと3Dモード

4.1　2Dモード

　放射性薬剤は体内で3次元的に分布しているが，3次元画像再構成の手法が確立する以前の1990年代初頭までのPET装置においては，放射性薬剤の体内分布を体軸に垂直な平面（スライス）の積層とみなして2次元画像再構成を行い，3次元分布像を描出していた．このように各平面ごとに独立な投影データ（ダイレクトスライス：direct slice）を取得するデー

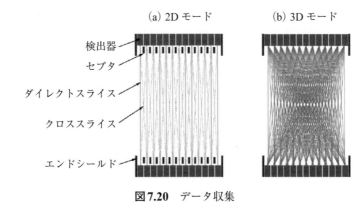

図7.20　データ収集

タ収集法を2Dモード（2D mode）と呼ぶ［図7.20(a)］．断層面以外に分布する線源に由来するデータはノイズとなるため，セプタ（septa）を用いてノイズを低減する．セプタにはノイズ源となる511 keVの消滅放射線を遮蔽するために円環状の鉛やタングステンが用いられ，図7.20(a)に示すようにPET装置の検出器リング間に設置される．視野外放射能由来のノイズデータを低減するため，PET装置の両端にはエンドシールド（end shield）と呼ばれる円環状の遮蔽体も必要である．

また，図7.20(a)に示すように，隣り合う検出器リングの検出器間で同時計数を行うと交差する同時計数線が生じ，ダイレクトスライスの間にもう1つのスライスを設定できる．これをクロススライス（cross slice）と呼び，体軸方向の空間分解能を2倍向上させるだけでなく，2Dモードの感度向上にも役立つ．ダイレクトスライスの数をN個とするとクロススライスの数は$N-1$個となり，総スライス数は$2N-1$個となる．この場合クロススライスはダイレクトスライスと比べて同時計数線の数が2倍となるので，装置の感度はほぼ3倍に増加する．

隣り合う検出器リング間のみならず，より離れた検出器リングの間で同時計数を行うと，それらの同時計数線においても視野中心付近ではダイレクトスライスやクロススライスと同じ領域を通過するため，これらの同時計数線を束ねることによってダイレクトスライスとクロススライスの感度をさらに向上させることができる．許容する束ねの同時計数線の数をスパン（span）と呼び，ダイレクトスライの束ね数とクロススライスの束ね数を足したものになる．たとえば図7.20(a)はスパンの値が最小の3の場合を示しており，スパンの値はダイレクトスライスのみの場合と比べた感度増加率に相当することがわかる．セプタの見込み角の許容する範囲内でスパン数は制御可能であるが，スパン数を大きくとりすぎると視野辺縁部で画質劣化を引き起こす要因になる．M個のリング差まで許容する場合，ダイレクトスライスの同時計数線はM個でありクロススライスの同時計数線は$M+1$個となり，スパンの値は$2M+1$となる．

4.2　3Dモード

PET装置独自の3次元画像再構成法が利用可能になると，セプタを取り除いて立体計測す

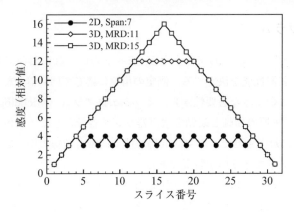

図7.21 スライスごとの感度分布
体軸方向に16個の検出器リングが並び31個のスライスが想定される場合．

ることにより多くのデータを取得する3Dモード（3D mode）を有するPET装置が開発された［図7.20(b)］．3Dモードの最大の利点はセプタを取り除くことによって感度が向上する点にあり，検出器リングの総数が16以上であれば，2Dモードに比べて5から10倍の感度向上が見込める．スライス方向の感度分布は図7.21に示すように三角形であり，体軸方向の視野中心で最も感度が高くなる．一方で散乱・偶発同時計数も増加するためノイズ成分の取り扱いに注意が必要である．現在では検出器の性能向上と3Dモードにおける散乱・偶発同時計数の補正法が開発されたことから，一般的には3Dモードが利用される．

3Dモードにおいても，あまりに体軸方向に傾斜した同時計数線は検出器素子の厚みによって空間分解能が劣化するため，同時計数をとる検出器リング同士に最大リング差（maximum ring difference: MRD）を設けることによって取得する同時計数線の傾きをソフトウェア的に制限する．体軸方向に16個の検出器リングが並んでいる場合，図7.21に示すように最大リング差を設けない場合（強いていえば最大リング差が15の場合），体軸方向の感度分布は前述のとおり三角形である．一方，最大リング差を11とすると三角形の頂点が欠けて台形となる．FDGのスクリーニング検査などで全身を撮像する際に，複数の異なるポジションで撮像を繰り返すが，各ポジションでは体軸方向の感度分布が台形となるため，感度の低い検出器リング辺縁部は隣り合う2つのポジションで部分的に重ねて収集することで感度むらのない全身画像を得ることができる．

非常に狭い最大リング差の3Dモードは2Dモードと一見似てくるが，同時計数線をセプタでソフトウェア的に制限するか物理的に制限するかで放射能強度が高い場合の振る舞いは異なる．3Dモードでデータ収集した場合，図7.19(b)に示したようにNECRはある放射能強度で最大値を持つが，同じ放射能強度でも2DモードのNECRはまだ最大値に到達しない．1990年代から2000年代初頭まではセプタを可動式にすることで2Dモードと3Dモードを併用する装置が多数みられたが，近年では感度重視の観点からほとんどのPET装置は3Dモード専用機である．

4.3 ミッシェログラム

　PET装置のデータ収集では，2Dモードと3Dモードのいずれにおいても同時計数線の扱い方が重要であり，装置性能を決定する．測定の用途に応じて同時計数線の取得方法を変更する必要も生じる．このような必要性から，ミッシェログラム（Michelogram）が提案された[5]．これは，2次元座標の横軸と縦軸を検出器リング番号として，具体的に同時計数線を2次元座標上の位置に対応させたもので，取得可能な同時計数線の中で収集している同時計数線をわかりやすく表示できるのが特徴である．

　たとえば，12検出器リングから構成されるPET装置について，2Dモード収集の場合のミッシェログラムは図7.22(a)のようになる．ダイレクトスライスの同時計数線は，同一検出器リング内での同時計数データ収集なので対角線上に位置する●の点で表され，クロススライスの同時計数線は，隣り合う検出器リング間での同時計数データ収集なので対角線より上下に1コマずれた●の点で示される．原点から対角線に沿った方向は体軸方向と一致しており，ダイレクトスライスの間に位置する各クロススライスが2つの点を結んで構成される．対角線と直交する軸に沿って並ぶ点の数の合計がスライス感度に相当することは図から容易に判断できる．図7.22(a)はスパンが3の場合を示しているが，さらに検出器リング番号が2つ違いの検出器リング間で同時計数データ収集すれば，各ダイレクトスライスで●の点が2つ増えるため，スパンが5の場合となる．このようにミッシェログラムは同時計数のデータ収集方式を視覚的に表すことができる．

　3Dモード収集の場合のミッシェログラムは図7.22(b)のようになる．この図は最大リング差が7の場合であり，同時計数線を格子内の●の点では収集し，×の点では収集しないことを示している．●の点の総数は124で，図7.22(a)における総数が34であるから，2Dモードに比べてこの場合の3Dモードの感度は3.5倍以上となることがわかる．

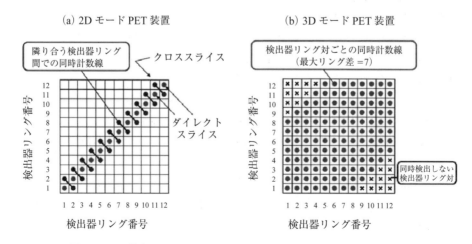

図7.22　12検出器リングのPET装置におけるミッシェログラムの例
　　(a) 2Dモード（スパン＝3）と (b) 3Dモード（最大リング差＝7）

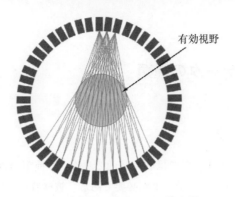

図7.23 49検出器で構成される検出器リング
対向する11検出器との同時計数をとる場合の有効視野．同時計数線は3検出器分のみ表示してある．

4.4 有効視野

　放射能分布を画像化できる領域を有効視野（field of view）という．体軸方向の有効視野は検出器リングの配列で決まるが，スライス面においては，スライス内における同時計数線のとり方によって画像化できる視野のサイズが決まる．図7.23に示すように任意の1つの検出器は対向する複数の検出器とファンビーム状に同時計数をとる．このようなシステムでは同時計数回路の数が膨大になるが，現在のPET装置は検出器部からの信号がデジタル化されておりテーブル参照方式を利用して比較的容易に実装できる[6]．同時計数をとりうる対向する検出器の数を増やし同時計数線を増すことで視野を広げられるが，視野周辺の同時計数線では対向する検出器に対して傾斜した角度で消滅放射線が入射するため，空間分解能を劣化させる要因となる．一般的なPET装置において，リング直径は約80cmであり，そのうち有効視野は60cm程度である．

4.5 ヒストグラムモードとリストモード

　同時計数判定された検出器対の位置情報は同時計数線ごとに割り振られたアドレスに従ってメモリ上に加算される．測定終了後，メモリから収集されたデータをコンピュータに転送する．この方式をヒストグラムモード（histogram mode）と呼び，PET装置では一般的なデータ格納方法である．3Dモードでは取得する同時計数線の数が膨大になることから非常に大きなメモリを必要とする．一方で，同時計数判定された検出器対の位置情報を時系列に従って格納する方法がリストモード（list mode）である[7]．リストモードは3Dモードで大幅なメモリの削減に貢献するのみならず，時間情報や被検者の体動情報を付加できるなどのメリットを有するが，同時計数線の数だけのサイズのメモリ空間を必要とするヒストグラムモードと異なり，必要とされるメモリサイズがデータサイズに依存し，投影データの作成を後処理で行う必要がある．最新のPET装置ではどちらのモードも利用可能であり，利用目的によって使い分けられている．

（吉田英治）

第 5 節　投影データの種類

5.1　エミッションデータ

　図7.24に示すように，PET装置では利用目的の異なる3種類の投影データがあり，定量的な画像を得るためにはすべてのデータが必要である．被検者から放出される消滅放射線を測定したデータをエミッションデータ（emission data）と呼ぶ［図7.24(a)］．PET計測の目的はエミッションデータの取得であり，測定対象ごとに毎回測定する．しかしながら，取得した生のエミッションデータのみでは被検者の放射性薬剤の体内分布を正確には描出できず，後述する各種補正が必要になる．

　エミッションデータの収集方法は目的に応じていくつかの方法がある．スタティック収集（static scan）は最も一般的な方法であり，放射性薬剤が被検者の臓器に集積した後（FDGでは投与後約1時間），測定対象となる臓器が体軸視野の中心にくるようにベッドの位置を固定して，1回のデータ収集を行う．

　PET装置の体軸視野は一般的に20 cm程度であるため，被検者の全身を一括で撮像することができない．全身収集（whole body scan）はベッドの移動と収集を繰り返し行うことで全身を撮像する方法である[8]．4.2項で説明したように，PET装置の体軸方向の感度は辺縁部ほど低いため，体軸視野を部分的にオーバーラップさせて収集する．全身収集はスタティック収集と同様に放射性薬剤が被検者の臓器に集積した後に測定する．

　一方，ダイナミック収集（dynamic scan）はベッドの位置を固定して測定対象となる臓器における放射性薬剤の時間的変化を測定する方法であり，脳機能研究で多用される．ヒストグラムモードでは事前に設定した時間フレームごとに複数回の測定をし，時間情報を含んだリストモードでは連続測定後，後処理で任意の時間フレームに切り分けることができる．

　また，同期収集（gated scan）は心臓のように周期的に器官の位相が変動するような測定に対し用いられる方法である．心電図による外部からの位置情報を用いて各周期の位相ごと

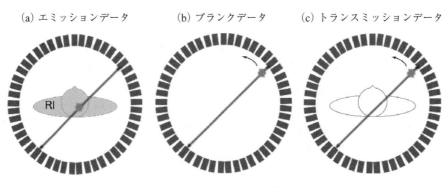

図7.24　投影データの種類

に分別してエミッションデータを収集し，同一位相の集積データを足し合わせることによって動態画像の統計精度を向上できるのが特徴である．

5.2 ブランクデータ

　PET装置では一般的に数万個のシンチレータと千個近い光電子増倍管を利用して検出器部を構成しており，個々の検出器はガントリ内での幾何学的配置やシンチレータ素子と光電子増倍管の性能差によって同時計数線ごとに検出効率が異なる．ブランクデータ（blank data）はこの検出器の検出効率のばらつきを補正するために，視野内に測定対象を置かずに線線源や平板線源などの校正用外部線源を回転させることで得られる［図7.24(b)］．この検出器の検出効率のばらつきを補正することを感度補正やノーマライズ（normalize）補正と呼ぶ．この際，校正用外部線源は計数損失を起こさない程度の低計数率であり，かつ散乱同時計数を発生しない構造をとる必要がある．十分な統計精度のブランクデータによってすべての同時計数線の検出効率を測定するため，ブランクスキャン（blank scan）にはおおむね数時間を要する．ノーマライズ補正はエミッションデータにブランクデータを割算することで実施される．

　現在では，短い測定時間でかつ高い統計精度の補正を実施する要素別感度補正（component based normalization）法が開発されている[9]．本手法は検出効率を決定する要素を分離し，検出器の幾何学的配置などの事前に算出できる部分は計算で求めることでノーマライズの補正係数の統計精度を向上することができる．検出器を構成する光電子増倍管は温度や経年変化によって性能が変動するため，ブランクデータの取得は一般的に1週間に1回程度の周期で実施するのが望ましい．

5.3 トランスミッションデータ

　SPECT装置と異なりPET装置では1対の消滅放射線によって画像を得るため，被検者での消滅放射線の減弱は線源位置に依存せず，正確な減弱補正が可能である．正確な減弱補正ができることはPET装置のSPECT装置に対する大きな利点である（図7.25）．

　減弱補正のために必要なデータがトランスミッションデータ（transmission data）であり，トランスミッションデータは被検者の周囲を複数の外部線源を回転させることで得られる［図7.24(c)］．トランスミッションデータは測定対象ごとに毎回測定し，減弱係数を算出する．

　PET装置においてはトランスミッションデータの収集はエミッションデータの収集前に行うのが一般的である．トランスミッションデータを取得後に放射性薬剤を投与し，放射性薬剤が被検者の臓器に集積した後，エミッションデータを取得することは測定時間の増加や被検者の体動による位置ずれにつながる．測定時間を短縮するためにトランスミッションスキャンが放射性薬剤投与後に実施可能なポストインジェクション・トランスミッション収集（post-injection transmission scan）などが利用されている[10]．

　近年ではPET装置といえばCT装置を組み合わせたPET-CT装置であり，CT装置の解剖

(a) 線源が被検体内部にある場合

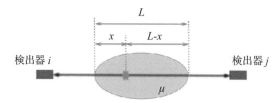

(b) 線源が被検体外部にある場合

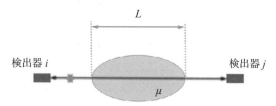

図7.25 PET装置における消滅放射線の線減弱
(a)の場合は長さLの物質を双方の消滅放射線が通過し，(b)の場合は一方の消滅放射線のみが長さLの物質を通過する．物質の減弱係数をμとするとどちらの場合も，計数される同時計数率は$e^{-\mu L}$に比例する．

学的画像とPET装置の機能的画像を組み合わせることによって高い診断能を得ることができる[11]．さらに，CT画像がX線の減弱の分布画像であることを利用して，PET-CT装置ではCT画像から統計精度のよい減弱係数を類推することができる[12]．そのため，現在では外部線源によるトランスミッションデータを取得しない装置が主流である．また，PET-CT装置ではエミッションデータとトランスミッションデータを同じベッド上で取得できるため測定中の被検者の体動による位置ずれ防止や測定時間の短縮にも寄与する．

（吉田英治）

 偶発同時計数補正と散乱同時計数補正

6.1 偶発同時計数補正

偶発同時計数を補正する最も一般的な方法は遅延同時計数回路を利用することである．この方法は偶発同時計数が時間によらず常にランダムに発生していることを利用し，同時計数回路を別途もう1つ用意して片方の入力信号のみ遅延回路によって信号をずらし（同時計数タイムウインドウの10倍程度），意図的に偶発同時計数のみを計数することが可能である．この方法を遅延同時計数（delayed coincidence）と呼ぶ．通常の同時計数回路で得られる同時計数を即発同時計数（prompt coincidence）と呼び，即発動時計数から遅延同時計数を差し引くことで偶発同時計数補正が可能である[13]．遅延同時計数回路による補正はデータ収

集中にもオンラインで補正をかけることができるが，平滑化などの処理を行うことによって計測される偶発同時計数の統計誤差を低減できるため，一般的には収集後に処理される．

式(7.1)に示したように偶発同時計数率はシングル計数率の二乗に比例する．すべての検出器のシングル計数率が個別に取得できれば，シングル計数率から偶発同時計数を見積もることができる[14]．シングル計数率は遅延同時計数回路で得られる偶発同時計数率よりも10倍以上の計数率を測定できることから，この方法は遅延同時計数法よりも精度の高い偶発同時計数補正が可能である．そして，式(7.2)の分母で偶発同時計数率Rにかかる2の定数を限りなく1に近づけることができることから，NECRが向上する．

6.2 散乱同時計数補正

3.1項で議論したように散乱線は検出器に到達するまでにエネルギー損失を起こしているため，エネルギーウインドウによってある程度除去できる．近年では検出器の性能が向上し狭いエネルギーウインドウを設定できるようになった．すべての計数から偶発同時計数を差し引いた後，残った計数から算出した散乱線の割合を散乱フラクション（scatter fraction）と呼び，一般的なPET装置において，2Dモードと3Dモードの散乱フラクションはそれぞれ約10％と約40％である．3Dモードの散乱線を正確に補正することは他の補正に比べて難しくPET装置の定量性に大きく影響するため，これまでに様々な散乱同時計数補正法が開発されてきた．

2Dモードではファントムによって別途取得した散乱成分の応答関数をエミッションデータに畳み込み積分するデコンボリューション（deconvolution）法が用いられてきた[14],[15]．また，複数のエネルギーウインドウを設定できるPET装置ではデュアルエネルギーウインドウ（dual energy window）法[16]が利用でき，低エネルギー側にもう1つのエネルギーウインドウを設定し，散乱成分を直接測定することで補正を行う．3Dモードでは散乱フラクションが高く，従来の単純なデコンボリューション法では高精度の散乱補正が困難である．現在ではモデル化によって測定したエミッションデータから散乱成分を見積もる方法[17]が一般的であり，モンテカルロシミュレーションに基づいたSSS（single scatter simulation）法はその代表的な方法である[18]．いずれの方法においても散乱同時計数補正は偶発同時計数補正の後に行われる．

【練習問題】
1. 同時計数法に起因するノイズは何か？
2. 2Dモードに対する3Dモードの最大の利点は何か？
3. エミッションデータに対し必要な補正をすべて列挙せよ．

（吉田英治）

立体計測における3次元画像再構成

通常のイメージングでは，感度と解像度をともに向上させることが一般的に困難である．PETの持つ優れた点の1つは，同時計数法に基づく測定によりこの問題を克服できることであるが，PET固有のこの特徴により，立体計測型PETには2次元イメージングにはない特異的な計測の条件や付随する問題が存在する．PETが持つ潜在力を生かして，より高画質で放射性同位元素の分布像を描出するために，放射線の立体計測に基づく特徴的な3次元画像再構成法が考案され，独自の体系づけがなされてきた[1]．

第4節で述べられているように，X線CTの方法を当てはめた2DモードPETは体軸に直交する放射線のみを検出してスライス画像を得る平面計測法である．これに対して，立体計測型PET，すなわち3DモードPETとは，どの向きの放射線でも検出しようとするPET独自の立体計測法である．複雑な3次元画像再構成の問題に立ち向かうとき，それが解析的に解ける問題なのか否かを判定することは，きわめて重要である．本節では，3次元画像が解析的に得られるために測定データへ課される条件を考察し，その条件下における3次元画像再構成の解析的手法とその特徴を解説する．

7.1 中央断面定理

まずは計測手法に関する制限を無視し，あらゆる3次元方向からの線投影データが存在する場合を想定し，そのデータから3次元画像を再構成する逆問題を考える．このような単純化した数学的問題であれば，中央断面定理（central slice theorem）の3次元拡張によりその解決法を見いだすことができる．3次元フーリエ変換演算子を$\mathcal{F}_3$，実空間ベクトルrに対応する3次元周波数空間ベクトルをvとすると，3次元分布画像$f_3(r)$の3次元フーリエ変換$F_3(v)$は$\mathcal{F}_3[f_3(r)]$である．3次元単位ベクトル$\hat{t}$の方向の線投影データが，$\hat{t}$と直交する平面Σ_τ上の2次元ベクトルsの関数として$p_2(s;\hat{t})$で与えられるとする．2次元フーリエ変換演算子を$\mathcal{F}_2$，2次元ベクトルsに対応する2次元周波数空間ベクトルをv_sとすると，2次元投影データ$p_2(s;\hat{t})$の2次元フーリエ変換$P_2(v_s;\hat{t})$は$\mathcal{F}_2[p_2(s;\hat{t})]$である．このとき中央断面定理により，$P_2(v_s;\hat{t})$は周波数空間の原点を通る平面$\Sigma_\tau$で$F_3(v)$を切断した値に等しい（図7.26）．

この中央断面定理に従って，測定投影データの2次元フーリエ変換をもとに3次元周波数空間において必要な標本値を選んで埋め尽くせば，その逆3次元フーリエ変換により再構成画像は得られる．ただし実用上は，周波数空間上における測定投影データの補間処理により像空間で画像ひずみを生じるなどの問題がある[2]．その欠点を克服する1つの方法は，投影データを通常のサイノグラム（sinogram）座標で処理するのではなく，リノグラム（linogram）座標で処理することである[3]．

2次元画像再構成でよく知られているように，縦軸を投影方向の角度θとし，横軸を中心

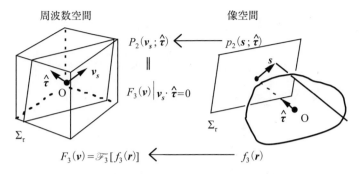

図7.26 3次元分布画像の実空間および周波数空間の関係

からの距離tとして投影データ$p(t,\theta)$を並べた2次元座標(t,θ)をサイノグラム座標と呼び，点線源の場合は正弦曲線を得る．一方，点線源の投影データが直線となるように座標変換したものがリノグラム座標である．このリノグラム座標を用いれば，補間処理を行わないで3次元分布のフーリエ変換を得られるが，実際のPET装置においてはリノグラム座標に適合する検出器配列が難しく，実用化はされていない．

実際の立体計測においては，投影データをすべての方向で得ることは容易でない．また，3次元画像再構成の際には，3次元方向からの線投影データをすべて利用する必要がない可能性もある．3次元の分布を連続したスライスの積層とみなしてスライスごとに2次元画像再構成を行う2次元画像再構成手法は，その一例である．その場合，それらのスライスに対して斜めの方向に得られた投影データは，画像再構成に利用されない．冗長な測定投影データを捨てることなく，放射線を検出した計数の情報としてむだなく再構成画像に寄与させ画像の信号対ノイズ比を向上させるには，測定に関係する標本値を可能な限り利用することが望まれる．

7.2 Orlovの条件

オルロフ（Orlov）は，3次元再構成画像が解析的に得られるための必要十分条件は，すべての2次元投影面の法線ベクトルで埋められる領域が，原点を中心とする単位球のあらゆる大円と交差することであることを示した[4]．これをOrlovの条件という．たとえば，2次元投影面の法線ベクトルが単位球の中央断面からの角度$\pm\psi_0$の範囲で許容されるような画像空間の領域はOrlovの条件を満たす（図7.27）．この角度ψ_0を受容角（acceptance angle）と呼ぶ．

ここでは簡単化のため点広がり関数（point spread function）が画像空間の位置に依存せず一定であると仮定する．これは，画像空間上の任意の点において投影データを収集する検出器の立体的配置が同一にみえることを意味する．その投影データの収集される単位方向ベクトル$\hat{\tau}$の領域Gは，Orlovの条件を満たすと仮定する．方向ベクトル$\hat{\tau}$に垂直な平面Σ_τ上の2次元位置ベクトルをsとすると，$s = r - (r \cdot \hat{\tau})\hat{\tau}$で表され，3次元線源分布$f_3(r)$に対して領域$G$内の任意の方向ベクトル$\hat{\tau}$に対して2次元線積分投影データ$p_2(s;\hat{\tau})$が得られる．

このとき線源分布$f_3(r)$と$p_2(s;\hat{\tau})$は以下の式を満たすことをOrlovは示した[5]．これは

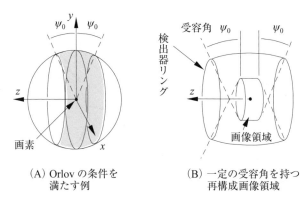

(A) Orlovの条件を満たす例　　(B) 一定の受容角を持つ再構成画像領域

図7.27　立体計測画像再構成に関するOrlovの条件

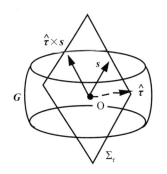

図7.28　Orlovの式における幾何学　　**図7.29**　OrlovのL関数に用いられる幾何学

Orlovの式と呼ばれ，すべての冗長な投影データを画像再構成に寄与させた画像再構成の式である．

$$f_3(\boldsymbol{r}) = -\frac{1}{(2\pi)^2}\nabla_3^2 \iint_G d^2\hat{\boldsymbol{\tau}}\, p_2^{\mathrm{F}}(\boldsymbol{s};\hat{\boldsymbol{\tau}}) \tag{7.3}$$

ここに，∇_3^2は3次元ラプラシアンであり，Gで示す積分領域は$\hat{\boldsymbol{\tau}}$およびその逆向き方向$-\hat{\boldsymbol{\tau}}$が同一投影データを指定するため，どちらか一方のみに制限する．また，被積分関数$p_2^{\mathrm{F}}(\boldsymbol{s};\hat{\boldsymbol{\tau}})$は2次元線積分投影データ$p_2(\boldsymbol{s};\hat{\boldsymbol{\tau}})$に2次元補正関数を重畳積分して与えられるものであり，以下の式で表される．

$$\begin{aligned}p_2^{\mathrm{F}}(\boldsymbol{s};\hat{\boldsymbol{\tau}}) &= \iint_{\Sigma_\tau} d^2\boldsymbol{s}'\,\frac{p_2(\boldsymbol{s}-\boldsymbol{s}';\hat{\boldsymbol{\tau}})}{|\boldsymbol{s}'|L(\hat{\boldsymbol{\tau}}\times\boldsymbol{s}')}\\ &= p_2(\boldsymbol{s};\hat{\boldsymbol{\tau}})**\frac{1}{|\boldsymbol{s}|L(\hat{\boldsymbol{\tau}}\times\boldsymbol{s})}\end{aligned} \tag{7.4}$$

上式中の**は2次元重畳積分を表し，×はベクトル外積を表す．$L(\hat{\boldsymbol{\tau}}\times\boldsymbol{s})$はOrlovのL関数と呼ばれ，次式で表わされる．

$$L(\hat{\boldsymbol{\tau}}\times\boldsymbol{s}) = \iint_G d^2\hat{\boldsymbol{\tau}}'\,\delta(\hat{\boldsymbol{\tau}}'\cdot(\hat{\boldsymbol{\tau}}\times\hat{\boldsymbol{s}})) \tag{7.5}$$

ここに，$\delta(\boldsymbol{r})$はディラックのδ関数であり，$\hat{\boldsymbol{s}}$は$\boldsymbol{s}$の単位ベクトルである．ベクトル$\hat{\boldsymbol{\tau}}$と$\hat{\boldsymbol{s}}$

により張られる平面の法線ベクトルを$\hat{t}=\hat{\tau}\times\hat{s}$とする．原点を中心とする大円のなかで法線ベクトルが$\hat{t}$である大円をΣ_tとすると，$L(\hat{\tau}\times s)$は領域Gに重なるその大円Σ_tの弧の長さに等しい．このことは，単位球面上の領域におけるδ関数の積分を幾何学的に解釈することにより，容易に理解できる．Orlovの式は，投影データの幾何学的組合せを考察するうえで有益な役目を果たすが，再構成アルゴリズムとしては実用性に欠けるのが難点である．

7.3 立体計測像再構成法

実用的な立体計測像再構成法としては，2次元投影データに2次元補正フィルタを乗じてから3次元画像空間に逆投影する方法（filtered-backprojection method: FILBK法）や，投影データを単純逆投影してこれに3次元補正フィルタを乗じる方法（backprojection-filtering method: BKFIL法）がある[6]．ただし，BKFIL法はFILBK法と同等の関係ではなく，以下に示すようにFILBK法のほうがより広い立体計測像再構成法である．

FILBK法によれば，方向$\hat{\tau}$ごとの線積分2次元投影$p_2(s;\hat{\tau})$に対する2次元フィルタ関数$h_2(s;\hat{\tau})$を用いて，画像再構成が以下の式で記述される．

$$f_3(\boldsymbol{r})=\iint_G d^2\hat{\tau}[p_2(\boldsymbol{s};\hat{\tau})**h_2(\boldsymbol{s};\hat{\tau})] \tag{7.6}$$

2次元面上の実空間ベクトルsに対して，対応する2次元周波数ベクトルをv_s，$p_2(s;\hat{\tau})$のフーリエ変換を$P_2(v_s;\hat{\tau})$，$h_2(s;\hat{\tau})$のフーリエ変換を$H_2(v_s;\hat{\tau})$とし，2次元逆フーリエ変換演算子を$\mathscr{F}_2^{-1}$と表せば，上式は，

$$f_3(\boldsymbol{r})=\iint_G d^2\hat{\tau}\mathscr{F}_2^{-1}[P_2(\boldsymbol{v}_s;\hat{\tau})\cdot H_2(\boldsymbol{v}_s;\hat{\tau})] \tag{7.7}$$

となる．$H_2(v;\hat{\tau})$の満たすべき必要十分条件は，すべてのvに対して次式が成立することである[6]．

$$\iint_G d^2\hat{\tau}\delta(\hat{\tau}\cdot\boldsymbol{v})H_2(\boldsymbol{v};\hat{\tau})=1 \tag{7.8}$$

フィルタ$H_2(v;\hat{\tau})$が次式のようにもし$\hat{\tau}$の関数$w(\hat{\tau})$とvの関数$H_2'(v)$とに分離できれば，そのフィルタは因数分離型であるという．

$$H_2(\boldsymbol{v};\hat{\tau})=H_2'(\boldsymbol{v})w(\hat{\tau}) \tag{7.9}$$

このとき，式 (7.8) の必要十分条件より以下の式が成り立つ．

$$\iint_G d^2\hat{\tau}\delta(\hat{\tau}\cdot\boldsymbol{v})H_2'(\boldsymbol{v})w(\hat{\tau})=1 \tag{7.10}$$

したがって$w(\hat{\tau})$が与えられれば，$H_2'(v)$は次式で決定できる．

$$H_2'(\boldsymbol{v})=1\Big/\iint_G d^2\hat{\tau}\delta(\hat{\tau}\cdot\boldsymbol{v})w(\hat{\tau})=|\boldsymbol{v}|\Big/\iint_G d^2\hat{\tau}\delta(\hat{\tau}\cdot\hat{\boldsymbol{v}})w(\hat{\tau}) \tag{7.11}$$

ここに，$\hat{v}$はvの単位ベクトルである．

一例として，方向性に偏りがなく$w(\hat{\tau})=1$である場合について，投影方向ベクトル$\hat{\tau}$の領

域$\boldsymbol{G}$が受容角ψ_0を持ち，$\boldsymbol{z}\cdot\hat{\boldsymbol{\tau}} < \sin\psi_0$で示される場合のフィルタ関数$H_{2\psi_0}(\boldsymbol{v}_s;\hat{\boldsymbol{\tau}})$についてColsherは以下の式（Colsherの2次元フィルタ）を導出した[7]．

$$H_{2_{\psi_0}}(\boldsymbol{v}_s;\hat{\boldsymbol{\tau}}) = \begin{cases} \dfrac{|\boldsymbol{v}_s|}{\pi} & \text{if} \left|\cos\Phi_{vs}\right| \le \cos\phi_c \\ \dfrac{|\boldsymbol{v}_s|}{2} \dfrac{1}{\arcsin\left\{\dfrac{\sin\psi_0}{\sqrt{1-\sin^2\Phi_{vs}\sin^2\theta_\tau}}\right\}} & \text{if} \left|\cos\Phi_{vs}\right| \ge \cos\phi_c \end{cases} \tag{7.12}$$

ただし，Φ_{vs}は$\boldsymbol{v}_s$の方位角であり，しきい角ϕ_cは以下の式で与えられる．

$$\cos\phi_c = \cos\psi_0/\sin\theta_\tau \tag{7.13}$$

ここに，角度θ_τは投影方向$\hat{\boldsymbol{\tau}}$の傾斜角であり，$\hat{\boldsymbol{z}}\cdot\hat{\boldsymbol{\tau}} = \cos\theta_\tau$を満たす．

これまで考察してきた再構成法は，2次元線積分投影データに2次元フィルタを重畳積分した後に，その補正投影データを逆投影するFILBK法に限定していた．それでは，2次元線積分投影データをまず逆投影して，その画像に3次元補正フィルタを重畳積分するBKFIL法は利用できないのだろうか．完全投影データに関してBKFIL法が存在したように，不完全投影データに関してもBKFIL法があり得る．ただし，完全投影データの場合には両者の方法が同等であったのに対して，不完全投影データの場合には両者が同等の関係ではなくなる．

すべての方向に投影データが得られ，空間が等方的な場合には，BKFIL法とFILBK法が互いに同等な関係であったが，投影方向を限定した場合は両者は同一でなくなる．再構成演算の方法を分析すると，因数分離型フィルタが非因数分離型フィルタの一部と考えられる．因数分離型フィルタが3次元逆投影をフィルタ処理の前でも後でも適用可能なのに対して，非因数分離型フィルタは3次元逆投影の前に適用されなければならない．BKFIL法では以下の手順となる．

$$\begin{aligned} f_3(\boldsymbol{r}) &= \iint_{\boldsymbol{G}} d^2\hat{\boldsymbol{\tau}} \mathscr{F}_2^{-1}[H_2(\boldsymbol{v}_s;\hat{\boldsymbol{\tau}})\cdot P_2(\boldsymbol{v}_s:\hat{\boldsymbol{\tau}})] \\ &= \mathscr{F}_3^{-1}\left[\iint_{\boldsymbol{G}} d^2\hat{\boldsymbol{\tau}} H_2(\boldsymbol{v}_s;\hat{\boldsymbol{\tau}})\cdot P_2(\boldsymbol{v}_s:\hat{\boldsymbol{\tau}})\right] \end{aligned} \tag{7.14}$$

フィルタ$H_2(\boldsymbol{v};\hat{\boldsymbol{\tau}})$が式(7.9)のように$\hat{\boldsymbol{\tau}}$と$\boldsymbol{v}$の関数に分離できる因数分離型フィルタの場合は，逆投影処理とフィルタ処理が順序を入れ換えることで同値の操作が可能となる．このとき3次元ベクトル$\boldsymbol{v}$を用いて，$H'_3(\boldsymbol{v}) = H'_2(\boldsymbol{v}_s)$として次式が成り立つ．

$$\begin{aligned} f_3(\boldsymbol{r}) &= \mathscr{F}_3^{-1}\left[\iint_{\boldsymbol{G}} d^2\hat{\boldsymbol{\tau}} H'_2(\boldsymbol{v}_s)\cdot w(\hat{\boldsymbol{\tau}})\cdot P_2(\boldsymbol{v}_s;\hat{\boldsymbol{\tau}})\right] \\ &= \mathscr{F}_3^{-1}\left[H'_3(\boldsymbol{v})\cdot\iint_{\boldsymbol{G}} d^2\hat{\boldsymbol{\tau}}\, w(\hat{\boldsymbol{\tau}})\cdot P_2(\boldsymbol{v}_s;\hat{\boldsymbol{\tau}})\right] \\ &= \mathscr{F}_3^{-1}\left[H'_3(\boldsymbol{v})\cdot\mathscr{F}_3\left\{\iint_{\boldsymbol{G}} d^2\hat{\boldsymbol{\tau}}\, w(\hat{\boldsymbol{\tau}})\cdot p_2(\boldsymbol{s};\hat{\boldsymbol{\tau}})\right\}\right] \end{aligned} \tag{7.15}$$

上式の関係式は以下の意味を持つ．すなわち，2次元線積分投影を重み$w(\hat{\boldsymbol{\tau}})$で逆投影した

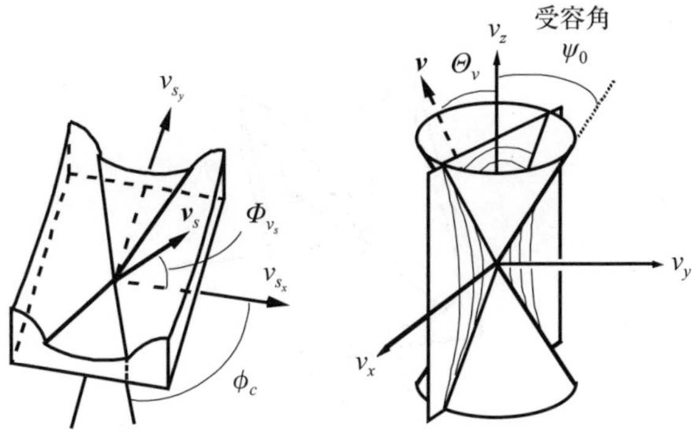

（A）2次元 Colsher フィルタ　　（B）3次元 Colsher フィルタ

図7.30　2次元Colsherフィルタと3次元Colsherフィルタ

後に，3次元空間上で3次元フーリエ変換し，これに3次元フィルタ$H_3'(\boldsymbol{v})$を乗ずることにより，再構成画像の3次元フーリエ変換像を得られる．

例として$w(\hat{\boldsymbol{\tau}})=1$であるColsherの3次元フィルタ$H_{3C}(\boldsymbol{v})$を次式に示す[7]．ここに$\Theta_v$を$\boldsymbol{v}$と$z$軸のなす角度とし，$\psi_0$を受容角とする．

$$H_{3C}(\boldsymbol{v})=\begin{cases}\dfrac{|\boldsymbol{v}|}{\pi} & \text{if}\,|\Theta_v|\le\psi_0\\[2mm] \dfrac{|\boldsymbol{v}|}{2}\dfrac{1}{\sin^{-1}(\sin\psi_0/\sin\Theta_v)} & \text{if}\,|\Theta_v|\ge\psi_0\end{cases}\tag{7.16}$$

このフィルタは$\boldsymbol{v}$の絶対値$|\boldsymbol{v}|$に比例し，その他の因子は方向ベクトルにのみ依存する．FILBK法における2次元フィルタは，角度依存性が分離されるため，BKFIL法における3次元フィルタの対応する断面として与えることができる．この3次元フィルタの原点を通り，投影方向$\hat{\boldsymbol{\tau}}$を法線とする平面Σ_τで接断した断面がFILBK法におけるColsherの2次元フィルタとなっている（図7.30）．

一方，RaらはColsherとは別の2次元補正フィルタを導出した[8]．Colsherフィルタと同様に投影方向ベクトル$\boldsymbol{G}$の領域が受容角ψ_0を持ち，$z\cdot\hat{\boldsymbol{\tau}}<\sin\psi_0$で示される場合に限定する．臨界角$\boldsymbol{\Phi}_c$を受容角$\psi_0$および$\hat{\boldsymbol{\tau}}$が$z$軸となす角度$\theta_\tau$により，次式で定義する．

$$\sin\Phi_c=\cos\psi_0/\sin\theta_\tau\tag{7.17}$$

$\hat{\boldsymbol{\tau}}$を法線とする面をΣ_τとすると，Raフィルタ$H_{2R}(\boldsymbol{v}_s;\hat{\boldsymbol{\tau}})$は，面$\Sigma_\tau$上のベクトル$\boldsymbol{v}_s$に対する極座標（$|\boldsymbol{v}_s|$, $\boldsymbol{\Phi}_{vs}$）を用いて以下の式で与えられる．

$$H_{2R}(\boldsymbol{v}_s;\hat{\boldsymbol{\tau}})=\begin{cases}\dfrac{|\boldsymbol{v}_s|}{\pi(1-\cos\psi_0)}(1-\sin\Phi_c\sin\Phi_{vs}) & \text{if}\,|\Phi_{vs}|\ge\Phi_c\\[2mm] \dfrac{|\boldsymbol{v}_s|}{\pi(1-\cos\psi_0)}\cos\Phi_c\cos\Phi_{vs} & \text{if}\,|\Phi_{vs}|<\Phi_c\end{cases}\tag{7.18}$$

上式における$H_{2R}(\boldsymbol{v}_s;\hat{\boldsymbol{\tau}})$は，$\hat{\boldsymbol{\tau}}$を法線とする面$\Sigma_\tau$上の座標により表されている．これを3次

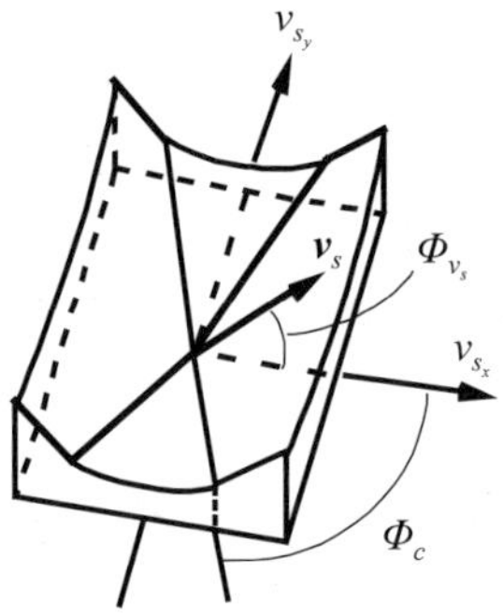

図7.31　Raフィルタ

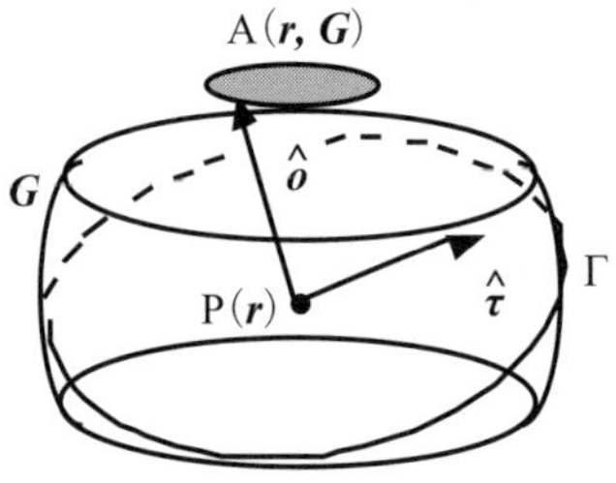

図7.32　3次元空間における平面Γとその法線ベクトル$\hat{\boldsymbol{o}}$の関係

元周波数空間$\boldsymbol{v}$のz軸となす角度Θ_vを用いて書き直すと，次式で表せる．

$$H_{2\mathrm{R}}(\boldsymbol{v};\hat{\boldsymbol{\tau}})=\begin{cases}\dfrac{|\boldsymbol{v}|}{\pi(1-\cos\psi_0)}\left(1-\dfrac{\cos\psi_0\cos\Theta_v}{\sin^2\theta_\tau}\right) & \text{if}\cos\Theta_v>\cos\psi_0\\ \dfrac{|\boldsymbol{v}|}{\pi(1-\cos\psi_0)}\left(1-\dfrac{\cos^2\psi_0}{\sin^2\theta_\tau}\right)^{1/2}\left(1-\dfrac{\cos^2\Theta_v}{\sin^2\theta_\tau}\right)^{1/2} & \text{if}\cos\Theta_v\leq\cos\psi_0\end{cases}\tag{7.19}$$

ここに$H_{2\mathrm{R}}(\boldsymbol{v};\hat{\boldsymbol{\tau}})$は，$\boldsymbol{v}$の方位角$\Theta_v$と$\hat{\boldsymbol{\tau}}$の天頂角$\theta_\tau$との関数が因子分離されないため，$\boldsymbol{v}$成分と$\hat{\boldsymbol{\tau}}$成分とに因子分離できない．非因数分離型フィルタである．

3次元空間内のある点$\boldsymbol{r}$を通る平面Γを想定し，その法線ベクトルを$\hat{\boldsymbol{o}}$とする．その平面Γにおける2次元画像再構成問題を考えると，平面Γ内の投影方向$\hat{\boldsymbol{\tau}}$について完全な線投影データの組が存在すれば平面Γにおいて2次元再構成画像が求まる．このように，通常の2次元画像再構成では対応する法線ベクトル$\hat{\boldsymbol{o}}$があらかじめ定められている．しかし，立体計測による3次元画像再構成では法線ベクトル$\hat{\boldsymbol{o}}$に任意性があり，完全な線投影データの組が存在する法線ベクトルの領域$\boldsymbol{A}(\boldsymbol{r},\boldsymbol{G})$が存在するため，その選択は一意的でない．たとえば，投影方向ベクトル$\boldsymbol{G}$の領域 が受容角ψ_0を持ち，$z\cdot\hat{\boldsymbol{\tau}}<\sin\psi_0$で示される場合は，法線ベクトル$\hat{\boldsymbol{o}}$の集合が$z$軸を中心とした円錐内として表される．この円錐内における可能なベクトル$\hat{\boldsymbol{o}}$ごとに2次元画像再構成を行い，それらの画像を加算して得られる3次元画像が，Raフィルタによって得られる3次元再構成が画像と一致する．

Colsherフィルタと Raフィルタは，立体計測で得られる冗長な投影データから画像を再構

成する際に，それぞれの投影データを用いる重み付けが異なっている．ノイズのない投影データの場合は，どちらのフィルタで再構成しても得られる画像は同じになる．しかし，投影データにノイズが存在する場合には，異なる画像を示す．すなわち，互いにノイズ特性の異なる再構成画像をつくる．さらに，ColsherフィルタのようなFILBK法における2次元フィルタは，因数分離型のため角度依存性が分離されるため，BKFIL法における3次元フィルタの対応する断面として与えることができる．一方，RaフィルタのようなFILBK法における2次元フィルタは，非因数分離型で角度依存性が分離できないため，対応する3次元補正フィルタが存在しない．このように，PETの立体計測像再構成においては，無数の異なる画像再構成アルゴリズムがあり得る点に大きな特徴がある．受容角ψ_0が大きくなると，どのような画像再構成アルゴリズムを選択すべきか，信号対ノイズ比を考えて個別に判断する必要が生じると予想される．

7.4 実用的な画像再構成法

現実の3次元PET装置では，被検体の導入路を確保するために4πの全立体角を測定範囲とすることはできず，受容角は画像空間の位置に依存する．このような場合の3次元PET用画像再構成アルゴリズムも提案されている．欠損している測定投影データを2次元画像再構成法による再構成画像から計算で作成する方法（3D reprojection: 3DRP法）[9]や，フィルタの工夫により解決を図る方法[10]などがある．一方，斜め方向の同時計数を平行な層の同時計数に置き直すこと（リビニング）により，3次元逆投影演算を2次元逆投影演算で代用することが可能となる．1層に置き換えるSSRB（single slice rebinning）法[11]や多層に置き換えるMSRB（multi slice rebinning）法[12]はその一例である．これらは近似的な画像再構成法であるが，3次元画像再構成の際に最も時間の費やす3次元逆投影演算を回避できるので，実用的な価値は高い．詳細は，第10節で記述されている．

（村山秀雄）

第 8 節　再構成画像の統計的ノイズ

計数値は統計的に変動するため，核医学画像には統計的ノイズが伴う．ガンマカメラの画像では画素ごとの計数nがポアソン分布に従うため，その変動は$n^{1/2}$となる．位置分解能が同じであれば一様な線源分布の画像ノイズは位置に依存せず，同じノイズ特性を示す．SPECTやPETの場合も同様に再構成画像は統計的ノイズがその画質を特徴づけ，総計数値をNとすると，各画素の変動は$N^{1/2}$に比例する．しかし，ガンマカメラの画像とは異なり，投影データの逆投影演算のために，SPECTやPETの画像ノイズは位置に依存しており，線源分布が異なれば異なるノイズ特性を示す[1]．

図7.33は，一様に分布をした円形線源をファイルタ補正逆投影法で得た2次元画像の鳥瞰

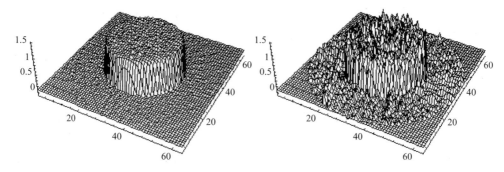

図7.33 総計数値Nの異なる一様線源分布再構成画像の例
(左) $N=1\times10^8$, (右) $N=1\times10^6$

図表示である．投影データは，減衰（減弱）がないとしてコンピュータで作成した．総計数値Nが小さいと統計的ノイズは増すことがわかる．

球形の一様線源分布に対してあらゆる方向の投影データを用いて得た3次元再構成画像のノイズは解析的に導出されており，2次元再構成画像のノイズ特性と似ている[2]．しかし，不均一の線源分布では，利用可能な投影データのすべてを像再構成に使用することが必ずしも画像の信号対ノイズ比を最適化するわけではなく，それぞれの画素ごとに信号対ノイズ比を最適化するための条件は異なることもある[3]．

8.1　2次元再構成画像の統計的ノイズ

ここでは，フィルタ補正逆投影法によるPETの2次元再構成画像の統計的ノイズについて計算式を導出する[4]．2次元実空間ベクトルrの関数として表される線源分布の再構成画像$f_2(r)$は，投影方向を$\hat{\tau}$，その方向に直交する軸の座標をt，その単位ベクトルを$\hat{t}$とすると，以下の式で表される．

$$f_2(r)=\int_\Gamma d\hat{\tau}\int_{-\infty}^{\infty}dt\,h_s\{(r\cdot\hat{t})-t\}\,p_2(t,\hat{\tau}) \tag{7.20}$$

ここに，領域Γは単位半径の円における半円周であり，$(r\cdot\hat{t})$はrと$\hat{t}$の内積を表す．さらに$p_2(t,\hat{\tau})$は減衰補正された後の投影データであり，$(t,\hat{\tau})$で指定される直線上に分布する線源の積算値を示す．また，$h_s(t)$は再構成補正フィルタである．補正前の投影データを$p_{2m}(t,\hat{\tau})$，放射線の減弱（減衰）による因子を$a(t,\hat{\tau})$とすると，

$$p_2(t,\hat{\tau})=p_{2m}(t,\hat{\tau})/a(t,\hat{\tau}) \tag{7.21}$$

投影データ空間$(t,\hat{\tau})$において総計M個の標本がなされており，i番目の標本$(t_i,\hat{\tau}_i)$の測定投影データの値は$\lambda_i(i=1,...,M)$とする．それぞれの測定値λ_iは放射線の計測に起因する統計的変動をし，平均値が$\langle\lambda_i\rangle$で表されるとする．Λを線源濃度から放射線の計数値に変換する規格化因子とすれば，吸収体による放射線の減弱因子がiごとに$a_i=a(t_i,\hat{\tau}_i)$で与えられるから，

$$\langle \lambda_i \rangle = \Lambda \cdot a_i \cdot p_2 \cdot (t_i, \hat{\boldsymbol{\tau}}_i) \tag{7.22}$$

である．このとき再構成される線源分布画像$f_2(\boldsymbol{r})$は，$\hat{\boldsymbol{\tau}}$およびtに関する積分のきざみ幅をΔとして，以下の式で表される．

$$f_2(\boldsymbol{r}) \approx \Delta \sum_{i=1}^{M} h_s\{(\boldsymbol{r} \cdot \hat{\boldsymbol{t}}_i) - t_i\} \Lambda^{-1} a_i^{-1} \lambda_i \tag{7.23}$$

測定値$\lambda_i (i=1,...,M)$がポアソン分布に従うため，そのバリアンス$\mathrm{var}\{\lambda_i\}$は平均値$\langle \lambda_i \rangle$と等しい．したがって，分布画像$f_2(\boldsymbol{r})$のバリアンス$\mathrm{var}\{f_2(\boldsymbol{r})\}$は

$$\begin{aligned}
\mathrm{var}\{f_2(\boldsymbol{r})\} &= \Delta^2 \sum_{i=1}^{M} h_s^2\{(\boldsymbol{r} \cdot \hat{\boldsymbol{t}}_i) - t_i\} \Lambda^{-2} a_i^{-2} \mathrm{var}\{\lambda_i\} \\
&= \Delta^2 \sum_{i=1}^{M} h_s^2\{(\boldsymbol{r} \cdot \hat{\boldsymbol{t}}_i) - t_i\} \Lambda^{-2} a_i^{-2} \langle \lambda_i \rangle \\
&= \Delta^2 \sum_{i=1}^{M} h_s^2\{(\boldsymbol{r} \cdot \hat{\boldsymbol{t}}_i) - t_i\} \Lambda^{-1} a_i^{-1} (t_i, \hat{\boldsymbol{\tau}})
\end{aligned} \tag{7.24}$$

と記述できる．

8.2　円形線源分布における再構成画像の統計的ノイズ

ここでは，簡単のために線源および吸収体は中心が同じ円形で，それぞれの半径をR_e (cm)，R_a (cm) とする（$R_e \leq R_a$）．線源は円内で一様な分布をしており，吸収体は線減弱係数が$\mu = 0.0958$ cm^{-1}の一様な水等価物質であるとする．この場合，分布画像$f_2(\boldsymbol{r}) = 1$のバリアンス$\mathrm{var}\{f_2(\boldsymbol{r})\}$は次式で与えられる．

$$\mathrm{var}\{f_2(\boldsymbol{r})\} = \Delta \Lambda^{-1} \int_\Gamma d\hat{\boldsymbol{\tau}} \int_{-Re}^{Re} dt\, h_s^2(t) \cdot e^{2\mu\sqrt{R_e^2 - (\boldsymbol{r}\cdot\hat{\boldsymbol{t}}) - t)^2}} \cdot 2\sqrt{R_e^2 - (\boldsymbol{r}\cdot\hat{\boldsymbol{t}}) - t)^2} \tag{7.25}$$

フィルタ$h_s(t)$は$t=0$で鋭いピークを持つので，上式は以下のように近似できる．

$$\mathrm{var}\{f_2(\boldsymbol{r})\} = 2\pi R_e \cdot e^{2\mu R_a} \cdot \Delta \Lambda^{-1} \cdot C_{ar}\left(\frac{|\boldsymbol{r}|}{R_e}, \mu R_e, \frac{R_a}{R_e}\right) \cdot \int_{-\infty}^{\infty} dt\, h_s^2(t) \tag{7.26}$$

ここに，関数$C_{ar}(|\boldsymbol{r}|/R_e, \mu R, R_a/R_e)$は以下のように定義される．

$$C_{ar}\left(\frac{|\boldsymbol{r}|}{R_e}, \mu R_e, \frac{R_a}{R_e}\right) = \frac{2}{\pi} \int_0^{\phi_0} d\phi \cdot e^{-2\mu R_e \cdot \frac{R_a}{R_e}\left(1 - \sqrt{1 - \left(\frac{R_e}{R_a} \cdot \frac{|\boldsymbol{r}|}{R_e}\right)^2 \sin^2 \phi}\right)} \cdot 2\sqrt{1 - \left(\frac{|\boldsymbol{r}|}{R_e}\right)^2 \sin^2 \phi} \tag{7.27}$$

上式において，$|\boldsymbol{r}|/R_e \leq 1$の場合$\phi_0 = \pi/2$であり，$|\boldsymbol{r}|/R_e > 1$の場合$\phi_0 = \arcsin(R_e/|\boldsymbol{r}|)$である．さらに，$h_s(t)$をRampフィルタとし，像空間の標本間隔を$d$とすると，ナイキスト周波数は$1/(2d)$であるから，式(7.26)を次のように簡単化できる．

$$\text{var}\{f_2(\boldsymbol{r})\} = \varDelta\varLambda^{-1}\cdot\frac{4\pi R_e e^{2\mu R_a}}{3}\cdot\left(\frac{1}{2d}\right)^3\cdot C_{ar}\left(\frac{|\boldsymbol{r}|}{R_e},\mu R_e,\frac{R_a}{R_e}\right) \tag{7.28}$$

$C_{ar}(0,\mu R,R_a/R_e)=1$ であるから，$|\boldsymbol{r}|=0$ の場合における再構成画像のバリアンス var$\{f_2(0)\}$ は以下の式で与えられる．

$$\text{var}\{f_2(0)\} = \varDelta\varLambda^{-1}\cdot\frac{\pi}{48R_e^2}\cdot\left(\frac{2R_e}{d}\right)^3\cdot e^{2\mu R_a} \tag{7.29}$$

また，$|\boldsymbol{r}|=0$ の場合における再構成画像のバリアンス var$\{f_2(0)\}$ と var$\{f_2(\boldsymbol{r})\}$ との関係が次式で与えられ，関数 $C_{ar}(|\boldsymbol{r}|/R_e,\mu R,R_a/R_e)$ はバリアンスの位置依存性を表している．

$$\text{var}\{f_2(\boldsymbol{r})\} = \text{var}\{f_2(0)\}\cdot C_{ar}\left(\frac{|\boldsymbol{r}|}{R_e},\mu R_e,\frac{R_a}{R_e}\right) \tag{7.30}$$

測定された全計数値 N_{Tm} は，吸収がないと仮定した場合の投影データの全計数値 N_T より小さい値となり，次式で与えられる．

$$N_{Tm} = \sum_{i=1}^{M}\lambda_i = \sum_{i=1}^{M}\varLambda a_i p_2(t,\hat{\boldsymbol{\tau}}) \tag{7.31}$$

上式の i に関する和を積分で近似すると，

$$N_{Tm} = \frac{\pi^2 R_e^2 e^{-2R_a}}{\varDelta\varLambda^{-1}}\cdot C_a\left(\mu R_e,\frac{R_a}{R_e}\right) \tag{7.32}$$

ここに，関数 $C_a(\mu R,R_a/R_e)$ は以下のように定義される．

$$C_a\left(\mu R_e,\frac{R_a}{R_e}\right) = \frac{4}{\pi}\int_0^1 dt\cdot e^{2\mu R_e\frac{R_a}{R_e}\left(1-\sqrt{1-\left(\frac{R_e}{R_e}\right)^2\cdot t^2}\right)}\cdot 2\sqrt{1-t^2} \tag{7.33}$$

したがって，式(7.29)より

$$\text{var}\{f_2(0)\} = \frac{\pi^3}{48}\cdot\left(\frac{2R_e}{d}\right)^3\cdot N_{Tm}^{-1}\cdot C_a\left(\mu R_e,\frac{R_a}{R_e}\right) \tag{7.34}$$

上式は，再構成画像の中心におけるバリアンスの値が総計数値 N_{Tm} に逆比例し，像の空間分解能を表すパラメータ d の三乗に逆比例することを表している．一方，$C_a(0,R_a/R_e)=1$ であるから，関数 $C_a(\mu R,R_a/R_e)$ は吸収のある場合とない場合とで画像中心のバリアンスの値の比率を示す．以上の結果をまとめると，var$\{f_2(\boldsymbol{r})\}$ は以下の式で与えられる．

$$\text{var}\{f_2(\boldsymbol{r})\} = \frac{\pi^3}{48}\cdot\left(\frac{2R_e}{d}\right)^3\cdot N_{Tm}^{-1}\cdot C_a\left(\mu R_e,\frac{R_a}{R_e}\right)\cdot C_{ar}\left(\frac{|\boldsymbol{r}|}{R_e},\mu R_e,\frac{R_a}{R_e}\right) \tag{7.35}$$

図7.34は，線減弱係数 $\mu=0.0958\text{ cm}^{-1}$，$R_e=10\text{ cm}$ のときの関数 $C_{ar}(|\boldsymbol{r}|/R_e,\mu R,R_a/R_e)$ の

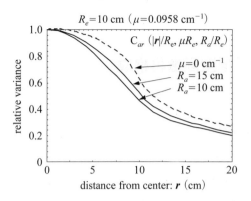

図7.34　線減弱係数$\mu = 0.0958$ cm^{-1}, $R_e = 10$ cm における $C_{ar}(|r|/R_e, \mu R, R_a/R_e)$ の例（波線は$\mu = 0$ cm^{-1}の場合）

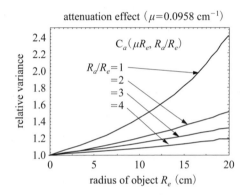

図7.35　線減弱係数$\mu = 0.0958$ cm^{-1}の場合の$C_a(\mu R, R_a/R_e)$の例

例である．また図7.35は，線減弱係数$\mu = 0.0958$ cm^{-1}のときの$C_a(\mu R, R_a/R_e)$の例である．図7.34に示されたように，一様線源分布の再構成画像は投影データの逆投影演算によりノイズの伝播があるためノイズ特性が一定ではない．解像度が位置によらず一定であれば中央部ほどノイズは大きく，線源の存在しない領域にもノイズが派生する．

ただし，逐次近似型画像再構成法で得た画像の場合は，解析的画像再構成法の場合と異なるノイズ特性を示す．ML-EM法の場合は初期の近似回数で急激にノイズが増加した後，再構成画像が最尤推定に近づくにつれてノイズ特性は落ち着く．特に低い線源領域でノイズが小さくなる傾向にある[5]．

（村山秀雄）

第 9 節　逐次近似型画像再構成

9.1 PET観測系のモデル化

　PET画像再構成の手法は，フィルタ補正逆投影（filtered back-projection: FBP）法のように，投影データからRadon変換の逆関数の形で解を求める解析的な手法（解析的画像再構成：analytical image reconstruction）と，初期解を与え，投影データに合うように徐々に解を修正していく逐次近似的な手法（逐次近似型画像再構成：iterative image reconstruction）に大別できる．X線CTと同様に，PET画像再構成においても長年FBP法が用いられてきたが，近年では，ワークステーションの計算能力の向上に伴い，計算量は多いが画質の面で優れる逐次近似型画像再構成が広く用いられるようになってきた（図7.36）．逐次近似型画像再構成の大きな特徴として，観測系に関する正確なシステムモデルや画像に対する先験情報を組み込めることが挙げられる．具体的には，PETの検出器サイズや，検出器内における散乱などによるぼけ，物体による減衰や，検出器の感度ムラによる検出光子数の誤差，検出光子数が少ないために生じる統計的なゆらぎ，物体内で起こる散乱の影響など，観測系におけるさまざまな事象や，また，画像に対して，生体内での放射能分布は組織の境界を除いて連続的であり滑らかであるといった情報などを，画像再構成の反復処理の中に組み込むことが可能である．そのほか，一般に逐次近似型画像再構成では，投影データに多少欠損があっても，再構成像にほとんど影響しないという利点がある．

　逐次近似型画像再構成では，物体空間をボクセル（voxel）などによって離散化し，列ベクトルによって表現する．また，列ベクトルが，システムマトリクス（system matrix）やシステム感度と呼ばれる行列によって投影データを表す列ベクトルに変換される，線形システムを仮定する．そして，統計ノイズを考慮した形で尤度を最大化させる最尤推定問題や，事前情報を組み込んだ最適化問題として解くことで画像を得る．PETの測定対象である元

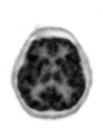
逐次近似型画像再構成
（OSEM法）

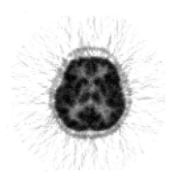
解析的画像再構成
（FBP法）

図7.36　逐次近似型画像再構成と解析的画像再構成による再構成像の比較

の放射能分布を$\boldsymbol{f}=(f_1, f_2, ..., f_J)^T$, システムマトリクスを$\mathbf{A}=(a_{ij})_{\substack{1\leq i\leq I \\ 1\leq j\leq J}}$, 投影データ（観測データ）を$\boldsymbol{g}=(g_1, g_2, ..., g_I)^T$, ノイズの系統的成分を$\boldsymbol{r}=(r_1, r_2, ..., r_I)^T$, ノイズの統計的成分を$\boldsymbol{n}=(n_1, n_2, ..., n_I)^T$とすると，PETの観測系は次式のように表すことができる．

$$g_i = \sum_{j=1}^{J} a_{ij} f_j + r_i + n_i \tag{7.36}$$

これを行列で表現すると次のようになる．

$$\boldsymbol{g} = \mathbf{A}\boldsymbol{f} + \boldsymbol{r} + \boldsymbol{n} \tag{7.37}$$

システムマトリクスの成分a_{ij}はjの位置で発生した放射線がiの検出器要素で検出される確率を表している．また，系統的ノイズ$\boldsymbol{r}$には散乱成分や偶発同時計数（ランダム）成分，計測雑音が含まれる．これらは，実際の放射能分布を求める際に不要な検出イベントの総和であり，実測したり計算によって推定したりする．統計的ノイズ$\boldsymbol{n}$は放射線計測では避けることのできない統計ゆらぎであり，実際の値を得ることはできないが，その分布はポアソン(Poisson)分布により近似できる．なお，表記方法として，統計的ノイズ$\boldsymbol{n}$の代わりに，観測値pが平均値mの周りにポアソン分布でゆらぐことを表す関数$p=\text{Poisson}(m)$を用いて表すこともある．

物体空間において，連続的に変化する放射能分布を離散化するためには，ボクセルやブロップ（blob）などの基底関数を用いる．具体的には，放射能分布を表す連続関数を$f(x)$，j番目の基底関数$b_j(x)$，視野をΩとすると，

$$f_j = \int_{\Omega} f(x) b_j(x) dx \tag{7.38}$$

のように，連続関数を離散化できる．また，i番目の検出器要素の感度分布を$h_i(x)$とすると，システムマトリクスの要素a_{ij}は

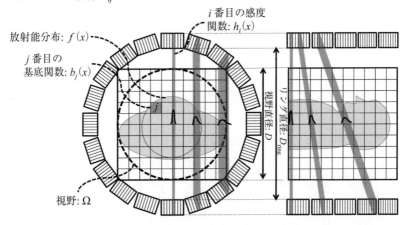

図7.37 PETの観測系の模式図

連続空間である物体空間を基底関数で離散化し，検出器の感度分布を感度関数で表すことで，システムをモデル化している．

$$a_{ij} = \int_\Omega h_i(x) b_j(x) dx \tag{7.39}$$

と表される．図7.37にPETの観測系をモデル化した場合の模式図を示す．PETの検出器は，エネルギーが高く物質を透過する能力の高い511 keVのγ線を，高感度で検出するために，ある程度（一般的には2 cmから3 cm程度）の厚みを必要とする．検出器の各要素は細長いシンチレータとなるため，γ線の入射方向によって，各検出器要素の空間的な感度分布は大きく異なる．高画質な再構成像を得るためには，この空間的な分布をなるべく正確にモデル化する必要があるが，モデル化のためのパラメータが多くなりすぎると計算量が大きくなり，現実的な時間で画像を得ることが困難になるうえに，ある程度以上は画質を上げることが困難であるため，トレードオフを考慮してどこまで近似するかを判断する必要がある．

9.2 ML-EM法

逐次近似型再構成法のうち，最も一般的な手法はML-EM（maximum likelihood expectation maximization）法であり，最尤（maximum likelihood）推定を逐次近似的に行う．最尤推定では，尤度と呼ばれる観測データの生起確率（ある観測データにあるパラメータのもとで確率論的モデルがどのくらい当てはまっているか表す尺度）を求め，尤度を最大化するパラメータを推定値とする．言い換えると，確率論的モデルのパラメータを変えていって，観測データに最もよく当てはまるところを探索していく方法である．ここでは，PETの観測系を確率論的なモデルとして定式化し，ML-EMの導出方法について説明する．

PETの観測系の確率論的モデルとして，検出器要素iによって検出される光子数g_iはポアソン分布に従うと仮定する．ここで，散乱成分やランダム成分は多くの場合，画像再構成の前処理として補正されるため，画像再構成に使用するデータに含まれないものと仮定する．そうすると，ある放射能分布fを仮定した場合，観測されるg_iの期待値$\bar{g}_i(f)$は，

$$\bar{g}_i(f) = \sum_{j=1}^{J} a_{ij} f_j \tag{7.40}$$

となる．検出光子数はポアソン分布に従うため，検出光子数がg_iとなる確率は次式のようになる．

$$P(g_i) = \frac{e^{-\bar{g}_i(f)} \bar{g}_i(f)^{g_i}}{g_i!} \tag{7.41}$$

各検出器要素で検出される光子数g_iは独立事象であるため，尤度関数は次式のようになる．

$$P(g|f) = P(g_1)P(g_2)P(g_3)\cdots P(g_I) = \prod_{i=1}^{I} P(g_i) = \prod_{i=1}^{I} \frac{e^{-\bar{g}_i(f)} \bar{g}_i(f)^{g_i}}{g_i!} \tag{7.42}$$

自然対数は単調増加関数であり，尤度を最大にするのは，尤度の自然対数を最大にするのと同じである．計算の簡単化のため式（7.42）の対数をとり，対数尤度を得る．

$$L(\boldsymbol{f}) = \log P(\boldsymbol{g}|\boldsymbol{f}) = \sum_{i=1}^{I}[-\bar{g}_i(\boldsymbol{f}) + g_i \log(\bar{g}_i(\boldsymbol{f})) - \log(g_i!)] \tag{7.43}$$

ただし，logは自然対数である．ここで，$-\log(g_i!)$ は$\boldsymbol{f}$に関する最大化には関係のない定数項となるので無視でき，また，放射能分布は負の値をとらないことから，最尤推定による画像再構成は次のように非負拘束付き最適化問題として定式化される．

$$\text{最大化}\quad L(\boldsymbol{f}) = \sum_{i=1}^{I}[-\bar{g}_i(\boldsymbol{f}) + g_i \log(\bar{g}_i(\boldsymbol{f}))] \qquad \text{拘束条件}\quad \boldsymbol{f} \geq \boldsymbol{0} \tag{7.44}$$

ただし，$\boldsymbol{0}$はゼロベクトルを表す．

したがって$L(\boldsymbol{f})$を最大にする負値を持たない$\boldsymbol{f}$を求めることができればよい．関数の最大値（極大値）を求めるためには，各変数で偏微分し，0とおいた方程式を解くことになるが，この方程式，$\partial \log L(\boldsymbol{g}|\boldsymbol{f})/\partial f_j = 0$ は解くことが困難である．そこで，完全データ（complete data）と呼ばれる変数を導入し，EM（expectation maximization: 期待値最大化）アルゴリズムによって解を求める．完全データとして，各基底関数（ここではボクセルとする）から各観測データに寄与する光子数を考える．ボクセルjで発生して検出器要素iにて検出される光子数をx_{ij}とし，$\boldsymbol{x} = (x_{11}, x_{12}, ..., x_{IJ})^T$とすると，観測データ$g_i$は次のように表される．

$$g_i = \sum_{j=1}^{J} x_{ij} \tag{7.45}$$

このように，$\boldsymbol{x}$が決まれば$\boldsymbol{g}$も決まるが，その逆は成り立たない．また，$\boldsymbol{g}$の代わりに$\boldsymbol{x}$の観測値が得られれば，$\boldsymbol{f}$の最尤推定解は容易に求められる．そのため，$\boldsymbol{x}$を完全データ，そして，$\boldsymbol{g}$を不完全データと呼ぶ．また，観測データg_iと同様に，光子数x_{ij}の生起確率はポアソン分布に従う．

$$P(x_{ij}) = \frac{e^{-\bar{x}_{ij}} \bar{x}_{ij}^{x_{ij}}}{x_{ij}!} \tag{7.46}$$

ここで，$\bar{x}_{ij}$は期待値であり次のようになる．

$$\bar{x}_{ij} = a_{ij} f_j \tag{7.47}$$

また，すべての事象は独立事象であるため，尤度関数は次式のようになる．

$$P(\boldsymbol{x}|\boldsymbol{f}) = \prod_{i=1}^{I}\prod_{j=1}^{J} P(x_{ij}) = \prod_{i=1}^{I}\prod_{j=1}^{J} \frac{e^{-\bar{x}_{ij}} \bar{x}_{ij}^{x_{ij}}}{x_{ij}!} \tag{7.48}$$

そして，対数尤度は次式となる．

$$\log P(\boldsymbol{x}|\boldsymbol{f}) = \sum_{i=1}^{I}\sum_{j=1}^{J}[-\bar{x}_{ij} + x_{ij} \log \bar{x}_{ij} - \log(x_{ij}!)] \tag{7.49}$$

式（7.43）と同様に，f_jに対する尤度関数の最大化を目的としているため，関係のない項を定

数Rと置き換えて計算することができる．

$$\log P(\boldsymbol{x}|\boldsymbol{f}) = \sum_{i=1}^{I}\sum_{j=1}^{J}\left[-a_{ij}f_j + x_{ij}\log(a_{ij}f_j) - \log(x_{ij}!)\right]$$

$$= \sum_{i=1}^{I}\sum_{j=1}^{J}\left[-a_{ij}f_j + x_{ij}\log f_j + x_{ij}\log a_{ij} - \log(x_{ij}!)\right] \quad (7.50)$$

$$= \sum_{i=1}^{I}\sum_{j=1}^{J}\left[-a_{ij}f_j + x_{ij}\log f_j\right] + R$$

EMアルゴリズムでは，初期解$\boldsymbol{f}^{(0)}$を与えた後，式(7.50)を最大化するために，E (expectation: 期待値) ステップとM (maximization: 最大化) ステップを交互に繰り返す．Eステップでは，観測データ$\boldsymbol{g}$と，k反復目の推定ベクトル$\boldsymbol{f}^{(k)}$がわかっている条件の下で式(7.50)の期待値をとり，以下の代理関数を構築する．

$$Q(\boldsymbol{f}|\boldsymbol{f}^{(k)}) = \sum_{i=1}^{I}\sum_{j=1}^{J}\left[-a_{ij}f_j + E\left(x_{ij}|\boldsymbol{g},\boldsymbol{f}^{(k)}\right)\log f_j\right] + R \quad (7.51)$$

ここで，

$$E\left(x_{ij}|\boldsymbol{g},\boldsymbol{f}^{(k)}\right) = \frac{a_{ij}f_j^{(k)}g_i}{\sum_{j'=1}^{J}a_{ij'}f_{j'}^{(k)}} \quad (7.52)$$

となる．$Q(\boldsymbol{f}|\boldsymbol{f}^{(k)})$は，EMアルゴリズムで要求されている，代理関数が増大するように解更新を行えば$L(\boldsymbol{f})$も必ず増大するという条件を満たしている．

次に，Mステップとして$Q(\boldsymbol{f}|\boldsymbol{f}^{(k)})$を最大化し，更新解$\boldsymbol{f}^{(k+1)}$を求める．代理関数を偏微分し，0とおいたときの$f_j$に関する解が最大値となる．

$$\frac{\partial Q(\boldsymbol{f}|\boldsymbol{f}^{(k)})}{\partial f_j} = -\sum_{i=1}^{I}a_{ij} + \frac{1}{f_j}\sum_{i=1}^{I}\frac{a_{ij}f_j^{(k)}g_i}{\sum_{j'=1}^{J}a_{ij'}f_{j'}^{(k)}} = 0 \quad (7.53)$$

そして，この方程式を満たすf_jを新しい推定値$f_j^{(k+1)}$とする．

$$f_j^{(k+1)} = \frac{f_j^{(k)}}{\sum_{i=1}^{I}a_{ij}}\sum_{i=1}^{I}\frac{a_{ij}g_i}{\sum_{j'=1}^{J}a_{ij'}f_{j'}^{(k)}} \quad (7.54)$$

$\sum_{i=1}^{I}a_{ij}$の部分は観測データに依存しないため事前に計算することができ，$C_j = \sum_{i=1}^{I}a_{ij}$とし，全体感度画像（global sensitivity image）や規格化定数などと呼ばれることがある．ML-EM

法の計算内容を具体的に述べると，まず，$\sum_{j'=1}^{J} a_{ij'} f_{j'}^{(k)}$ の部分で，現在の推定解である k 反復目の推定画像 $\boldsymbol{f}^{(k)}$ を順投影した結果得られる観測データを求める．そして，実際の観測データとの比を逆投影し，全体感度画像で規格化した後，$\boldsymbol{f}^{(k)}$ に掛けることで解の更新を行っている．このことから，ML-EM法は，1回前の画像に，修正因子を乗じて更新を行う，乗法的な逐次近似法であることがわかる．また，ML-EM法の性質として，正の画像を初期値として与えれば，更新途中での非負拘束が自動的に満足されるということもわかる．

ML-EM法をまとめると以下のステップとなる．

初期化：$\boldsymbol{f}^{(k)} > 0$

反復：$k = 0, 1, 2, ...$

$$f_j^{(k+1)} = \frac{f_j^{(k)}}{C_j} \sum_{i=1}^{I} a_{ij} \frac{g_i}{\sum_{j'=1}^{J} a_{ij'} f_{j'}^{(k)}}$$

$$C_j = \sum_{i=1}^{I} a_{ij}$$

(7.55)

通常のML-EM法では，式(7.40)で仮定したように，散乱補正やランダム補正を事前に行うことを想定しているが，逐次近似法の中に取り入れることも可能である．つまり，推定や実測した散乱成分とランダム成分の値 r_i を組み込み，観測される g_i の期待値を式(7.40)の代わりに次式のようにする．

$$\bar{g}_i(\boldsymbol{f}) = \sum_{j=1}^{J} a_{ij} f_j + r_i \tag{7.56}$$

このようにしてからEM法により導出すると，更新式は以下のようになる．

$$f_j^{(k+1)} = \frac{f_j^{(k)}}{C_j} \sum_{i=1}^{I} a_{ij} \frac{g_i}{\sum_{j'=1}^{J} a_{ij'} f_{j'}^{(k)} + r_i} \tag{7.57}$$

この手法は，Ordinary Poissonと呼ばれる．散乱補正やランダム補正を事前に行うと，観測データはポアソン分布に従わなくなるが，Ordinary Poissonの方法では，すべての補正項を観測モデルに含めて，画像再構成中に補正を行うことで，ポアソン分布を保持し，かつ散乱補正やランダム補正における負値の発生を防ぐことができる．これにより，特に投影データ中のカウント数が少ない場合に，ノイズを低減しつつ再構成像のバイアスを防ぎ，定量性を向上させられるということが知られている．

9.3 OSEM法

ML-EM法の欠点は収束が遅いことであり，十分収束した画像を得るためには，100回程度の反復を必要とする．そこで，この問題点を解決するために，観測データをいくつかのサ

ブセットに分割し，サブセットごとに画像を更新するOS-EM（ordered subset-expectation maximization）という手法が用いられている．投影データを分割したサブセットはブロックと呼ばれることもあり，サブセットごとに画像更新を行う逐次近似型画像再構成法は全般的にブロック反復法（block-iterative method）と分類されている．ブロック反復法では，投影データのインデックス集合$S=\{1, 2,..., I\}$を，L個のサブセット$S_0, S_1,..., S_{L-1}$に分割する．ここで，投影データの各インデックスは，必ずどれかのサブセットに含まれ，かつ2つ以上のサブセットに含まれるインデックスがないようにする．各サブセットS_lに対応する投影データをg_lと表すと，各反復回数kにおける画像更新の処理手順は以下ようになる．

初期化：$\boldsymbol{f}^{(k,0)} = \boldsymbol{f}^{(k)}$
サブステップ0：サブセットS_0に対応する投影データ$\boldsymbol{g}_0$で$\boldsymbol{f}^{(k,0)}$を修正して$\boldsymbol{f}^{(k,1)}$とする．
サブステップ1：サブセットS_1に対応する投影データ$\boldsymbol{g}_1$で$\boldsymbol{f}^{(k,1)}$を修正して$\boldsymbol{f}^{(k,2)}$とする．
⋮
サブステップl：サブセットS_lに対応する投影データ$\boldsymbol{g}_l$で$\boldsymbol{f}^{(k,l)}$を修正して$\boldsymbol{f}^{(k,l+1)}$とする．
⋮
サブステップ$L-1$：サブセットS_{L-1}に対応する投影データ$\boldsymbol{g}_{L-1}$で$\boldsymbol{f}^{(k,L-1)}$を修正して$\boldsymbol{f}^{(k,L)}$とする．
最終処理：新しい更新解を$\boldsymbol{f}^{(k+1)} = \boldsymbol{f}^{(k,L)}$とする．

OSEMの具体的な更新式は以下のようになる．
初期化：$\boldsymbol{f}^{(0)} > 0$
反復：$k = 0, 1, 2,...$

$$f_j^{(k,0)} = f_j^{(k)}$$
$$l = 0, 1, ..., L-1$$
$$f_j^{(k,l+1)} = \frac{f_j^{(k,l)}}{C_{lj}} \sum_{i \in S_l} a_{ij} \frac{a_{ij} g_i}{\sum_{j'=1}^{J} a_{ij'} f_{j'}^{(k,l)}} \tag{7.58}$$
$$C_{lj} = \sum_{i \in S_l} a_{ij}$$
$$f_j^{(k+1)} = f_j^{(k,L)}$$

ここで，C_{lj}は修正後の画像を正規化する役割を持つことから，正規化行列と呼ばれる．式（7.58）のようにOSEMなどのブロック反復法では，kとlの2種類の反復回数が存在するが，kをメイン反復回数，lをサブ反復回数と呼ぶ．各サブセットに含まれる投影データがすべて，元の投影データと類似した性質を持つと考えると，OSEM法では，1回のメイン反復で，ML-EMにおけるL回の反復を行ったことに相当し，収束はL倍速くなることが期待される．一方で，OSEM法のサブ反復の計算量は，各サブセットに投影データの数を均等に分割したとすると，すべての投影データを使って一反復を行う場合と比較し，L分の一となり，結果的にメイン反復のための計算量はML-EM法の一反復とほぼ同じとなる．その結果，数回

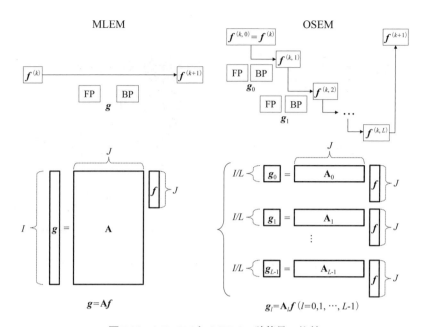

図7.38 ML-EMとOSEMの計算量の比較

FPは順投影（forward projection），BPは逆投影（back projection）を意味する．上は一反復の中で行う処理の流れを，下は順投影を行う際に行われる行列演算を模式的に表したものである．OSEMでは，各サブセットの計算で，システムマトリクスの一部のみを用い，最終的に一反復での計算量はほぼ同等となる．

の反復でML-EM法における30〜40反復とほぼ同等の画像が得られるようになる．図7.38にML-EM法とOSEM法の計算過程の概略を示す．なお，サブセット S_l に対応するシステムマトリクスを $\mathbf{A}_l$ とした．

OSEM法により収束を高速化するためには，投影データをどのように L 個のサブセットに分割するか，また，そのサブセットにどういう順番でアクセスするかが重要である．サブセットの分割と順番が不適切だと，ほとんど高速化されない場合もある．収束が速いのは，続いて使用されるサブセットに含まれる投影データの独立性が大きくなる，すなわち，g_l と g_{l+1} の類似性が小さくなるものであることが知られている．投影データが2Dで，その角度方向のデータ数が N の場合に，連続するサブセットの独立性を大きくするアクセス順序（access order）として次のような方法がある．まず，同じの投影方向のデータは同一のサブセットとする．また，投影方向のインデックスは角度順に並んでいるとする．そして，投影方向0から 2^{N-1} の数を2進数で表記し，ビット列を逆転させた数を新しいアクセス順序にする．このようにすると，連続して用いる2つの投影方向の独立性が大きくなり，高速な収束が期待できる．図7.39に投影方向の数が8の場合の例を示す．

以上のように，OSEM法にはサブセット化することで収束を速め，計算時間を短縮できる利点がある．ただし，サブセット数を増やしすぎると，サブセットごとに異なるノイズ特性のために，リミットサイクル（limit cycle）と呼ばれる現象に陥ってしまい，最尤推定の解に収束しなくなることに注意が必要である．

投影方向のインデックス	2進数	逆2進数	アクセス順序
0	000	000	0
1	001	100	4
2	010	010	2
3	011	110	6
4	100	001	1
5	101	101	5
6	110	011	3
7	111	111	7

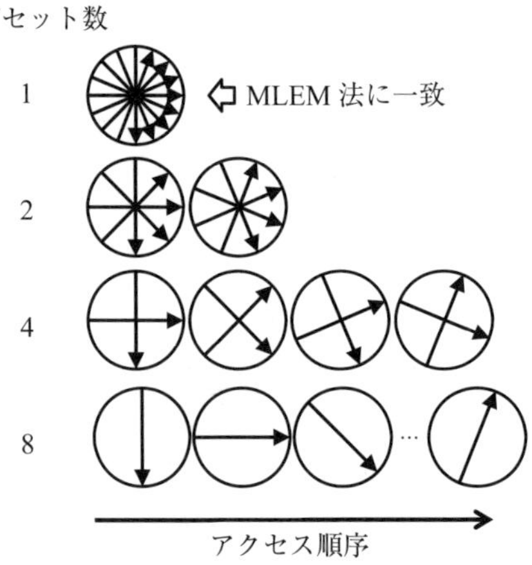

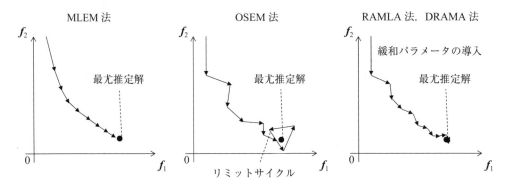

図7.39 ブロック反復法における投影方向が8の場合のサブセット数とアクセス順序

図7.40 リミットサイクル現象と緩和パラメータによるその回避

9.4 RAMLA法

リミットサイクルを回避するための手法として，緩和パラメータ（relaxation parameter）を導入したRAMLA（row action maximum likelihood algorithm）法や，後述するDRAMA（dynamic RAMLA）法が提案されている．これらの手法の直感的な理解のために，画素数$J=2$，サブセット数$L=3$の場合の反復の様子を図7.40に示す．矢印1つが1回の画像更新とし，ML-EM法の場合には1回の画像更新ですべての投影データを使用し，OSEM法やRAMLA法，DRAMA法の場合には，1回の画像更新ではサブセット内の部分投影データのみを使用していることに注意が必要である．ML-EM法では最尤推定解にゆっくりと近づいていくが，OSEM法の場合，サブセットごとに含まれるノイズの性質が異なるため，最尤推定解に収束せず，最後に使用されたサブセットのノイズがより強く結果に反映され，各サブセットのノイズを反映した解の間を巡回するようになる．そこで，解の更新量，つまり画像の修正量を，反復が進むごとに小さくし，最尤推定解の近くに収束させるのが緩和パラメータ導入の動機である．

RAMLA法の前段階として，OSEM法の更新式を次のように加法的な形に変形し，正規化行列C_{lj}をlに依存しない形に置き換える．

$$f_j^{(k,l+1)} = f_j^{(k,l)} + \frac{f_j^{(k,l)}}{C_j} \sum_{i \in S_l} a_{ij} \left(\frac{g_i}{\sum_{j'=1}^{J} a_{ij'} f_{j'}^{(k,l)}} - 1 \right) \tag{7.59}$$

$$C_j = \max_l C_{lj} = \max_l \sum_{i \in S_l} a_{ij}$$

式 (7.59) の更新式で表される手法は，RBI (rescaled block iterative) 法と呼ばれる．そして，リミットサイクル現象を回避するための緩和パラメータを，画像の修正量に相当する部分にかけてから更新を行うようにするとRAMLA法となり，反復式は次式のようになる．

$$f_j^{(k,l+1)} = f_j^{(k,l)} + \lambda^{(k)} \frac{f_j^{(k,l)}}{C_j} \sum_{i \in S_l} a_{ij} \left(\frac{g_i}{\sum_{j'=1}^{J} a_{ij'} f_{j'}^{(k,l)}} - 1 \right) \tag{7.60}$$

ここで，$\lambda^{(k)}$ が収束を制御する緩和パラメータである．RAMLA法では，サブセットの数を投影方向の数と等しくなるように選ぶ．緩和パラメータが1に近いほど収束は速いが，観測データにノイズが含まれる場合リミットサイクル現象が激しくなるので，適当な初期値から徐々に小さくなるように選ぶ．典型的な緩和パラメータ制御法として次式が挙げられる．

$$\lambda^{(k)} = \frac{\alpha}{\alpha + k} \tag{7.61}$$

ただし，$\alpha > 0$ は減少の度合い，つまり $\lambda^{(k)}$ をどれだけ速く0に近づけるかを決めるパラメータである．RAMLA法の別バージョン（よりオリジナルに近いバージョン）として，正規化行列の代わりに，すべての画素とサブセットについて共通の規格化係数（normalization factor）を用いる方法もある．

$$f_j^{(k,l+1)} = f_j^{(k,l)} + \lambda^{(k)} \frac{f_j^{(k,l)}}{C'} \sum_{i \in S_l} a_{ij} \left(\frac{g_i}{\sum_{j'=1}^{J} a_{ij'} f_{j'}^{(k,l)}} - 1 \right) \tag{7.62}$$

$$C' = \max_{l,j} C_{lj} = \max_{l,j} \sum_{i \in S_l} a_{ij}$$

ただし，この方法だとγ線の体内での減弱効果をシステムマトリクスに含めて減弱補正を行う場合に，収束が不必要に遅くなるという欠点がある．

また，緩和パラメータの初期値を含めて制御しようとした場合には，次のようなものが用いられる．

$$\lambda^{(k)} = \frac{a}{\frac{k}{b} + 1} \tag{7.63}$$

ただし，aは$\lambda^{(k)}$の初期値を決めるパラメータ，bは減少の度合いを決めるパラメータである．式（7.61）の場合も式（7.63）の場合も，緩和パラメータを制御するパラメータは経験的に決められているのが現状である．

RAMLA法では，サブセットの数を大幅に増やすことができるため，収束がきわめて速いように思われるが，リミットサイクル現象を避けるために$\lambda^{(k)}$を小さく選ぶ必要があるため，大幅な高速化は困難である．

9.5 DRAMA法

DRAMA法では，サブセットごとのノイズの伝播をできるだけ一定に保つために，緩和パラメータを$\lambda^{(k,l)}$とし，メイン反復回数kのみならずサブ反復回数lにも依存させて制御する．なお，2次元のDRAMA（2D-DRAMA）法と，3DのDRAMA（3D-DRAMA）法では，緩和パラメータの制御法に若干違いがある．DRAMA法の更新式は次式となる．

$$f_j^{(k,l+1)} = f_j^{(k,l)} + \lambda^{(k,l)} \frac{f_j^{(k,l)}}{C_j} \sum_{i \in S_l} a_{ij} \left(\frac{g_i}{\sum_{j'=1}^{J} a_{ij'} f_{j'}^{(k,j)}} - 1 \right) \tag{7.64}$$

DRAMA法でもRAMLA法と同様に，サブセット数を投影方向の数と等しく選ぶ．ブロック反復法において，メイン反復中に各サブセットのインデックスによらず緩和パラメータが一定の場合，先に処理されるサブセットの情報はその後に処理されるサブセットによって修正されるため，後で処理されるサブセットほどその影響が強くなる．各サブセットに含まれているノイズの影響も同様であり，後で処理されるサブセットに含まれるノイズがより強く最終的な画像に現れる．つまり，結果として得られる画像中に，各サブセットのノイズが寄与する割合が一定ではない．この各サブセットからのノイズの均衡を保つことができれば，最終画像における良好なノイズ特性を得ながら収束性を高めることが可能となる．どのように$\lambda^{(k,l)}$を変化させればノイズの均衡を保つことができるのかという問題に対し，理論的に導き出されたのが，次の緩和パラメータ制御法である．

$$\lambda^{(k,l)} = \frac{\beta_0}{\beta_0 + l + \gamma kL} \tag{7.65}$$

ただし，β_0は同一メイン反復内で緩和パラメータをどの程度変化させるかを決めるパラメータ，γはメイン反復回数kの増加に対する緩和パラメータの減少の度合いを決めるパラメータである．γは経験的に決める必要があるが，β_0は次式のように，システムマトリクス$\mathbf{A}$の幾何学的性質からノイズの伝播が一定になるように自動的に決められる．理論的には，任意のサブセット間のLOR（line of response）の幾何学的相関係数をすべて計算する必要があるが，DRAMA法では，投影方向の数とサブセット数を同じとしているため，視野直径Dと，装置の空間分解能を考慮して決めるポストスムージングの幅d_sから以下のように近似することができる．

$$\beta_0 \approx \frac{D}{d_s} \tag{7.66}$$

3D-DRAMA法においても，各サブセットは平行なLORのみを含むとする．ただし，投影方向のパラメータとしては，2Dの場合と比較してリング差δ ($0, 1,..., \delta_{max}$) が新たに加わる．幾何学的相関係数はリング差ごとに変わるため，β_0の代わりにリング差を考慮した$\beta(\delta)$を導入する．検出器リングの直径をD_{ring}，検出器リングの間隔幅（ピッチ）をd_{pitch}，再構成像のスライス幅をwとすると，$\beta(\delta)$は次式のようになる．

$$\beta(\delta) = \min\left(\frac{\sqrt{D_0^2 + d_s^2}}{d_s}, \frac{D}{d_s}\right)$$
$$D_0 = \frac{3wD_{ring}}{2\delta d_{pitch}} \tag{7.67}$$

3D-DRAMAにおいては，次のような緩和パラメータによってノイズ伝播の均衡を保つことができる．

$$\lambda^{(k,l)} = \frac{\beta(\delta_l)}{\alpha\beta_0 + l + \gamma k L} \tag{7.68}$$

ここで，$\alpha(\geq 1)$は初期段階での過度な更新を抑えるための減衰パラメータである．また，$\beta(\delta)$の引数であるリング差は，サブセットのインデックスlに依存していることに注意が必要である．

　以上のように，最尤推定解を高速に求めるための手法が発展してきたことにより，OSEM法の問題点はほぼ解決された．また，画像に関する先見情報を画像再構成手法に組込み画質の改善を行うために，最大事後確率 (maximum *a posteriori* probability: MAP) 推定を元にしたMAP-EM法も精力的に研究され実用上用いられている．そのほか，ここでは観測データである投影データを，サイノグラムやLORのヒストグラムとして扱ってきたが，逐次近似型画像再構成手法では，リストモードデータから直接画像再構成を行うリストモード再構成 (list mode reconstruction) も存在し，同様に収束性を高めるための手法が開発されている．

（田島英朗）

第10節　3次元画像再構成の高速化

　サイノグラムは同時計数を行うリングペアごとに定義されるため，検出器リングがNリングのPET装置では，N^2枚のサイノグラムが得られる．よって，3DモードのPETの最大の利点は，広い立体角により高い検出感度が得られることである一方，検出器リング数の二乗に比例して増加するデータ量が，しばしば画像再構成演算速度の低下を招く．ここでは，

3DモードのPET画像再構成を高速化する方法について説明する．

10.1　最大リング差

　最大リング差（maximum ring difference: MRD）は，同時計数を行うリング差の最大値である．MRDは0以上で，NリングのPET装置の場合$N-1$以下となる．同時計数回路の設定などによってハードウェア的にMRDを制限する方法と，すべてのリングペアで同時計数測定を行い，後でソフトウェア的にMRDを制限する方法とがある．MRDを制限すると，サイノグラムの枚数が減る，すなわち画像再構成に用いるデータ量が減るため，画像再構成計算が短縮されるのと同時に，システム感度が低下してしまう．一方，体軸方向の感度分布に平坦な部分が生成されるため，これが望ましいとする考え方もある．ここで，リング数$N = 16$のPET装置を例として，MRDとサイノグラム数の関係や体軸上の感度分布への影響を説明する（図7.41）．図7.41(b)は，MRDとサイノグラムの枚数の関係を比較したものである．放射能分布が視野の中に一様に分布しているような場合は，サイノグラムの枚数がシステム感度に比例すると考えてよい．MRDを上限値の半分のあたりにすると，サイノグラムの枚数は約3/4に削減される．その場合，図7.41(c)に示すように，体軸方向の最大視野幅の約半分にほぼ平坦な感度分布領域が形成される．図7.42は，同じく$N = 16$のPET装置について，MRD = 15, 8, 1それぞれの場合におけるミッシェログラムを図示したものである．マス1個が1枚のサイノグラムに相当し，マスの中の点は，そのサイノグラムを画像再構成計算に使用することを示している．

　もし画像再構成の時間が問題にならない場合，感度分布を平坦にするために，MRDを制限する必要はないだろう．なぜなら，通常，画像再構成の前，あるいはその中において感度補正を施すため，感度分布が平坦でなくても定量的な画像が得られるからである．感度の違いは統計精度として現れるが，MRDを制限しなくても，検出器リングの端部近くを除き統計精度の変動は少ない．

　図7.43は，頭部用PET試作機「jPET-D4」[1)]によるFDGイメージングの例である．MRD

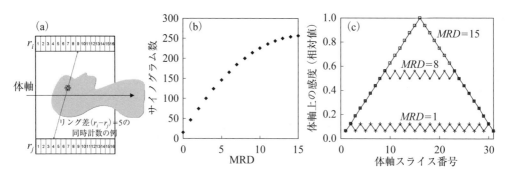

図7.41　リング数$N = 16$のPET装置における，MRDとサイノグラム数の関係(b)と，体軸上の感度分布の変化(c)
放射能分布が視野の中に一様に分布しているような場合は，サイノグラムの枚数がシステム感度に比例すると考えてよい．MRDを上限値の半分のあたりにすると，サイノグラムの枚数は約3/4に削減され，体軸方向の最大視野幅の約半分にほぼ平坦な感度分布領域が形成される．

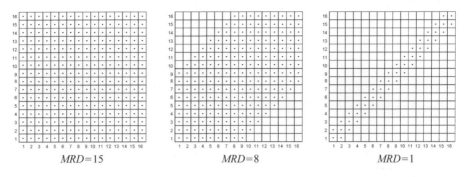

図7.42 $N=16$のPET装置におけるミッシェログラムの例

マス1個が1枚のサイノグラムに相当し，マスの中の点は，そのサイノグラムを画像再構成計算に使用することを示している．

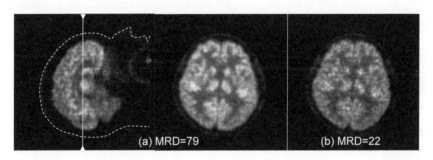

図7.43 頭部用PET試作機「jPET-D4」（リング数$N=80$）によるFDGイメージングの例

MRDの制限を加えた後，直接3次元OSEM法を適用している．MRD制限なし（$MRD=79$）でも，体軸方向に不均一な感度分布は表れていない．また，$MRD=22$の場合と見比べれば，MRD制限による感度低下が与える画質低下は明らかである．

の制限を加えた後，直接3次元OSEM法を適用している．jPET-D4はリング数が80であるため，$MRD=79$はMRDを制限していない場合である．MRD制限なしでも，体軸方向に不均一な感度分布は現れていない．また，$MRD=22$の場合と見比べれば，MRD制限により感度が低下し統計ノイズが増大しているのがわかる．

10.2 SSRB法

MRDの制限は感度低下に直結するため，MRD制限は適用しない，あるいはMRDを大きめに設定し，その後，データの並び替えおよび加算によりサイノグラムの枚数を削減する方法が検討された．single slice rebinning (SSRB) は，傾斜サイノグラムを，体軸（z軸）で交わる平行サイノグラムに強制的に加算する単純な方法である．図7.44(a) に示すように，z軸方向の空間解像度の低下は免れることができず，その影響は傾斜角が大きいほど，また体軸から離れるほど大きい．なお，平行サイノグラムは，リング差ゼロのサイノグラム（ダイレクトスライス）とリング差± 1をまとめたサイノグラム（クロススライス）が交互に現れるものとする．よって，Nリングの装置の場合，平行サイノグラムは$2N-1$枚となる．

図7.44(b) は，$N=16$の装置に$MRD=8$およびSSRBを適用した場合のミッシェログラ

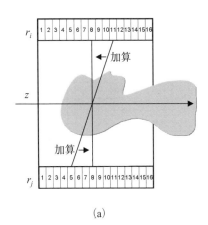
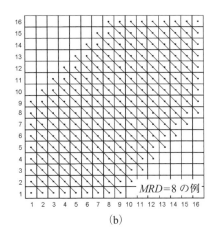

図7.44 $N=16$ リングのPET装置を例に，SSRBの原理を説明した図 (a)．(b) は，$MRD=8$ の条件下でSSRBを適用した場合のミッシェログラム．線分で結ばれた点は，それぞれに対応するサイノグラムを加算することを示している．$N^2=256$ 枚のサイノグラムが，最終的に $2N-1=31$ 枚に圧縮される．

ムである．線分で結ばれた点は，それぞれに対応するサイノグラムを加算することを示している．$N^2=256$ 枚のサイノグラムが，最終的に $2N-1=31$ 枚に圧縮されている．

10.3 FORE法

周波数と距離の関係（frequency-distance relation: FDR）[2] に基づいて，傾斜サイノグラムを平行サイノグラムに書き込む方法であり，臨床PET装置で広く実用化されている．図7.45 (a) に示すように，LORのz軸からの距離をs，xy平面内での角度をϕ，検出リング対のz軸座標の平均値をz，z軸方向の傾斜角θのtangentをδとして，傾斜サイノグラムを$p(s, \phi, z, \delta)$と表す．FDRによると，サイノグラム$p(s, \phi, z, \delta)$の2次元フーリエ変換$P(\omega, k, z, \delta)$において，周波数 (ω, k) での値は，実空間において原点（z軸）から距離$r=-k/\omega$にある線源に依存する［図7.45(b)］．これより，サイノグラムの2次元フーリエ空間において，以下の変換式が導かれる．

$$P(\omega,k,z,\delta) \approx P\left(\omega,k,z-\frac{k\delta}{\omega},\delta\right) \tag{7.69}$$

この変換をFourier rebinning（FORE）法と呼ぶ[3]．FORE法によって，N^2枚のサイノグラムを$2N-1$枚の平行サイノグラムに変換することができる．FORE法は一種の近似法であり，傾斜角が大きいと視野周辺部で体軸方向の空間解像度が低下する欠点を含むが，前述のSSRBよりもはるかに精度が高い実用的な手法である．FORE法の欠点を補う手法としては，傾斜角に応じたハイパスフィルタを導入する方法[4]と，FORE-J法と呼ばれる近似式を用いない手法が提案されている[5]．

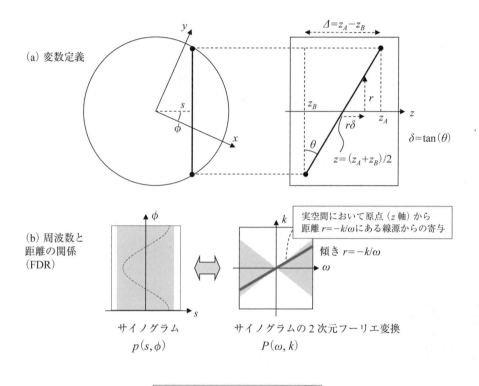

図7.45 Fourier rebinning (FORE) 法の原理

まず,(a) のような座標系を定義し,傾斜サイノグラムを $p(s, \phi, z, \delta)$ と表す.そして,サイノグラム $p(s, \phi, z, \delta)$ の2次元フーリエ変換 $P(\omega, k, z, \delta)$ において,周波数 (ω, k) での値は,実空間において原点 (z 軸) から距離 $r = -k/\omega$ にある線源に依存するという周波数と距離の関係 (FDR) を適用する (b).

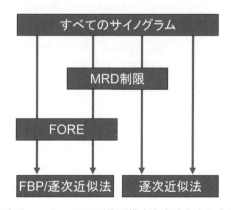

図7.46 3次元モードのPET画像再構成を高速化する方法のまとめ

10.4 その他の方法

3次元モードのPET画像再構成を高速化する方法を図7.46にまとめる.過度なMRD制限は,感度低下と直結するため,高速化の点において実用性は低い.しかし,補助的にFORE

法と組み合わせることは実用的である．すなわち，傾斜角が大きい場合に生じるFORE法の誤差の影響を低減するために，あらかじめMRD制限により傾斜角を限定する．MRD制限有無にかかわらず，FORE法により，N^2枚のサイノグラムが$2N-1$枚に削減され，3次元画像再構成問題がスライスバイスライスの2次元画像再構成問題に帰着される．2次元画像再構成法としては，FBP法や遂次近似型画像再構成法のどちらでも適用できる．しかし，FORE＋遂次近似型画像再構成法の場合，遂次近似型画像再構成法の真価を生かすことはできない．すなわち，遂次近似型画像再構成法は，システムマトリクスに複雑な検出応答を組み込んで，再構成画像の画質を改善することができるが，並べ替た後のデータに対して正確にモデル化することは難しい．よって，近年の計算機の高性能化の流れを受け，FORE法などを適用することなく，もともとのデータから直接的に3次元の遂次近似型画像再構成法を適用することも行われている．MRD制限は，適用してもしなくてもよい．例については，図7.43をご覧いただきたい．

（山谷泰賀）

第11節　ハイブリッド型PET：他の機器との融合

11.1　SPECT/PET

　PET検査もSPECT検査もできる兼用装置である．同一装置がPET検査とSPECT検査の両方に使えたら効率的であろうとの考えから開発されたが，現在は普及していない．もともとはPET薬剤とSPECT薬剤の同時測定を目指したものではない．

　最大の技術的課題は，放射線のエネルギーの違い，すなわち，PET検査で検出する消滅放射線のエネルギー511 keVは，一般的なSPECT検査で検出するγ線よりもエネルギーが高いところにある．よって，511 keVに対応するコリメータは，分解能と感度のバランスにおいて不利であることが明らかであるため，PETモードのときは，コリメータを外して同時計数法を用いる方式が主流とされた．

　PETが登場して間もないころは，シンチレータなど要素技術の多くは，PET専用に開発されたものはなく，ガンマカメラの技術を転用したものであった[1]．PETとSPECTが兼用できる装置の開発は歴史が古く，1980年前後には，NaI(Tl)シンチレータをリング状に並べ，SPECT測定時には，視野中心に対する傾斜角がわずかずつ漸増あるいは漸減するようにタングステン板を埋め込んだドラム式コリメータを回転する方式が実用化された．その後は，BGOシンチレータなどPETに特化した要素技術の開発が進み，PET装置は，SPECT兼用ではなく，PET専用機として独自の進化の道を歩むことになる．

　次にSPECT/PET兼用機が注目されたのは，1990年代のことである．このころすでに確立していたFDGによるがん診断を，PET装置に比べて比較的安価なSPECT装置で実現したいというニーズを受け，2ガンマカメラのSPECT装置に同時計数回路を備えたSPECT/

第7章　PET

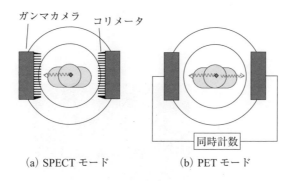

(a) SPECT モード　　(b) PET モード

図7.47　SPECT/PET兼用機の原理
PET検査時は，コリメータを外したガンマカメラを対向型の配置にし，同時計数方式により消滅放射線を計測する．

PET装置が数社から販売された．PET検査時は，コリメータを外したガンマカメラを対向型の配置にする（図7.47）．NaI(Tl)シンチレータの厚みをSPECT専用機よりも厚くするなど感度を増す工夫が施されたものの，3DモードPETに代表されるようにPET専用機の性能が格段に上がった時代に，PET専用機との性能差は明らかであり，普及には至らなかった．

最近では，511 keVにも対応するマルチピンホールコリメータを備えた小動物用SPECT/PET兼用装置が実用化されている[2]．

11.2　PET/CT

PET装置とCT装置が，ひとつの撮影テーブルを共有するように一体化された装置を指す．2000年前後に実用化・普及が急速に進み，現在普及しているPET装置の大半がPET/CT装置である．PETの機能画像とCTの形態画像を重ね合わせることの重要性はいうまでもないが，PET/CT装置により，位置合わせ精度の高い画像が効率的に得られるようになった．また，CT画像をもとにしてPETの減弱補正を行うことで，PETのトランスミッションスキャンが不要なった点も重要である．PET/CT装置により，PET検査の精度と効率が高まり，PET検査の普及が大いに進むきっかけとなった[3)-6)]．

図7.48は，胸部のPET/CT画像である．FDG-PET画像 (a) では，CT画像上 (b) では見つけにくい腫瘍が明確に描写されている一方，腫瘍の位置情報は乏しい．FDG-PET画像をCT画像上に正確に重ねて表示することによって，腫瘍の位置を詳しく知ることができる(c)．

初期には，ヘリカルCT装置を当時実用化されていた部分検出器の回転型PETに，その回転機構を共有化するように一体化させた装置が検討された [図7.49(a)]．しかし普及したのは，PET装置部分とCT装置部分を並列に並べた方式であり，フルリングの3Dモード専用PETとマルチスライスCTが組み合わされた [図7.49(b)]．各社，CT装置とPET装置の順序や，ガントリ構造（分離タイプ，一体タイプ）など，仕様が異なる．被検者の体重による撮影テーブルのたわみは，PET画像とCT画像の位置ずれの原因となるため，撮影テーブル

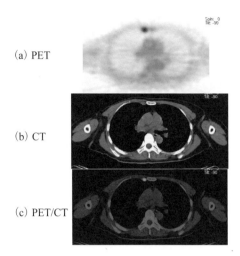

図7.48 胸部のPET/CT画像の例

FDG-PET画像(a)をCT画像(b)上に正確に重ねて合わせることによって，腫瘍の位置を詳しく知ることができる(c)．

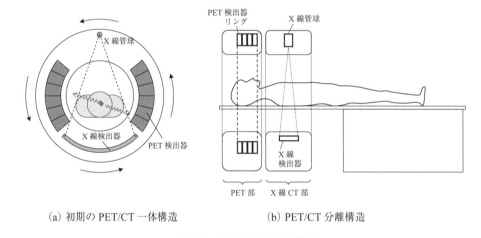

図7.49 PET/CT装置の構造

当初はPET検出器の一部をCT回転機構に組み合わせて一緒に回転させる方式も検討されたが(a)，普及したのは別々のPET装置とCT装置を合体させる方式である(b)．

がその柱ごと前後に動くタイプや，撮影テーブルが固定で装置側が動くタイプなど，各社の工夫がみられる[7]．

これまでのPET専用装置と比較した，PET/CT装置の主なメリットは以下のとおりである．

・一度に，位置合わせ精度の高いPET画像とCT画像を取得できる．
・CT画像をもとにしてPET減弱補正を行えるため，トランスミッションスキャンが不要である．これによって，PET検査時間が大幅に短縮され，被検者の負担が減るほか，装置のスループットも改善された．
・トランスミッションスキャンの線源および機構が不要になり，装置のコスト低減に貢献

・PET画像再構成において，CT画像を先験情報として活用することで，PET画像の画質改善が実現できる可能性がある．

　CT画像をもとにしたPET減弱補正において注意すべき点は，エネルギーの違いである．CT画像は70 keV前後の光子の減弱を反映したものである．人体組織との相互作用は，511 keVのあたりではコンプトン散乱が支配的であるのに対して，70 keV前後では光電吸収も無視できない．よって，CT値から511 keVの放射線に対する減弱率への変換は，線形の関係ではないため，工夫が必要である．具体的には，バイリニア法とハイブリッド法が提案されており，前者はCT値0を境に異なる変換式を用いるのに対して，後者はまず骨とそれ以外にCT画像の画素を分類して，骨とそれ以外で異なる変換式を適用する．CT値と511 keVに対する線減弱係数との関係の例を図7.50に示す．

　呼吸運動によるCTとPETの位置ずれについても注意する必要がある．これは，短時間で撮影の終わるCTは通常息止めで行われるのに対して，撮影時間が数分に及ぶPETは自由呼吸下で測定が行われるためである．そのため，横隔膜付近で，CT画像とのミスマッチによる減弱補正のエラーがアーティファクトとして現れることがある．CT撮影時の呼吸状態を工夫することがアーティファクトの低減に役立つ可能性もあるが，本質的には，呼吸同期のPET計測を行い，呼吸位相ごとにPET画像を生成したり，さらには呼吸位相ごとのPET画像を非剛体変換させて加算したりする方法が望ましい．

　また，被ばく量についても気をつける必要がある．一般的にCT撮影の被ばく量はPET撮影よりも数倍高く，さらにPET/CTにおいては，PET減弱補正のために，PET測定範囲と一致する広い範囲をCT撮影する必要があるため，PET/CTの被ばく量は必然的に高くなってしまう．そこで，CT画像の目的を，診断目的と，PET減弱補正および重ね合わせ目的に分けてとらえ，後者の場合はX線の照射量を下げて被ばくを低減するようにするのが一般的である．別なアプローチとしては，PET/CTにトランスミッション機構を残し，減弱補正は被ばく量の少ないトランスミッションスキャンで行ってPET画像を医師に提示した後に，詳しく診断したい部位を限定してCT撮影を行う方法も実用化されている．

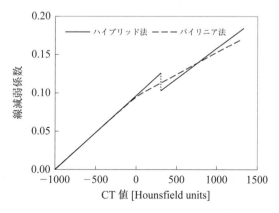

図7.50 CT画像をもとにしたPET減弱補正における，CT値から511 keVに対する線減弱係数への変換の一例
　CT値0を境に異なる変換式を用いるバイリニア法と，骨とそれ以外で異なる変換式を適用するハイブリッド法がある．

11.3 PET/MRI

PETとCTではなく，PETとMRIを融合させた装置である．PET/CT装置によって，機能画像と形態画像の融合の優れた効果が実証されたが，CTの高い被ばく量やCT画像では軟部組織のコントラストがつきにくい点が課題として残されてきた．これを解決する方法として注目されるのがPET/MRIである．最大の技術的課題は，PET装置の検出器で多用されてきた光電子増倍管が，MRIの高磁場中では動作しないことである．

2010年前後に，分離型と一体型の異なる方式のPET/MRI装置が実用化された．分離型は，図7.51(a)に示すように，光電子増倍管式のPET装置を，MRI装置から3 mほど離して磁場が及ばないように配置したものである．ただし，PETとMRIの同時撮影ができず，PET検査時間とMRI検査時間を合わせた長い検査時間が求められる．

一体型は，シンチレータと光電子増倍管の間を光ファイバで延長して光電子増倍管を磁場から離す方式と，光電子増倍管の代わりに半導体受光素子を用いる方法に大別される．最近実用化されたのは，半導体受光素子としてアバランシェ・フォトダイオード（APD）やSi-PMを用いた方式である．図7.51(b)に示すように，MRIボア内にPET検出器を配置してあり，PETとMRIの同時撮像が可能である．

PET/MRIの主なメリットは，以下のとおりである．
・PET/CTで課題とされたCT被ばくを0にできる．
・MRI画像では，軟部組織のコントラストがつく．

さらに一体型では，以下のメリットが追加される．
・PETとMRIの同時撮像が可能．
・fMRIなど機能画像をPETと同時に測定可能．

PET/CTの課題は，MRI画像をもとにしたPET減弱補正は原理的に難しい点である．プロトンの分布を表すMRI画像は，放射線の吸収量を直接的には反映しないからである[8]．そのため，MRI画像を水，脂肪などにセグメンテーションして既知の線減弱係数を割り当てる方法（セグメンテーション法）と，位置合わせ後データベースから減弱画像を得る方法（アトラス法）が提案されている．図7.52に例を示す．セグメンテーション法では，T1強調画像やT2強調画像から，放射線の減弱率が大きく異なる骨と空気の判別が難しい点が課題で

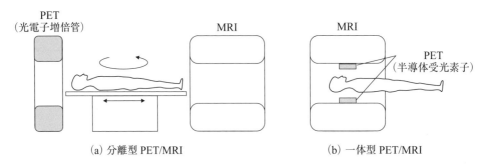

(a) 分離型 PET/MRI　　(b) 一体型 PET/MRI

図7.51 実用化されたPET/MRI装置の主な方式
光電子増倍管式のPET装置をMRI装置から離して配置した分離型(a)と，MRIボア内にPET検出器を配置した一体型(b)がある．一体型は，光電子増倍管の代わりに半導体受光素子を用いる．

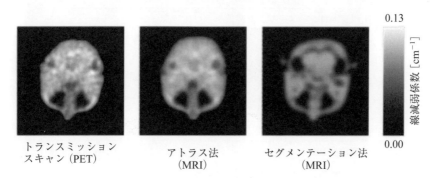

図 7.52 MRI画像から求めたPETの線減弱係数画像の例
位置合わせしたデータベースを用いるアトラス法と，MRI画像を組織にセグメンテーションして既知の線源弱係数を割り当てるセグメンテーション法が代表的である．「トランスミッションスキャン」は，PETで計測された線減弱係数画像を示す．

あり，骨イメージング用のシーケンスとして開発が進められているUltra short TE（UTE）の活用が注目されている．また，アトラス法では，データベースに含まれない個人差や病変に対応できない欠点がある．また，両者の欠点を補う目的で，両者を組み合わせたハイブリッド法の検討も進められている[9]．

11.4　治療機器との融合

　がんを根絶し，かつ失われた機能回復を早める，すなわちQOL（生活の質）を高めるがん治療方法として，放射線治療が注目されている．特に，周囲の正常組織への影響を極力抑えてがんのみに線量を与える方法として，重粒子線がん治療など粒子線がん治療の高度化が進められている．しかし，治療計画作成から治療までの数週間の間に腫瘍や周辺臓器の形状が変化してしまうリスクは否定できず，治療から数週間後の予後診断以外に，計画どおりの照射が行われたかを検証する方法はない．そこで，線量集中性の高い粒子線治療の能力を最大限に引き出すために，PETを用いた照射野イメージング法が注目されている．

　これまでに，図7.53（a）に例示するような対向ガンマカメラ型のポジトロンイメージング装置が開発され，陽子線治療装置や重粒子線治療装置と組み合わされてきた[10]〜[12]．もし消滅放射線の飛行時間差（TOF）情報を利用することができれば，PET，すなわち断層イメージングを行うことは原理的に可能であるが，現状の時間分解能ではまだ道は遠い[13]．一方，図7.53（b）に示すように，フルリングでありながらも物理的に開放された空間を3次元画像化できる，開放型PET装置「OpenPET」の開発が進められている[14]．体軸方向に2分割した検出器リングを離して配置する方式と，円筒の両端を平行な2つの傾斜面で切り取ったような形に検出器を並べる方法の2種類が提案されている[16]．

　ここでは，炭素（^{12}C）イオンを加速させて照射する重粒子線治療について，照射野イメージング法の原理を説明する．PET薬剤を事前投与する通常のPET検査とは異なり，患者体内において，入射粒子と患者側標的粒子の核破砕反応核を通じて生成される陽電子放出核種を画像化する[15]．標的核破砕反応では，停止状態の陽電子崩壊核が入射粒子の飛跡に沿っ

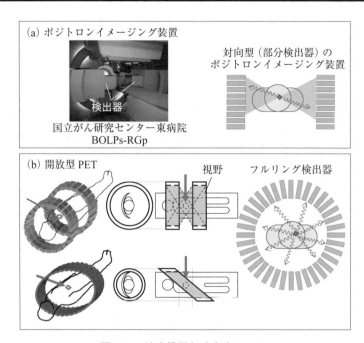

図7.53 治療機器と融合するPET
対向ガンマカメラ型のポジトロンイメージング装置 (a) と開放型PET装置 (b) の比較.

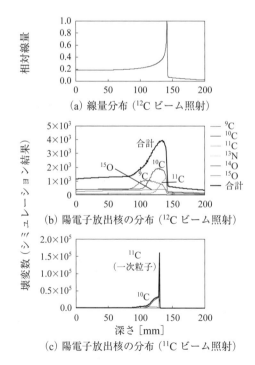

(a) 線量分布 (^{12}C ビーム照射)

(b) 陽電子放出核の分布 (^{12}C ビーム照射)

(c) 陽電子放出核の分布 (^{11}C ビーム照射)

図7.54 重粒子線照射によってPMMAファントム中に生じる陽電子放出核種の分布を計算したシミュレーション結果
290 MeV/u の ^{12}C ビーム (a) を 10^7 pps の強度にて10秒間照射している間の陽電子放出核の壊変数の分布 (b). (c) は, 同条件で ^{11}C ビームを照射した結果. (口絵参照)

て生成される．一方，入射核破砕反応では，入射核の速度および方向を保存した飛行状態の陽電子崩壊核が生成され，その生成位置や核種などに依存した飛程付近で停止する．

図7.54は，照射によって標的内部に生じる陽電子放出核種を求めた計算機シミュレーションの例である．PMMAファントムに，290 MeV/uの^{12}Cペンシルビームを10^7 particle per sec（pps）の強度にて10秒間照射しながら，その際中にPET測定することを想定し，陽電子放出核の照射中10秒間における壊変数の分布を核種別に示している［図7.54(b)］．^{11}C，^{10}C，^{9}Cは，すべて陽電子放出核種であり，半減期は，それぞれ約20分，約19秒，約0.13秒である．ピーク部分は入射核破砕反応によるもの，ビーム上流側の土台部分は，標的核破砕反応によるものである．また，半減期約2分の陽電子放出核種の^{15}Oは，すべて標的核破砕反応によって生成されたものである．

最終目的は，陽電子放出核種の分布［図7.54(b)］から，線量分布［図7.54(a)］，特に線量ピーク（ブラッグピーク）位置を推定することであるが，2つの課題を含んでいる．一つ目は，ピーク位置を含め，両者の分布は理論的に一致しないこと，二つ目は，生成される陽電子放出核種の放射能は通常のPET検査の1/100から1/1000とごく微量であるため，画像がノイズの影響を強く受けてしまう問題である．この2つの課題を踏まえたうえで，スキャニング照射した標的中の線量分布を推定する研究が行われているが，もっとも理想的な方法は，入射粒子自体を陽電子放出核種にしてしまうことである．図7.54(c)は，入射粒子を^{12}Cではなく^{11}Cにした場合の陽電子放出核種分布である．^{11}Cビーム照射においても核破砕反応で陽電子放出核種が生成されるが，それらの分布よりも，一次粒子の^{11}C自体の分布がはるかに大きいため，陽電子放出核種の分布そのものが，ビーム停止位置とほぼ等しくなる．なお，陽子線治療において利用できるのは，標的核破砕反応によって生じる陽電子放出核種のみである．

〈山谷泰賀〉

第12節　PET装置の品質管理・保証

12.1　導入

PET装置の品質管理・保証には，装置導入時など特定の時期においてその物理特性を評価するために行う性能評価（performance evaluation）と，装置を継続的に使用する中で定期的に行う校正（calibration）およびノーマリゼーション（normalization）などがある．本節では，標準的なプロトコルやガイドラインを引用しながらこれら手法の要点をまとめた．なお，詳細は省略したので実際に作業を行うときには必ず適切なプロトコルあるいはガイドラインの原典を参照していただきたい．

12.2 プロトコルとガイドラインの概要

性能評価法については，標準的なプロトコルが米国電子機器工業会（National Electrical Manufacturers Association: NEMA）により定められ普及している．最初のプロトコルはNU 2-1994[1]として出版され，これにほぼ準拠し，日本画像医療システム工業会（JIRA）および日本アイソトープ協会（JRIA）からも同様なプロトコル[2],[3]が出版された．その後，NEMAのプロトコルはNU 2-2001[4]，NU 2-2007[5]，NU 2-2012[6]と改訂され，特に小動物PET装置用としてNU 4-2008[7]も出版されている．これらプロトコルに規定されている主要な性能評価項目を表7.4に示す．一方，JIRAによるプロトコルもJESRA X-0073*D-2013[8]に改訂されている．また，国際電気標準会議（International Electrotechnical Commission: IEC）からも同様なプロトコルが出版されている[9]．

校正やノーマリゼーションを含めたより広い見地からは，国際原子力機関（International Atomic Energy Agency: IAEA）によりPET装置の品質管理・保証にかかわるガイドライン[10]が出版されている．一方，わが国では，保守点検という視点からの基準がJESRA TI-0001*A-2009[11]として定められている．また，より臨床に近い立場から策定されたガイドライン[12]などもある．

12.3 空間分解能

空間分解能（spatial resolution）については，空気中に置かれた点状線源，あるいは線状線源に対する点広がり関数，あるいは線広がり関数の半値幅（FWHM）および10分の1幅（FWTM）を評価するのが基本である．線源としては，評価すべき空間分解能に比べて十分に小さな径の点状線源や線状線源を用いるのが原則である．陽電子飛程による空間的広がりの影響をできるだけ防ぐために，放射性同位元素としては，β^+最大エネルギーE_{max}が比較的低い^{18}F（E_{max} = 0.634 MeV）や^{22}Na（E_{max} = 0.547 MeV）が適する．

表7.4 標準的なプロトコルに記載された主要な性能評価項目

評価項目	放射線同位元素：線源形状等
空間分解能	^{18}F ：点状線源，線状線源 ^{22}Na：点状線源
散乱フラクション	^{18}F ：線状線源＋樹脂ファントム ^{18}F ：線状線源＋円筒水ファントム※
計数率特性，計数損失・偶発同時計数補正精度	^{18}F ：線状線源＋樹脂ファントム ^{18}F ：円筒水ファントム※
感度，容積感度※	^{18}F ：線状線源＋多重アルミパイプ ^{22}Na：点状線源 ^{18}F ：円筒水ファントム※
定量性（減弱・散乱補正精度，画質，一様性，部分容積効果ほか）	^{18}F ：胴体ファントム（球形状容器含む） ^{18}F ：円筒水ファントム（円筒状挿入物含む）※

※は旧NEMAプロトコル

NU 2-2012では，内径1 mm以下，外径2 mm以下のガラスチューブに^{18}F水溶液を封入し，長さ方向の分布の広がりを1 mm以内とした線源（図7.55）を使用するものと規定されている．長さ方向の条件は，点状線源を模して断面内分解能と軸方向分解能を同時に評価するためである．ガラスチューブ内に微量の^{18}F水溶液を送入する方法としては，ガラスチューブ内径よりも十分に細い注射針を使用する方法がIAEAのプロトコル[10]に提示されている．一方，小動物PET装置の性能評価プロトコルNU 4-2008では，より高い空間分解能の評価が必要なため，一辺1 cmのアクリル立方体の中心に直径0.3 mm以下の^{22}Na線源を封入した密封線源（図7.55）を用いるものと規定されている．なお，これら標準プロトコルでは少数の代表的な測定位置が指定されそれらの平均値などを求めることとされているが，有効視野内のさまざまな位置における空間分解能を評価し理解しておくことも大切である．また，一般に空間分解能は，画像再構成法，カウント数，データ収集条件，フィルタなどにも依存するため，空間分解能がこれら条件にどのように依存するのかを評価しておくことも重要である．

空気中の点状線源や線状線源に対するレスポンスのみではなく，物質中の点状線源や線状線源に対する空間分解能を評価することも必要である．このためには，図7.56に示すような，アクリル樹脂円柱に径の異なる穴を複数開け放射性同位元素溶液を充填させるファントム（ホットスポットファントム）や，アクリル円筒容器中に径の異なるアクリル棒を複数配列しその周囲に放射性同位元素溶液を充填させるファントム（コールドロッドファントム）なども有用である．この場合には，プロファイルにおけるピークと谷の比（peak to valley ratio: PVR）を評価したり，隣り合う棒状領域を分離して判別できるかどうか目視により評

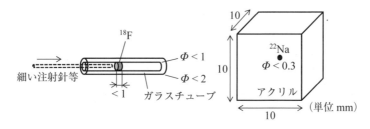

図7.55 NU 2-2012，NU 4-2008で規定される空間分解能評価用の線源

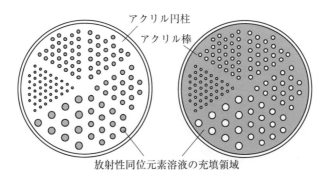

図7.56 ホットスポットファントム（左）とコールドロッドファントム（右）

価したりする方法がとられる．

12.4 散乱フラクション

散乱フラクション（scatter fraction）は，取得した同時計数データの中にどの程度の割合で散乱線成分が含まれるかを表す指標である．単位は無次元あるいは％である．一般に，セプタを使用する2次元データ収集モードでは散乱フラクションは10～20％なのに対し，セプタを使用しない3次元データ収集モードでは散乱フラクションが30％以上と大きく，画質や定量性への影響が大きいことが知られている．

NU 2-2012では，透明樹脂チューブ（内径3.2 mm，外径4.8 mm）に ^{18}F水溶液を封入した線状線源を，図7.57に示すポリエチレン製円筒ファントムの穴に挿入して使用すると規定されている．このファントムを有効視野中心に設置してデータ収集を行う．計数損失補正などは適用せず，single slice rebinning（SSRB）法を用いて得られたサイノグラムにおいて，ファントム中心から±12 cmよりも外側のカウントはすべて0に置き換えたのち，線状線源の像をサイン曲線から直線状に変換するため，各角度ビンにおいて位置座標をシフトさせる．そして，角度方向にデータを加算してプロジェクションのプロファイルを得る．次に，図7.58に示すように，中心から±20 mmの範囲にウインドウを設け，近似的にサイノグラム（スライス）iの散乱線成分および偶発同時計数成分による同時計数率 $R_{\mathrm{scat+ran},i}$ を求め，システムの散乱フラクション SF を次式で見積もる．

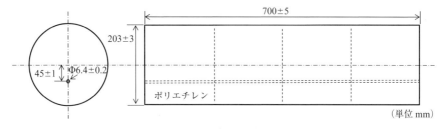

図7.57　散乱フラクション測定用のポリエチレン製円筒ファントム

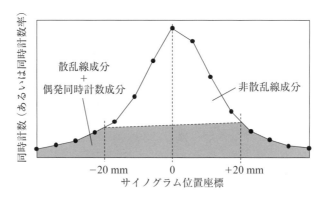

図7.58　散乱フラクション測定におけるサイノグラム・プロジェクションのプロファイル

$$SF = \frac{\sum_i (R_{\text{scat}+\text{ran},i} - R_{\text{ran},i})}{\sum_i (R_{\text{total},i} - R_{\text{ran},i})} \tag{7.70}$$

ここで，$R_{\text{total},i}$ はサイノグラム（スライス）i の全同時計数率，$R_{\text{ran},i}$ はサイノグラム（スライス）i の偶発同時計数率である．また，NU 2-2007ではサイノグラム（スライス）i の散乱フラクション SF_i を次式で見積もる．

$$SF_i = \frac{R_{\text{scat}+\text{ran},i} - R_{\text{ran},i}}{R_{\text{total},i} - R_{\text{ran},i}} \tag{7.71}$$

なお，偶発同時計数のサイノグラムを取得できないPET装置の場合には，偶発同時計数率の割合および計数損失が十分に低くなる条件（1％未満）においてデータ収集し，偶発同時計数率を近似的に無視して散乱フラクションを求める．小動物用PETのプロトコルNU 4-2008では，ポリエチレンファントムのサイズはより小さくなり，サイノグラム上で散乱線成分を弁別するときのウインドウ幅は±7 mmとされている．

旧プロトコルNU 2-1994では，内径190 mm，内長190 mmの水円筒ファントム（NEMAファントム）の3カ所（中心軸および中心軸から45 mm, 90 mm離れた位置）に線状線源挿入用の穴を設けたファントムが規定され，いずれかの穴に線状線源を挿入して得た3通りの散乱フラクションを加重平均して平均的散乱フラクションを求めるものとされていた．この加重平均は，放射性同位元素が一様に撹拌された円筒水ファントムにおける散乱フラクションを近似的に推定するための措置であった．新しいNEMAプロトコルで線状線源を挿入する穴の位置が中心軸から少しずらされているのは，同様に円筒水ファントムの散乱フラクションを近似的に推定するためである．

12.5 計数率特性

計数率特性（count rate characteristics）とは，放射能濃度（あるいは放射能）を変化させたときに各種計数率がどのように変化するかを表す特性である．放射能濃度の関数として評価すべき計数率には，全同時計数率 R_{total}，真の同時計数率 R_{true}，偶発同時計数率 R_{ran}，散乱同時計数率 R_{scat}，雑音等価計数率（noise equivalent counting rate: NECR）R_{NECR} がある．また，シングル計数率を評価に含める場合もある．一般に，図7.59のような特性が得られる．計数率が低い領域では，R_{true} と R_{scat} は放射能濃度に比例するのに対し，R_{ran} は放射能濃度の二乗に比例して急激に増加していく．ある程度の計数率になると，処理速度の限界により計数率に飽和が生じる．

NU 2-2012では散乱フラクション測定と同一の線源およびファントムを用いるものと規定されている．十分に高い放射能濃度から測定を開始し，放射能の減衰に従い計数率が十分に小さくなるまで，さまざまな放射能濃度におけるデータを独立に処理できるようにデータ収集を行う．実効的な放射能濃度 a を有効視野内におけるポリエチレンファントムの体積 V_{phantom} に対するそれに対応する線源放射能値 A の比として次式で定義する．

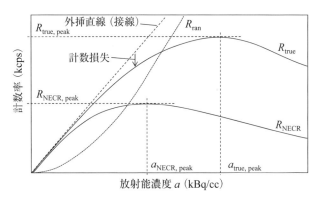

図7.59 一般的な計数率特性

$$a = \frac{A}{V_{\text{phantom}}} \tag{7.72}$$

解析においては，散乱フラクション評価と同様に，計数損失補正などを適用せずにSSRB法でサイノグラムを得て，サイノグラム（スライス）iに対する全同時計数率$R_{\text{total},i}$，偶発同時計数率$R_{\text{ran},i}$，散乱線成分および偶発同時計数成分による同時計数率$R_{\text{scat}+\text{ran},i}$を求める．これらから，真の同時計数率$R_{\text{true}}$，散乱同時計数率$R_{\text{scat}}$，雑音等価計数率$R_{\text{NECR}}$を次式で求める．

$$R_{\text{true}} = \sum_i \left(R_{\text{total},i} - R_{\text{scat}+\text{ran},i} \right) \tag{7.73}$$

$$R_{\text{scat}} = \sum_i \left(R_{\text{scat}+\text{ran},i} - R_{\text{ran},i} \right) \tag{7.74}$$

$$R_{\text{NECR}} = \frac{R_{\text{true}}^2}{\sum_i \left(R_{\text{total},i} + R_{\text{ran},i} \right)} \tag{7.75}$$

そして，R_{true}およびR_{NECR}の最大値を真の最大同時計数率$R_{\text{true, peak}}$および最大雑音等価計数率$R_{\text{NECR, peak}}$，そのときの放射能濃度値をそれぞれ$a_{\text{true, peak}}$，$a_{\text{NECR, peak}}$として求める（図7.59参照）．偶発同時計数率$R_{\text{ran},i}$を取得できないタイプのPET装置の場合には，散乱フラクションSFを用いて，次式で$R_{\text{ran},i}$, $R_{\text{scat},i}$を求めたのちに(7.75)式でR_{NECR}を計算する．

$$R_{\text{ran},i} = R_{\text{total},i} - \frac{1}{1-SF} \left(R_{\text{total},i} - R_{\text{scat}+\text{ran},i} \right) \tag{7.76}$$

$$R_{\text{scat},i} = \frac{SF}{1-SF} \left(R_{\text{total},i} - R_{\text{scat}+\text{ran},i} \right) \tag{7.77}$$

なお，偶発同時計数率を直接に引き算処理しない装置の場合には次式でR_{NECR}を計算するものと規定されている．

$$R_{\text{NECR}} = \frac{R_{\text{true}}^2}{R_{\text{total}}} \tag{7.78}$$

旧プロトコルNU 2-1994では，内径190 mm，内長190 mmの円筒水ファントム（NEMAファントム）に放射性同位元素を一様に撹拌したファントムを用いて計数率特性を評価する方法が提示されている．

12.6 計数損失・偶発同時計数補正精度

計数損失（count losses）および偶発同時計数にかかわる補正精度を評価するのが本項目である．NU 2-2012では，計数率特性の評価と同一の線源およびファントムを用いる．解析においては，計数損失補正および偶発同時計数補正を施した後，再構成画像においてファントム中心位置に直径180 mmの関心領域（ROI）を設定する．そして，ある放射能濃度aに対するスライスiにおける真の同時計数率のフィッティング推定値$R_{fit,i}$を次式で計算する．

$$R_{fit,i} = \frac{a}{J}\sum_{k=1}^{J}\frac{R_{ROI,i,k}}{a_k} \tag{7.79}$$

ここで，a_k（$k=1\sim J$）はR_{NECR}がピークあるいはそれより低いときの放射能濃度，Jは推定に用いるデータ数，$R_{ROI,i,k}$はa_kに対するスライスiの真の同時計数率である．計数損失補正および偶発同時計数補正に関わる補正精度の評価としては，放射能濃度aに対する真の同時計数率$R_{ROI,i}$と上記推定値との相対差Δr_iを次式で求める．

$$\Delta r_i = \frac{R_{ROI,i} - R_{fit,i}}{R_{fit,i}} \tag{7.80}$$

12.7 感度

感度（sensitivity）は，線源から放出された消滅放射線ペアを同時計数事象として検出する割合である．真の同時計数率をR，線源放射能をA，そのβ^+壊変の分岐比をε_β，生成された消滅放射線ペアが相互作用せずに線源構成物質を透過する確率をε_tとすると，感度Sは次式で表される．

$$S = \frac{R}{\varepsilon_\beta \varepsilon_t A} \tag{7.81}$$

この感度は，線源形状・位置には依存するが，減弱・散乱には依存しない無次元量であるということで絶対感度（absolute sensitivity）とも呼ばれる．感度評価には，画像再構成をする前の同時計数率データを用いる．

NU 2-2012では，線状線源と多重アルミパイプを組合せて外挿計算により絶対感度を求める方法が規定されている．線状線源としては^{18}F溶液を透明樹脂チューブに封入した線状線源を用いる．その線状線源を図7.60に示すアルミパイプ（#1）に挿入し，有効視野内に設置してデータ収集する．次に，2番目のアルミパイプ（#2）をその外側に被せて同様な測定

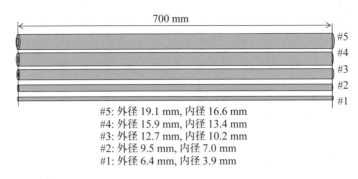

#5: 外径 19.1 mm, 内径 16.6 mm
#4: 外径 15.9 mm, 内径 13.4 mm
#3: 外径 12.7 mm, 内径 10.2 mm
#2: 外径 9.5 mm, 内径 7.0 mm
#1: 外径 6.4 mm, 内径 3.9 mm

図7.60 感度測定用の多重アルミパイプの規定

をする．これを，すべてのアルミパイプを被せるまで繰り返す．5種類のアルミ厚に対して得られた結果を，指数関数でフィッティングし外挿計算することでアルミ厚0 mmの場合の結果を推定する．この外挿計算により，線源吸収体の影響を近似的に除去し，式(7.81)におけるε_tを不要とみなす．なお，アルミパイプを被せる際に線源位置が動かないように注意が必要である．また，軸方向感度プロファイル（axial sensitivity profile），S_iを次式で求める．

$$S_i = \frac{R_{\#1,i}}{R_{\#1}} S \tag{7.82}$$

ここで，$R_{\#1}$は最小のアルミパイプ（#1）に対する真の同時計数率であり，そのうちでスライスiの成分を$R_{\#1,i}$とする．

NU 4-2008では，^{22}Na点状線源を用いる簡易的な感度測定法が規定されている．点状線源としては空間分解能評価と同様に，アクリル樹脂立方体に^{22}Naを封入した密封線源を用いる．この評価法はε_tの効果を省略した近似的な感度評価法と位置づけられる．なお，点入力に対するより正確な感度評価としては，トレーサブル点状線源[13]を用いる手法も提案されている．このとき，トレーサブル，点状線源を一定速度で移動させながらデータ収集することで線状線源を模することも可能である．

旧プロトコルNU 2-1994では，感度は円筒水ファントム（NEMAファントム）を用いて求めるものと規定されていた．この感度は，前述の感度と区別する意味で容積感度（volume sensitivity）とも呼ばれ，ファントムによる減弱の影響を含んだ感度を表す指標として用いられる．円筒ファントムの放射能濃度をa，スライスiにおける真の同時計数率をR_i，スライスiの散乱フラクションをSF_iとして，スライス容積感度$S_{\text{vol},i}$を次式で定義する．

$$S_{\text{vol},i} = \frac{R_i(1-SF_i)}{a} \tag{7.83}$$

全体の容積感度S_{vol}は次式で定義する．

$$S_{\text{vol}} = \sum_i S_{\text{vol},i} \tag{7.84}$$

散乱フラクションのスライス番号依存性が小さければ，全体の散乱フラクションSFを用いて容積感度を求めてもよい．なお，容積感度の単位はkcps/(kBq/cc)などとなるので，単

位をみれば前述の感度か容積感度かどちらなのかは容易に区別がつく．

12.8 定量性

定量性とは再構成画像における放射能濃度値の精度（不確かさ）にかかわる物理特性のことであり，これを評価するのが定量性の評価である．各種補正を施したあとの再構成画像を評価する．主要な不確かさ要因として，減弱・散乱補正精度，一様性，部分容積効果などが挙げられる．また，後述の校正およびノーマリゼーションの不確かさも定量性に直接的に影響する．

一般に，定量性評価においては，評価目的に応じて様々なファントムおよび線源を選び，再構成画像上にROIを設定して測定した放射能濃度値a_{ROI}と既知の放射能濃度値a_0との相対偏差Δ_aを次式で求めて評価する．

$$\Delta_a = \frac{a_{\mathrm{ROI}} - a_0}{a_0} \tag{7.85}$$

これはPET装置で測定した放射能濃度値の既知の放射能濃度値に対する見かけの不確かさを表す．

NU 2-2012には図7.61に示す胴体ファントム（IECファントム）が規定されている．ファントムの長さは18 cm以上，低密度領域（肺）を模するための肺模擬物質の密度は0.3 ± 0.1 g/ccとされる．標準的な使用方法では，2つの大球形領域にはコールド領域として水，4つの小球形領域はホット領域としてある放射能濃度の水溶液，ファントム中の残りの空間にはバックグランド領域としてホット領域よりも低い放射能濃度の水溶液を充填するものとされる．さらに，有効視野外の放射能および散乱体の影響を評価するためには，散乱フラクション測定用の線源およびファントムを胴体ファントムに並べて視野外に設置するものとされる．減

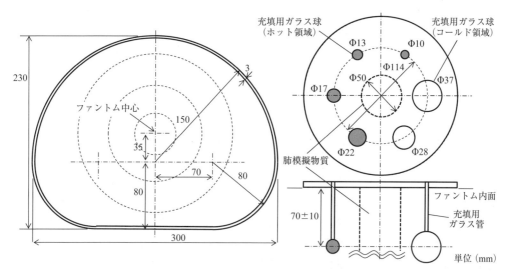

図7.61　定量性評価用の胴体ファントム（IECファントム）

弱・散乱補正，計数損失補正，偶発同時計数補正などすべての補正処理を適用し，臨床条件など定量性を評価すべき条件にて再構成画像を得る．画質の評価としては，ホット領域とコールド領域にROIを設定し，バックグランド領域に対するコントラストを既知の放射能濃度を基準として相対的に評価する．なお，NU2 2012には明記されていないが，部分容積効果のリカバリ係数を評価するには，大きさの異なる球形状領域ごとにROI値のROI径に対する依存性（リカバリ曲線）を評価する．一様性の評価としては，バックグランド領域の複数箇所にROIを設定し測定した放射能濃度値の相対的なばらつきを評価する．減弱・散乱補正精度の評価としては，コールド領域である肺模擬物質領域にROIを設定してバックグラウンド領域に対するコントラストを評価する．

旧プロトコルNU 2-1994には，NEMAファントムに^{18}F水溶液を一様に充填したファントムで一様性を評価し，NEMAファントム内に空気，高密度領域（骨），低密度領域（肺）を模した棒状領域を配置したファントムを用いて減弱・散乱補正精度を評価する方法が規定されている．

12.9 校正

校正（calibration）は，再構成画像の画素値を装置固有の単位から放射能濃度単位に変換するための変換係数（校正定数）を決定する作業であり，最終的に画像の定量性を左右する基本的な手続きである．装置物理特性の経時的な変動の影響を防ぐため，校正は定期的に繰り返して実施する必要がある．

多くのPET装置では，グローバル校正定数として1つの校正定数CFを次式で定義することができる．

$$a_{\text{pixel}} = \frac{CF}{\varepsilon_\beta} \cdot r_{\text{pixel}} \tag{7.86}$$

ここで，a_{pixel}は放射能濃度Bq/cc単位に変換された画素値，ε_βはPET測定に使用する放射性同位元素のβ^+壊変の分岐比，r_{pixel}はさまざまな補正処理を経て画像再構成により得られた画素値で，cpsに比例する装置固有の単位で表される．

校正においては，放射能の国家標準（national standard）に対するトレーサビリティを確立しなければならない．現在の標準的校正法は，各施設に設置されたドーズキャリブレータおよびウェルカウンタを経由して校正定数を決定するクロスキャリブレーション（cross calibration）法である（図7.62）．ドーズキャリブレータについては，一般に安定性が高いことが知られているが，定期的に国家標準に対して校正するか，あるいは，トレーサブルな^{68}Ge/^{68}Ga校正用線源を利用して随時校正する．PET装置の校正には円筒水ファントムが用いられる．まず，^{18}F溶液の放射能をシリンジの状態でドーズキャリブレータにて計測し，それを円筒水ファントムに注入し一様に撹拌する．これにより，ファントムの放射能濃度a_0が国家標準に対してトレーサブルとなる．さらに，一様に撹拌した溶液を少量サンプリングしてウェル形カウンタにて放射能濃度を計測する場合もある．次に，このファントムをPET装置の有効視野中心に置き，計数損失および偶発同時計数率が十分に小さくなる条件でデータ収集を行う．減弱・散乱補正などの補正をすべて適用し，再構成画像上に適切なROIを

第7章 PET

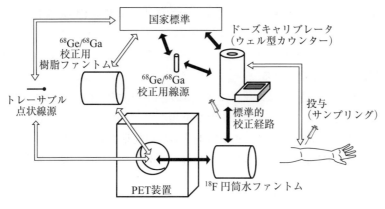

図7.62 PET装置の校正体系

設定してROI平均画素値r_0を測定する．このとき，校正定数は次式で求まる．

$$CF = \frac{a_0 \cdot \varepsilon_\beta}{r_0} \quad (7.87)$$

ここで，ε_βは校正に使用する放射性同位元素のβ$^+$壊変の分岐比である．

　本手法がクロスキャリブレーションと呼ばれるのは，PET装置校正に用いるのと同一のドーズキャリブレータおよびウェル型カウンタを放射性同位元素薬剤の投与放射能およびサンプル血液の放射能測定にも用いるためである．このため，たとえばFDG検査においてSUVを評価するためだけならば，投与放射能値とPET装置で測定した放射能濃度の比が求まればよいので，ドーズキャリブレータの国家標準に対する校正の不確かさは最終結果に直接的には影響しない場合もある．しかし，一般にはトレーサビリティが確立されていることは重要である．

　クロスキャリブレーション作業は，日常の臨床業務の中で頻繁に実施するには手間のかかる作業である．特に，シリンジによる放射能測定と円筒水ファントムへの放射能溶液の撹拌などは熟練が求められる手作業であり，コントロールしにくいヒューマンエラーが生じる可能性もある．このため，より簡便な手法として^{68}Ge/^{68}Ga樹脂円筒ファントムが利用されている．ただし，一般に樹脂円筒ファントムでは放射能濃度の不確かさが大きいと考えられている．このため，円筒水ファントムを用いる標準的なクロスキャリブレーション法の結果を基準として参照し，そこからの変動などを^{68}Ge/^{68}Ga樹脂円筒ファントムで評価するアプローチが普及している．

　円筒ファントムを使用する校正法には原理的な限界があることが知られている．それは校正定数がファントムに依存する可能性があるということである．このファントム依存性を生み出す主な要因は減弱・散乱補正の不確かさである．たとえば，式(7.86)において，r_pixelに減弱・散乱補正の不確かさがいくら含まれていても，校正定数を調整すればその辻褄を合わせることができてしまう．この問題の解消のために，後にNEMAの感度評価法に採用されたのと同様な多重アルミパイプと線状線源を用いて校正定数を決定する方法が提案されたこともあったが，普及するまでには至らなかった．現在，減弱・散乱補正法の不確かさに依存

せずに校正定数を決定する手法として，トレーサブル点状線源を用いる新しい校正手法が提案されている（図7.62）[14]．いずれにせよ，お互いにからみ合ったさまざまな不確かさ要因をできる限り分離し，一つひとつの不確かさを着実に低減していくことが，最終的な定量性向上のためには重要と考えられる．

なお，インフライト陽電子消滅の校正に与える影響については注意が必要である．物質中で放出された陽電子がインフライト陽電子消滅を起こすと，0.511 MeV消滅放射線ペアの放出にはつながらない．このインフライト陽電子消滅の効果を考慮するためには，式（7.86）および式（7.87）における陽電子壊変の分岐比 ε_β を，本来ならば次式で置き変えなければならない

$$\varepsilon_\beta \rightarrow \varepsilon_\beta(1-\varepsilon_{\text{inflight}}) \tag{7.88}$$

ここで $\varepsilon_{\text{inflight}}$ はインフライト陽電子消滅の割合である．ただし，一般的に $\varepsilon_{\text{inflight}}$ は数％以下と小さいため，近似的に核種と物質への依存性を無視できると仮定すれば，この効果は式（7.86）と式（7.87）で相殺される．

12.10　ノーマリゼーション

感度補正のための補正係数を決定する手続きがノーマリゼーション（normalization）である．この感度補正自体をノーマリゼーションと呼ぶ場合もある．感度補正は，同時計数にかかわる検出器素子ペアごとの検出効率のばらつきの影響を取り除くための補正である．検出器素子 i と検出器素子 j の間の同時計数に対する補正係数 N_{ij} は次式で定義される．

$$C_{\text{norm},ij} = \frac{C_{ij}}{N_{ij}} \tag{7.89}$$

ここで，C_{ij} と $C_{\text{norm},ij}$ はそれぞれ感度補正前後での同時計数値である．補正係数を求めるには，原理的には，すべての検出器素子ペアに対して十分に統計的変動が小さくなるまでデータ収集を行い，実測した同時計数値から N_{ij} を決定すればよい．しかし，一般に検出器素子ペア ij の組合せは膨大な数となり，また，計数損失や偶発同時計数の影響が少ない低計数率領域でデータ収集する必要があるため，すべての補正係数 N_{ij} を独立にかつ十分な統計精度で決定するには膨大な時間がかかる．このため，近似的なモデルに基づくノーマリゼーション法が広く用いられている．

Component-based法[15]では，補正係数 N_{ij} を近似的に以下のように複数の因子に分解できると仮定する．

$$N_{ij} \approx \varepsilon_i \cdot \varepsilon_j \cdot b_{i \cdot \text{mod} D} \cdot b_{j \cdot \text{mod} D} \cdot g_r \cdot d_{rs} \cdot f_{ij} \tag{7.90}$$

ここで，ε_i および ε_j は検出器素子 i および j の固有検出効率を表す因子，D を検出器ブロック当たりの検出器素子数として，$b_{i \cdot \text{mod} D}$ および $b_{j \cdot \text{mod} D}$ は検出器素子 i および j の検出器ブロック内における相対的位置依存性を表す因子，r と s をサイノグラムにおける動径および角度座標として，g_r は r 依存性を考慮する因子，d_{rs} は r と s の組合せで変化する干渉パターンを

表7.5 保守点検基準の一例[11]

性能点検項目	測定頻度	保守基準値
空間分解能	3カ月ごと	仕様値±20%以内
感度	3カ月ごと	仕様値±20%以内
計数率特性	定期点検後	最高計数率，計数損失 仕様値±20%以内

考慮する因子，f_{ij}は検出器リングの組合せパターンに依存する因子である．このように分解することにより，たとえば，装置製造時など特定の時期には，実測および計算などにより，統計的変動を小さくするため十分な時間をかけすべての補正因子を決定しておき，PET装置利用者が定期的に実施するノーマリゼーションにおいては，比較的短い時間でも十分な統計精度で評価が可能な因子のみ平均的に評価するという方法をとることができる．ノーマリゼーションのための放射線源としては，すべての検出器素子ペアに対して一様に消滅放射線ペアが照射される状況が理想的であるため，実効的な放射能分布が一様でかつ減弱・散乱の影響を無視できるような放射線源が理想的である．実際には，校正に用いる^{18}F円筒水ファントムや^{68}Ge/^{68}Ga樹脂円筒ファントムを用いる方法，^{68}Ge/^{68}Ga線状線源や平面線源を回転移動させる方法などが利用されている．なお，市販PET装置については，製造業者がノーマリゼーション方法を指定している場合がほとんどである．

12.11 保守点検

本節の最後に，JIRAによる保守点検基準JESRA TI-0001*A-2009[11]に触れておく．これは，医療機器として製造されたPET装置の性能劣化による画像診断情報の質の低下を防ぐため，また，被検者や操作者の安全を確保するため，実用的な視点で保守点検の基準を定めたものである．前者については表7.5のような基準が定められている．後者については，毎日，3ヶ月，あるいは適宜の点検項目として環境設備，装置の外観・動作，システム起動，システム終了にかかわる事項などが定められている．

〔長谷川智之〕

第7章の文献

第1節・第2節
引用文献
1) Levin CS, et al.: Phys. Med. Biol. **44**: 781, 1999
2) Moses WW, et al.: IEEE Trans. Nucl. Sci. **41**: 1441, 1994
3) Shibuya K, et al.: Phys. Med. Biol. **52**: 5249, 2007
4) Ishii KY, et al.: Nucl. Instrum. Meth. **A576**: 435, 2007
5) Phelps ME, et al.: IEEE Trans. Nucl. Sci. **23**: 516, 1976
6) Ter-Pogossian MM, et al.: Radiol. **128**: 477, 1978
7) Thompson CJ, et al.: IEEE Trans. Nucl. Sci. **26**: 583, 1979
8) Nohara N, et al.: IEEE Trans. Nucl. Sci. **27**: 1128, 1980
9) Iida H, et al.: IEEE Trans. Nucl. Sci. **36**: 1006, 1989
10) Budinger T: J. Nucl. Med. **24**: 73, 1983

11) Tomitani T: IEEE Trans. Nucl. Sci. **28**: 4582, 1981
12) Karp JS: J. Nucl. Med. **49**: 462, 2008
13) Schaart DR, et al.: Phys. Med. Biol. **55**: N179, 2010
14) Yamaya T, et al.: Phys. Med. Biol. **56**: 1123, 2011
15) Yamaya T, et al.: Phy. Med. Biol. **54**: 1223, 2009
16) 石橋浩之, 他：日立化成テクニカルレポート **28**: 25, 1997
17) 小林正明：放射線 **20**: 41, 1994
18) Casey ME, et al.: IEEE Trans. Nucl. Sci. **33**: 460, 1986
19) Dahlbom M, et al.: IEEE Trans. Med. Imag. **7**: 264, 1988
20) 山本誠一, 他：RADIOISOTOPES **45**: 229, 1996
21) Ishibashi H, et al.: IEEE Trans. Nucl. Sci. **36**: 170, 1989
22) Yamamoto S, et al.: IEEE Trans. Nucl. Sci. **45**: 1078, 1998
23) Inadama N, et al.: IEEE Trans. Nucl. Sci. **49**: 629, 2002
24) Melcher CL: IEEE Trans. Nucl. Sci. **39**: 502, 1992
25) Yamamoto S, et al.: Ann. Nucl. Med. **19**: 109, 2005
26) Musrock MS, et al.: IEEE Trans. Nucl. Sci. **50**: 974, 2003
27) Jakoby BW, et al.: Phys. Med. Biol. **56**: 2375, 2011
28) 山本誠一：RADIOISOTOPES **47**: 673, 1998
29) van Loef EVD, et al.: Appl. Phys. Lett. **77**: 1467, 2000
30) van Loef EVD, et al.: Appl. Phys. Lett. **79**: 1573, 2001
31) Surti S, et al.: IEEE Trans. Nucl. Sci. **50**: 348, 2003
32) Yamamoto S, et al.: Phys. Med. Biol. **56**: 2873, 2011
33) Shiga T, et al.: J. Nucl. Med. **50**: 148, 2009
34) Levin CS, et al.: Phys. Med. **21** Suppl **1**: 28, 2006
35) Watanabe M, et al.: IEEE Trans. Nucl. Sci. **44**: 1277, 1997
36) Murayama H, et al.: IEEE Trans. Nucl. Sci. **45**: 1152, 1998
37) Yamaya T, et al.: Ann. Nucl. Med. **23**: 183, 2009
38) Yamaya T, et al.: IEEE Trans. Nucl. Sci. **53**: 1123, 2006
39) Yang Y, et al.: J. Nucl. Med. **49**: 1132, 2008
40) Schaart DR, et al.: Phys. Med. Biol. **54**: 3501, 2009
41) Yamaya T, et al.: Phys. Med. Biol. **56**: 6793, 2011
42) Allemand R, et al.: J. Nucl. Med. **21**: 153, 1980
43) Lewellen TK, et al.: IEEE Trans. Nucl. Sci. **35**: 665, 1988
44) Shibuya K, et al.: Nucl. Instrum. Meth. **A593**: 572, 2008
45) Shao Y, et al.: IEEE Trans. Nucl. Sci. **44**: 1167, 1997
46) Yamamoto S, et al.: IEEE Trans. Nucl. Sci. **52**: 33, 2005
47) Pichler BJ, et al.: J. Nucl. Med. **47**: 639, 2006
48) Catana C, et al.: J. Nucl. Med. **47**: 1968, 2006
49) Yamamoto S, et al.: IEEE Trans. Nucl. Sci. **50**: 1683, 2003
50) Yamamoto S, et al.: Ann. Nucl. Med. **24**: 89, 2010
51) Yamamoto S, et al.: Phys. Med. Biol. **55**: 5817, 2010
52) Yamamoto S, et al.: Phys. Med. Biol. **57**: N1, 2012

第3節〜第6節
引用文献

1) Morimoto Y, et al.: IEEE Trans. Nucl. Sci. **58**: 2181, 2011
2) Daube-Witherspoon ME, et al.: Phys. Med. Biol. **55**: 45, 2010
3) Strother SC, et al.: IEEE Trans. Nucl. Sci. **37**: 783, 1990
4) National Electrical Manufacturers Association, NEMA Standards Publication NU 2-2001: Performance Measurements of Positron Emission Tomographs. Rosslyn, VA, National Electrical Manufacturers Association, 2001

5) Bendriem B, et al. (eds.): The theory and practice of 3D PET. Kluwer Academic Publishers: 21, 1998
6) Dent HM, et al.: IEEE Trans. Nucl. Sci. **33**: 556, 1986
7) Jones WF, et al.: IEEE Trans. Nucl. Sci. **44**: 1202, 1997
8) Dahlbom M, et al.: J. Nucl. Med. **33**: 1191, 1992
9) Badawi RD, et al.: Phys. Med. Biol. **44**: 571, 1999
10) Hooper PK, et al.: J. Nucl. Med. **37**: 128, 1996
11) Townsend DW, et al.: Br. J. Radiol. **75**: S24, 2002
12) Kinahan PE, et al.: Med. Phys. **25**: 2046, 1998
13) Hoffman EJ, et al.: J. Comput. Assist. Tomogr. **5**: 391, 1981
14) Bergstrom M, et al.: J. Comput. Assist. Tomogr. **7**: 42, 1983
15) Shao L, et al.: IEEE Trans. Med. Imag. **10**: 234, 1991
16) Grootoonk S, et al.: Phys. Med. Biol. **41**: 2757, 1996
17) Ollinger JM: Phys. Med. Biol. **41**: 153, 1996
18) Watson CC: IEEE Trans. Nucl. Sci. **47**: 1587, 2000

第7節
引用文献

1) Bendriem B, Townsend DW (eds.): The theory and practice of 3D PET. Kluwer Academic Publishers, 1998
2) Stearns CW, et al.: IEEE Trans. Nucl. Sci. **NS-34**: 374, 1987
3) Edholm PR, et al.: IEEE Trans. Med. Imag. **MI-6**: 301, 1987
4) Orlov SS: Sov. Phys. Crystallogr. **20**: 312, 1976
5) Orlov SS: Sov. Phys. Crystallogr. **20**: 429, 1976
6) Defrise M, et al.: Phys. Med. Biol. **34**: 573, 1989
7) Colsher JG: Phys. Med. Biol. **25**: 103, 1980
8) Ra JB, et al.: Phys. Med. Biol. **27**: 37, 1982
9) Kinahan PE, et al.: IEEE Trans. Nucl. Sci. **NS-36**: 964, 1989
10) Defrise M, et al.: 1991 IEEE Med. Imag. Conf. Record: 1919, 1992
11) Daube-Witherspoon ME, et al.: J. Nucl. Med. **28**: 1717, 1987
12) Lewitt RM, et al.: Phys. Med. Biol. **39**: 321, 1994

第8節
引用文献

1) Tanaka E, et al.: IEEE Comput. Soc. **82**CH1751-7: 158, 1982
2) Defrise M, et al.: Phys. Med. Biol. **35**: 131, 1989
3) Murayama H, et al.: Phys. Med. Biol. **42**: 231, 1997
4) 村山秀雄, 他：Med. Imag. Tech. **13**: 74, 1995
5) Barrett HH, et al.: Phys. Med. Biol. **39**: 833, 1994

第9節
参考文献

- Shepp LA, et al.: IEEE Trans. Med. Imag. **1**: 113, 1982
- Rahmin A, et al.: Phys. Med. Biol. **49**: 4239, 2004
- Hudson HM, et al.: IEEE Trans. Med. Imag. **13**: 601, 1994
- Browne J, et al.: IEEE Trans. Med. Imag. **15**: 687, 1996
- Tanaka E, et al.: Phys. Med. Biol. **48**: 1405, 2003
- 田中栄一：日本放射線技術学会雑誌 **62**: 771, 2006
- Tanaka E, et al.: Phys. Med. Biol. **55**: 2917, 2010
- 田島英朗他：Med. Imag. Technol. **31**: 15, 2013
- 小林哲哉：Med. Imag. Technol. **31**: 21, 2013
- 日本医用画像工学会編：医用画像工学ハンドブック，2012，日本医用画像工学会，東京

第10節
引用文献

1) Yamaya T, et al.: IEEE Trans. Nucl. Sci. **55**: 2482, 2008

2) Edholm PR, et al.: Proc. SPIE, **671**: 8, 1986
3) Defrise M, et al.: IEEE Trans. Med. Imag. **16**: 145, 1997
4) Tanaka E, et al.: Phys. Med. Biol. **43**: 739, 1998
5) Defrise M, et al.: Inverse Probl. **15**: 1047, 1999

第11節
引用文献
1) 医用画像工学仮想博物館　日本におけるポジトロン断層（PET）装置の研究開発のあゆみ, http://messena.la.coocan.jp/VM/MITVM/PET/TANAKA04/index.html
2) Goorden MC, et al.: Phys. Med. Biol. **55**: 1265, 2010
3) Kinahan PE, et al.: Med. Phys. **25**: 2046, 1998
4) Beyer T, et al.: J. Nucl. Med. **41**: 1369, 2000
5) Kinahan PE, et al.: Semin. Nucl. Med. **33**: 166, 2003
6) 四月朔日聖一：日本放射線技術学会雑誌　**62**: 797, 2006
7) 関口康晴：日本放射線技術学会雑誌　**61**: 772, 2005
8) Kops ER, Herzog H: 2007 Conf. Rec. IEEE Nuclear Science Symposium and Medical Imaging Conference, 4327-4330, 2007
9) Tanigawa A, et al.: 2012 Conf. Rec. IEEE Nuclear Science Symposium and Medical Imaging Conference, M10-54, 2012
10) Pawelke J, et al.: IEEE Trans. Nucl. Sci. **44**: 1492, 1997
11) Iseki Y, et al.: Nucl. Instrum. Meth. Phys. Res. **A515**: 840, 2003
12) Nishio T, et al.: Med. Phys. **33**: 4190, 2006
13) Surti S, et al.: Phys. Med. Biol. **53**: 2911, 2008
14) Yamaya T, et al.: Phys. Med. Biol. **53**: 757, 2008
15) Nakajima Y, et al.: Nucl. Instrum. Meth. Phys. Res. **A648**: S119, 2011
16) Tashima H, et al.: Phys. Med. Biol. **57**: 4705, 2012

第12節
参考文献
- Phelps ME, ed. Cherry SR, and Dahlbom M. PET physics, instrumentation, and scanners. 2010, Springer, New York
- Bendriem B, and Townsend DW (ed). The theory and practice of 3D PET. Bailey DL. Quantitative procedures in 3D PET. Kluwer Academic Publishers (Dordrecht, Netherlands) 1998
- Cherry SR, Sorenson JA, and Phelps ME. Physics in nuclear medicine (3rd ed). Saunders (PA, USA) 2003

引用文献
1) National Electrical Manufacturers Association (NEMA): Performance measurements of positron emission tomographs. NEMA NU 2-1994
2) 日本画像医療システム工業会規格 Industries Association of Radiation Apparatus (JESRA). PET装置の性能評価法. JESRA X-73, 1993
3) 日本アイソトープ協会 Japan Radioisotope Association (JRIA). PET装置の性能評価のための測定指針. RADIOISOTOPES. **43**: 115-135, 1994
4) National Electrical Manufacturers Association (NEMA): Performance measurements of positron emission tomographs. NEMA NU 2-2001
5) National Electrical Manufacturers Association (NEMA): Performance measurements of positron emission tomographs. NEMA NU 2-2007
6) National Electrical Manufacturers Association (NEMA): Performance measurements of positron emission tomographs. NEMA NU 2-2012
7) National Electrical Manufacturers Association (NEMA): Performance measurements of small animal positron emission tomographs. NEMA NU 4-2008
8) 日本画像医療システム工業会規格 Industries Association of Radiation Apparatus (JESRA). PET装置の性能評価法. JESRA X-0073*C-2013, 2013

9) International Electrotechnical Commission (IEC): Radionuclide imaging devices—Characteristics and test conditions—Part1: Positron emission tomographs. IEC 61675-1 Edition 1.1 2008-06, 2008, IEC, Geneva
10) Internal Atomic Energy Agency (IAEA): Quality assurance for PET and PET/CT systems. 2009, IAEA, Vienna
11) 日本画像医療システム工業会規格 Industries Association of Radiation Apparatus (JESRA). PET装置の保守点検基準. JESRA TI-0001*A-2009, 2009
12) 庄司安明他:核医学技術 **27**: 425, 2007
13) Hasegawa T, et al.: IEEE Trans. Nucl. Sci. **58**: 43, 2011
14) Hasegawa T, et al.: Amm. Nucl. Med. **27**: 346, 2013
15) Badawi RD, et al: Phys. Med. Biol. **43**: 189, 1998

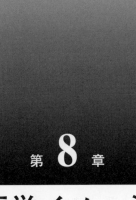

第8章

その他の核医学イメージング装置と融合画像処理

第 1 節　コーディットアパチャイメージング

　特殊なパターンの穴（アパチャ）を備えた鉛板を被写体と検出器の間に置いて測定した符号化画像をデコーディングすることで，原画像を復元する方法である．アパチャとしては，フレネルゾーンプレート[1]やランダムマルチピンホール，疑似ランダムマルチピンホール，円形スリットなどがある．さらに，アパチャを移動しながら測定する時間変調型もある．測定した画像のままでは判別できないので，コーディング法に適合するデコーディングをして真のRI分布に近い像に復元する．

　ピンホールに比べると，コーディットアパチャ（coded aperture）はγ線を多く検出できる．このため，計数の統計的変動に伴う画像ノイズを軽減できる可能性がある．小さな臓器が対象で，その濃度が全視野の平均濃度より十分高い場合は，信号対ノイズ比の向上が期待される．また，散乱線やアパチャ物質を透過するγ線の影響を軽減できるため，高エネルギーγ放出線源のイメージングに適する．断層効果があり，検出器を静止させたままの測定で簡便な縦断層イメージングが得られることも利点である．

1.1　シャドウイメージとデコーディング

　被写体を2次元と仮定し，2次元検出器が被写体面と平行に設置され，被写体と検出器の間にアパチャ板が置かれた系を想定する（図8.1）．被写体面上の点Pから放出されたγ線はアパチャを通って検出器上の点Qで検出される．この検出結果からP点の位置を正確に推定することはできないが，少なくとも検出器上の点Qから被写体面上にアパチャパターンを投影した投影像の中に点Pがあることだけは確かである．カウントごとにこのようなアパチャパターンの投影像を蓄積して得られるイメージは線源の存在確率を示すものであり，ここで

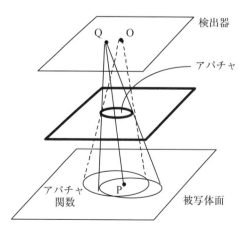

図8.1　コーデッドアパチャの原理
シャドウイメージが検出器側からの投影で形成される．

はこれをシャドウイメージと呼ぶことにする[2]．

　被写体面上の2次元座標 (x, y) に対して，アパチャの形状を表すアパチャ関数 $j(x, y)$ を定義する．すなわち，アパチャパターンの投影像の全面積を A とすると，点 (x, y) が検出器の中心からみたアパチャ・パターンの投影像内にあるときは $j(x, y) = 1/A$ であり，それ以外では $j(x, y) = 0$ であるとする．このとき，(x, y) の全領域の積分に対し以下の式が成り立つ．

$$\iint j(x, y) dxdy = 1 \tag{8.1}$$

$$\iint j^2(x, y) dxdy = 1/A \tag{8.2}$$

上記のアパチャ関数を用いると，シャドウイメージの点広がり関数 $p_s(x, y)$ は次式のように $j(x, y)$ の自己相関関数で表される．

$$p_s(x, y) = j(x, y) * j(-x, -y) \tag{8.3}$$

ここに，$*$ は x, y に関する2次元重畳積分である．一般に，この $p_s(x, y)$ をデコーディングする2次元フィルタ関数を $h(x, y)$ とする．これをシャドウイメージ $\hat{f}(x, y)$ に重畳積分することにより，元の画像 $f(x, y)$ が復元される．すなわち，

$$f(x, y) = \hat{f}(x, y) * h(x, y) \tag{8.4}$$

フレネルゾーンプレート[3]やランダムマルチピンホール[4]では，$p_s(x, y)$ が1つの鋭いピークとゆるやかな台形分布からなるため，単に直流成分もしくは超低周波成分の除去フィルタが適合する．

　逐次近似法により画像復元する手法も有効であり，計側データがポアソン分布に従うのでML-EM法を用いた手法が実用化されている[5]．

1.2　復元画像の画質と応用

　コーディットアパチャイメージングは，γ線の検出効率がピンホールコリメータのイメージングより高いので，計数の統計的ノイズの影響が大きい核医学の画像を大幅に改善すると誇張されたこともあった．しかし，フレネルゾーンプレートやランダムマルチピンホールについて詳細な理論的検討によると，十分大きい線源分布に対する画像の信号対ノイズ比は，同等の解像度を有するピンホールに比べて多少劣化することが判明した[6]．

　十分大きい線源分布については，いかなるアパチャパターンを用いても，与えられた解像度に対して最適に設計されたピンホールよりは画像の信号対ノイズ比が良好にできないことが理論的に証明されている[2]．

　コーディットアパチャイメージングの応用例の1つは，静止したままで縦断層イメージを得られる簡便なガンマカメラである．この特長を生かして半導体γ線検出器と組み合わせることにより，ハンディな核医学診断装置が開発されている[5]．カメラを回転させることなく3次元線源分布が得られるので，手術中の診断などに便利である．

（村山秀雄）

第 2 節　コンプトンイメージング

2.1　概要

　撮像対象となる放射性同位元素に対して，計測可能な幅広いエネルギー領域と放射線源の空間分解能に加えて，高いエネルギー分解能の獲得が期待できるコンプトンイメージングは，まさに次世代の核医学イメージング技術だといえる．ただし，コンプトンイメージングを実現するためには，カメラに入射する放射線のコンプトン散乱事象の精確な計測が必要であるため技術的な課題も多く，その原理はPETとほぼ同時期に提唱されていたにもかかわらず，いまだ医学分野での具体的な成果は数少ない．しかしながら，計測可能なエネルギー領域が拡大することや，複数の元素・分子の動態を同時に撮像できることによる利用効果はきわめて大きいと考えられる．たとえば，1) 可視化できる放射性同位元素の種類が格段に増加し，標識化合物の合成においてさらなる革新が期待できる，2) 複数の元素・分子の生体内における移動や代謝といった相互作用や反応過程が可視化できる，3) 生理活性のある複数の分子を異なる放射性同位元素を用いて標識し，両者を同時に可視化できる，などが挙げられる．また，SPECTにあるような物理的コリメータを必要としないため，軽量化や感度を向上させることが期待できるという特徴を持っている．

　コンプトンイメージングのコンセプトはV. Schonfelderらによって1970年代に宇宙観測技術として発表され[1]，直後にR. W. Toddらによって核医学イメージング技術としてのコンプトンカメラとして提唱された[2]．エネルギー分解能が優れた半導体検出器（Ge, CZT, CdTe）や，そこから書き出される膨大な多チャンネル信号を同時処理できる集積回路（PLD, ASIC）の技術的発展を経て，今世紀に入り数種類のコンプトンカメラが開発されてきた．特に，日本の研究機関では早くからこの開発に着手し，世界に先駆けて生体内放射性同位元素のイメージングを実現している[3)-7)]．宇宙観測技術[8]と核医学イメージング技術[9]という，一見関連が少ないようにみえる2つの学術体系の連携が，この分野を切り開いてきたというユニークな面も見逃せない．コンプトンイメージングが持つ特徴を生かした新たな医療応用への展開も想定されており[10]，今後のさらなる発展が期待できる．

2.2　コンプトンイメージングの原理

　コンプトン散乱とは図8.2に図示したような，放射線と物質との相互作用の1つであり（第2章第2節を参照），入射光子と電子との間で起こる非弾性散乱を示す[11]．E_γのエネルギーを持つ入射光子はコンプトン散乱によって，最初の方向から角度θの方向へ曲げられE'_γのエネルギーを持つ散乱光子となる．このとき，散乱に寄与した電子は$E_\gamma - E'_\gamma$分のエネルギーを付与されϕ方向への反跳電子となる．散乱後の光子および電子のエネルギーは，エネルギー運動量保存則から求まり，

$$E'_\gamma = \frac{1}{1+\dfrac{E_\gamma}{m_e c^2}(1-\cos\theta)} E_\gamma \tag{8.5}$$

となる．m_e は電子の静止質量，c は真空中の光速である．クライン・仁科の式によって与えられる，電子1個当たりのコンプトン散乱全断面積は低エネルギー極限において古典的なトムソン散乱断面積で表され，古典電子半径に相当することが知られている[12]．原子は Z 個の自由電子の集合とみえるわけであるから，コンプトン散乱の断面積は原子番号 Z に比例することになる．また，微分散乱断面積は低エネルギー極限では前後で対称だが，入射エネルギーが高くなるにつれて前方散乱が支配的になる．核医学分野での利用が想定される放射性同位元素からの Sub-MeV 領域の放出光子でも前方散乱の割合が大きいが，大角度散乱の割合も残るため，コンプトン散乱を測定するための検出器配置にはこのような散乱角度を考慮した配置が必要だといえる．

　コンプトンカメラとは，検出器に入射した γ 線光子のエネルギー計測と入射方向とを求めるイメージング装置であり，放射性同位元素の強度分布の可視化と同時に γ 線スペクトロスコピーを行う．基本的な構成要素は図 8.3 に示すような，散乱体と吸収体からなる一対の位置弁別型検出器である．入射光子が散乱体検出器内でコンプトン散乱し，吸収体検出器内で光電吸収される，という一連のコンプトン散乱事象が測定対象となる．散乱体での検出位置を x_1，検出エネルギーを E_1，吸収体での検出位置を x_2，検出エネルギーを E_2 とすると，エネルギー保存則より入射エネルギー E_γ は

$$E_\gamma = E_1 + E_2 \tag{8.6}$$

と表される．また，コンプトン散乱の散乱角 θ は式(8.5) より

$$\cos\theta = 1 - m_e c^2 \left(\frac{1}{E_2} - \frac{1}{E_1+E_2} \right) \tag{8.7}$$

と求まる．よって光子の飛来方向が決まり，撮像対象である放射性同位元素の位置は図 8.3 にあるような円錐（頂点 x_1，回転対称軸 x_2-x_1，頂点角 θ）状の確率分布で表現され，この領域をコンプトンコーンと呼んでいる．同一の γ 線源からの複数の光子によるコンプトン散

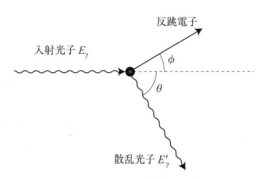

図 8.2 コンプトン散乱の模式図

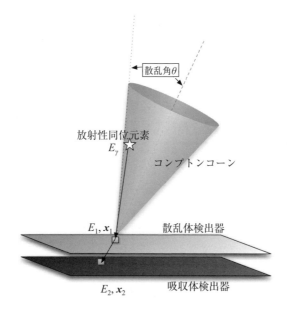

図 8.3 コンプトンカメラの基本的な構成図
散乱体検出器と吸収体検出器で同時計数した反応位置と検出エネルギーを測定する．得られたエネルギー値 E_1, E_2 から散乱角 θ が算出でき，反応位置の情報とともに線源となる放射性同位元素の存在確率分布（円錐：頂点 x_1, 回転対称軸 $x_2 - x_1$, 頂点角 θ），いわゆるコンプトンコーンを表現する．

乱事象から算出したコンプトンコーンを実空間に逆投影していき，その交点からγ線源となっている放射性同位元素の位置を推定することが可能となる[13]．さらに，検出器上の，異なる位置を起点とするコンプトンコーンは奥行き方向の線源位置も推定できるため，原理的には一方向からの撮像のみで奥行き方向の位置分解能を獲得できる特徴を持つ[14]．

コンプトンコーンを逆投影していく画像再構成では，線源を通らない大部分がバックグランドとなってしまい，イメージング結果を劣化させる要因となる．そこで実際の放射性同位元素の空間分布とその強度を画像として表現するには，PET, SPECT と同様に，コンプトンカメラにおいても統計的画像再構成法，いわゆる最尤推定期待値最大化再構成法（ML-EM）[15]の導入が効果的である．さらに，データ空間での要素数は，散乱体検出器および吸収体検出器の総ピクセル数に，再構成画像空間へ投影するコンプトンコーンによる散乱角度の総ビン数を乗じた膨大な数になり，計算コストの面で現実的ではない．そこで，1つのイベントをデータ空間の1要素と対応させるリストモードでの画像再構成が提案されている[16]-[20]．

ここまでは電子の反跳方向 ϕ について言及していなかったが，コンプトン散乱時のγ線の計測のみならず，反跳電子も追跡するタイプのコンプトンカメラが提唱されている[21],[22]．反跳電子の運動学的パラメータを放射線源の解析項目に加えることで，入射したガンマ線光子の運動量を厳密に決定できる．つまり，光子の到来方向はコンプトンコーンという放射線源の確率分布ではなく，特定の一方向に定まる．ただし，現実には検出器内電子は多重散乱による反跳方向の不確定性が大きく，これが到来方向の算出にも誤差として伝播し，一方向ではなく円弧の形で表現される確率分布で記述できる．しかしながら1つのコンプトン散乱

第8章 その他の核医学イメージング装置と融合画像処理

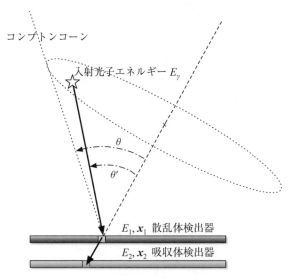

図8.4 ARM (angular resolution measure) の概念図
線源への方向とコンプトンコーンの間の最小離角に等しい.

事象から得られる確率分布を大きく制限できるため，迅速な画像再構成やノイズの低減が期待でき，今後のコンプトンカメラ開発における1つのキーテクノロジーになると考えられている．

2.3 コンプトンカメラの空間分解能

コンプトンカメラの空間分解能の一般的な指標として，ARM (angular resolution measure) がある．これはカメラの角度分解能を示し，放射性同位元素までの距離を参照することで線源位置での空間分解能がわかる．ARMは図8.4にあるように，実際のガンマ線源の方向θ'と，測定値$\{x_1, x_2, E_1, E_2\}$と式(8.7)から得られたコンプトンコーンの頂点角θとの最小離角として

$$ARM = \theta - \theta' \tag{8.8}$$

と定義できる．多数のコンプトンイベントを計測したとき，ARMは広がりのある分布を持ち，分解能評価においてはARM分布の半値全幅 (full width at half maximum: FWHM) を用いる．

理想的には$ARM=0$となる検出器を採用すべきだが，実際の位置弁別型放射線検出器には有限な位置分解能があるため，計測される実際の線源方向θ'には測定誤差が生じる．さらに，検出器のエネルギー分解能も有限であり，計測エネルギーの誤差が式(8.7)を通じて算出されるコンプトンコーンの頂点角θに伝播する．結果としてARMは有限な幅を持ち，コンプトンカメラの空間分解能を制限することになるが，これは位置分解能とエネルギー分解能の両方に優れたバランスのよい検出器開発の重要性を示している．

たとえ理想的な位置分解能とエネルギー分解能を持つ検出器であっても，SPECTにおけ

る物理的コリメータの形状の影響や，PETにおける陽電子の飛程と角度揺動の影響と同様に，空間分解能を制限する理論的限界点がコンプトンカメラにも存在する．式(8.5)を導出する際，電子は静止していると仮定したが，実際には原子核に束縛されている電子は運動量を持っている．この束縛状態の電子の運動量を$\boldsymbol{p}_e$とすると，$|\boldsymbol{p}_e| \ll m_e c$のとき，非相対論的近似が成り立ち，コンプトン散乱前の電子のエネルギーE_eは，電子の静止エネルギーに運動量分を加えた

$$E_e = m_e c^2 + \frac{|\boldsymbol{p}_e^2|}{2m_e} \tag{8.9}$$

と表すことができる．式(8.5)で表した散乱後の光子のエネルギーE'_γは，電子が運動量を持つことを考慮して

$$E'_\gamma = \frac{E_\gamma}{1 + \frac{E_\gamma}{m_e c^2}(1-\cos\theta)} \left\{ 1 + \frac{(\boldsymbol{p}'_\gamma - \boldsymbol{p}_\gamma) \cdot \boldsymbol{p}_e}{m_e E_\gamma} \right\} \tag{8.10}$$

$$\text{ただし，} \begin{cases} \boldsymbol{p}_\gamma = \dfrac{E_\gamma}{c} \boldsymbol{n}_\gamma \\ \boldsymbol{p}'_\gamma = \dfrac{E'_\gamma}{c} \boldsymbol{n}'_\gamma \end{cases} \tag{8.11}$$

となる．ここで$\boldsymbol{p}_\gamma$は散乱前の光子の運動量，$\boldsymbol{p}'_\gamma$は散乱後の光子の運動量，$\boldsymbol{n}_\gamma$および$\boldsymbol{n}'_\gamma$はそれぞれ散乱前および散乱後の光子の単位方向ベクトルを表す．このようにコンプトン散乱時には，標的となる電子が必ず不確定な有限の運動量を持つため，角度θに散乱した光子のエネルギーにゆらぎとして伝播される．この現象をドップラーブロードニング効果と呼ぶ．

式(8.10)の括弧内の項目が，電子が静止している状態からのずれを表しており，電子の運動量が増大するに従ってそのずれは大きくなる．一般に内殻電子ほど大きな運動量を持つため，内側の軌道にある電子とのコンプトン散乱はドップラーブロードニング効果の大きな影響を受ける．ドップラーブロードニング効果の影響は，原子の種類においては原子番号Zとともに増加する傾向があり，元素の周期性においてはアルカリ土類金属で最も小さく希ガスで最大となる傾向がある[23]．したがって，散乱体検出器の選択においてはSi（$Z=14$，第14族元素）といったドップラーブロードニング効果が小さな元素によるものが好ましいといえる[24]．また，式(8.10)が示すようにドップラーブロードニング効果は散乱後の光子エネルギーE'_γに不確定性を与え，角度分解能に影響を及ぼす．この影響は入射エネルギーが小さくなるほど増大し，100 keV程度の低エネルギー領域においてその影響が顕著に現れ，空間分解能劣化の主要因となる．コンプトンイメージングが可能なエネルギー領域の下限はこのドップラーブロードニング効果が主要因となり，上限は高エネルギー入射光子を十分に検出できる感度が検出器にあるかどうかが主要因になるといえる．

（河地有木）

第 3 節　融合画像処理

　核医学画像が放射性薬剤の集積を機能画像として可視化できる一方で，形態的情報がないことで，部位の特定が困難なことがある．そのために形態画像と機能画像との融合が必要となる[1],[2]．また，PETやSPECTの場合には，吸収補正を行うためにCTデータを用いる場合もあり，これらに画像データの位置合わせは必要となる．

　形態的画像と核医学機能画像の融合として考えられるものとして，以下のモダリティ間の組合せが考えられる．

　核医学画像：PET，SPECT，ガンマカメラ画像（プラナー像）

　形態画像：CT，MRI，可視光，US

　このうち，PET-CTおよびSPECT-CTはすでに商用機が存在している．これら装置では，2種類のモダリティの撮影ユニットが連結しており，被験者を載せたベッドを移動して撮影することで2種類の医用画像が取得できる．この際，被験者の体動を無視でき，ベッド位置の平行移動量がわかっていれば，その移動量を用いて2種類のボリューム画像を合わせることができる．

　しかし，異なるモダリティ間で，上記のような位置合わせための幾何学的な情報がない場合も多い．また，被験者の体動のために，単に平行移動で合わせられない場合もある．この場合は，特徴点を用いた方法，もしくは，画像ベースの方法によって，位置合わせを実現しなければならない．ここでは，画像自体を用いて位置合せを行う方法を中心に説明する．

　画像ベースに位置合わせ法では，はじめに以下の項目を定める必要がある．

①画像の変形のモデル
②画像の類似性の評価尺度
③評価尺度を最適化するアルゴリズム

　解決したい課題に対して，これらの各項目について，適当なものを選び利用していくことが重要となる．以下では，①と②について，代表的なものを紹介する．最適化のアルゴリズムとしてはPowell法，ニュートン法などが用いられるが，これらについては数値計算の成書を参照されたい[3]-[5]．

3.1　画像の変形モデル

　本節で扱う画像はすべてディジタル画像とし，オリジナル画像の画素値は整数値とする．準備として，本節で必要な数学的な表現を定義しておく．まず位置合せを行う2つの画像を$f(r), g(r)$とする．ここで$r=[x\,y\,z]^T$は位置座標を表すベクトルとする．$[\quad]^T$は行列やベクトルの転置を表すものとする．また，ここでは画像$f(r)$を変形して$g(r)$に位置合せする場合を考える．このとき，$f(r)$をフローティング（floating）画像と呼び，$g(r)$を参照（reference）画像と呼ぶことにする．また，変換後の位置座標を$r_1=[x_1\,y_1\,z_1]^T$と書くことに

し，位置座標の変換の一般形を

$$r_1 = T(r) \tag{8.12}$$

と表すこととする．T は位置座標の変換を表わす関数である．

本書では，変形のモデルを以下のように分類する．

- ■大域的変形（global transformation）
    - 剛体変換（rigid body transformation）
    - アフィン変換（affine transformation）
    - 高次多項式を用いた変換（higher order polynomial transformation）
- ■局所的変形（local transformation）

3.1.1 大域的変形

大域的変形とは，対象のすべての座標 r に対して，同一の変形モデルを適用するものである．すなわち，変換に用いるひとつのパラメータセットをどの位置にも適用する．このうち，剛体変換とは，被写体を剛体とみなし，平行移動と回転のみを与えるものである．この変換では，平行移動の表現に必要な，x, y, z 各方向の移動量3パラメータと，回転の表現に必要な，x, y, z 各軸周りの回転角3パラメータ，計6パラメータで位置合せを行う．

剛体変換は以下のように書ける．

$$r_1 = T(r) = \mathbf{R}r + d \tag{8.13}$$

ここで $\mathbf{R}$ は回転を表す 3×3 の行列であり，以下のように，Z, Y, X 各軸周りの回転 α, β, γ として，3段階の回転によって実現できる．

$$\begin{aligned}\mathbf{R} &= \mathbf{R}(Z,\alpha)\mathbf{R}(Y,\beta)\mathbf{R}(X,\gamma) \\ &= \begin{bmatrix} \cos\alpha & -\sin\alpha & A0 \\ \sin\alpha & \cos\alpha & A0 \\ 0 & 0 & 1 \end{bmatrix} \begin{bmatrix} \cos\beta & 0 & \sin\beta \\ 0 & 1 & 0 \\ -\sin\beta & 0 & \cos\beta \end{bmatrix} \begin{bmatrix} 1 & 0 & 0 \\ 0 & \cos\gamma & -\sin\gamma \\ 0 & \sin\gamma & \cos\gamma \end{bmatrix}\end{aligned} \tag{8.14}$$

また，$d = [d_x\ d_y\ d_z]^T$ は平行移動を表すベクトルである．

アフィン変換は線形変換一般のことであり，任意の座標に，同一の線形変換を施すことに対応する．式では以下のように表される．

$$r_1 = \mathbf{A}r + a_4 = \begin{bmatrix} a_{11} & a_{12} & a_{13} \\ a_{21} & a_{22} & a_{23} \\ a_{31} & a_{32} & a_{33} \end{bmatrix} \begin{bmatrix} x \\ y \\ z \end{bmatrix} + \begin{bmatrix} a_{14} \\ a_{24} \\ a_{34} \end{bmatrix} \tag{8.15}$$

ここで，a_{ij} は定数である．パラメータは12個あり，剛体変換より変形の自由度が高い．アフィン変換では直線は直線にマッピングされるが，各軸に対して軸方向のスケーリングが許容されるため，等間隔であった直線群に粗密が生じることがある．図8.5は剛体変換とアフィン変換の違いを，2次元の場合について模式的に示している．アフィン変換の式に高次項を導入することにより，大域的に非線形な変換を与えることもできる．

第8章　その他の核医学イメージング装置と融合画像処理

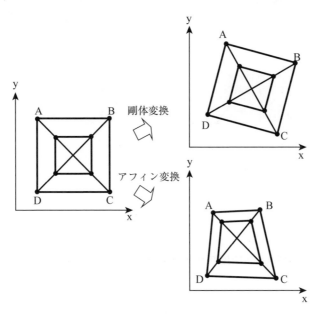

図8.5　剛体変換とアフィン変換の違い

3.1.2　局所的変形

軟らかい臓器の変形などは，大局的変形でモデル化できない場合が多い．その場合には，局所的変形が適用される．多く用いられる手法は，3次元画素配列中に適当な数の制御点を設定し，その点を自由に移動させ，近傍の点がそれに連動して変形するというものである．通常，ボリュームデータに対して制御点は，x, y, z 各方向に等間隔に配置される．

制御点を用いる方法の例として，B-spline を用いた free-form deformation（FFD）について説明する[6]．この方法では，任意の点の変位量は，制御点での変位量の単なる補間ではなく，それらの点群を近似する滑らかな曲線あるいは曲面を与えるものとなる．この方法を説明するために，まず1次元の場合について，制御点での変位量と任意の点での変位量の関係を式および計算例で示す．

いま，制御点を間隔 δ で等間隔に配置するものとする．このとき，任意の点 x に関し，その左側近傍の制御点の番号を $l = \lfloor \frac{x}{\delta} \rfloor - 1$ で与えることとする．ここで記号 $\lfloor x \rfloor$ は実数 x を超えない最大の整数にする操作を意味する．たとえば $0 \leq x < \delta$ に対しては $l = -1$ となる．制御点 l における変位量を ϕ_l，任意の点 x における変位量を $\phi(x)$ とする．このとき，4つの基底関数 $B_i(u), i = 1, \cdots, 4$ を用い，変位量 $\phi(x)$ を以下で与える．

$$\phi(x) = \sum_{i=0}^{3} \phi_{i+l} B_i(u) \tag{8.16}$$

ここで $u = \frac{x}{\delta} - \lfloor \frac{x}{\delta} \rfloor$ であり，また基底関数は以下の式で定義される．

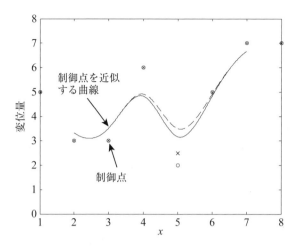

図8.6 Free-form deformation (FFD) の例 (1次元)

$$B_0(u)=(1-u)^3/6$$
$$B_1(u)=(3u^3-6u^2+4)/6$$
$$B_2(u)=(-3u^3+3u^2+3u+1)/6 \quad (8.17)$$
$$B_3(u)=u^3/6$$

たとえば，$0 \leq x < \delta$ に対して，

$$\phi(x)=\phi_{-1}B_0(u)+\phi_0B_1(u)+\phi_1B_2(u)+\phi_2B_3(u) \quad (8.18)$$

と計算される．

図8.6は，8個の制御点およびその点における変位量が与えられたときに，FFDによって与えられる任意の点における変位量を表したものである．ただし$\delta=1$とした．具体的に，変位量 $\phi_i(i=1,\ldots,8)$ の値として，図中〇印で与えられる制御点 [5 3 3 6 2 5 7 7] を与えて，式(8.16)により実線で示されるような曲線$\phi(x)$が得られる．たとえば区間$2 \leq x<3$における変位量は，4つの制御点，$l=1, 2, 3, 4$での値$\phi_1, \phi_2, \phi_3, \phi_4$から，上の式によって算出される．近似曲線は必ずしも制御点は通らず，滑らかに与えられることがわかる．また，図中点線は，$\phi_5=2$を$\phi_5=2.5$に変更し，×印で与えられる制御点に対する近似曲線を示している．曲線の変化が$x=3$から$x=7$の範囲に及んでいることがわかる．

3.2 画像の類似性

類似性を評価する尺度として，残差二乗和 (sum of squared difference: SSD)，相互相関 (cross correlation)，相互情報量 (mutual information)[7] などがある．これらについて概説する．

3.2.1 残差二乗和および相互相関

残差二乗和(sum of squared difference)は以下の式で与えられる.

$$SSD = \sum (g(\boldsymbol{r}_1) - f(T(\boldsymbol{r})))^2 = \sum (g(\boldsymbol{r}_1) - f(\boldsymbol{r}_1))^2 \tag{8.19}$$

ここで,先に述べたように,$\boldsymbol{r}_1 = T(\boldsymbol{r})$ は画像の変形を意味しており,総和は値を直接比較する2枚の画像のオーバーラップ部分にわたってなされる.2つの画像が完全に一致すれば0,不一致の程度が強くなるほど大きな値をとる.

相互相関は通常,以下の式で定義される正規化相互相関(normalized cross correlation: NCC)の形でしばしば用いられる.

$$NCC = \sum (f(\boldsymbol{r}_1) - \bar{f})(g(\boldsymbol{r}_1) - \bar{g}) / \sqrt{\sum (f(\boldsymbol{r}_1) - \bar{f})^2 \sum (g(\boldsymbol{r}_1) - \bar{g})^2} \tag{8.20}$$

ここで $\bar{f}$ や $\bar{g}$ は各画像の平均値を意味し,総和は両方の画像のオーバーラップ領域におけるすべてのボクセルに対してなされる.

SSD を展開してみると

$$SSD = \sum (g(\boldsymbol{r}_1) - f(\boldsymbol{r}_1))^2 = \sum (g(\boldsymbol{r}_1))^2 - 2\sum g(\boldsymbol{r}_1) T(\boldsymbol{r}_1) + \sum (T(\boldsymbol{r}_1))^2 \tag{8.21}$$

となり,第2項が2画像間の相関に対応している.このため,正規化の処理の有無があるものの,類似した性質を有していることがわかる.

正規化相互相関は,2枚の画像の画素値が線形な階調変換で関係づけられる場合に,効果を発揮する.すなわち,2枚の画像間で撮影条件の不安定性などから,濃度値にゲインがかかったり,バイアスがかかったりした場合でも,正規化相互相関は類似しているものと判断することを意味する.逆に,濃度値にそのような関連性がない画像同士では,類似度が低いと判断される.このことから,たとえばCT同士の位置合せや,同じパルスシーケンスで撮影されたMRI画像同士の位置合せなどには適しているが,CT-SPECT, CT-MRIなど,異なるモダリティ間の位置合せなどには不向きといえる.

3.2.2 相互情報量

相互情報量は画素値の同時確率密度が局所に集中することを規範として位置合わせに利用される.計算は以下の手順でなされる.相互情報量を計算する2枚の画像を画像A,画像Bとする.図8.7に算出の手順を模式的に示す.

(1) 同時確率密度,周辺確率密度の算出

画像A, Bがオーバーラップしている領域の2次元ヒストグラム $h(a, b)$ を作成する.2次元ヒストグラムとは2変数 (a, b) の組合せの頻度分布のことである.この例で $h(a, b)$ は,オーバーラップ領域内において,同じ位置にある画像Aの画素値が a であり,かつ,画像Bの画素値が b であるような画素の個数を表している.$h(a, b)$ を作成するためには,はじめにすべてのビン(頻度をカウントする領域の単位)を0で初期化した2次元ヒストグラムを

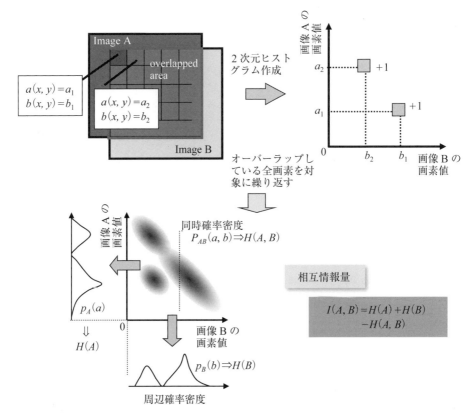

図8.7 相互情報量の算出手順

用意する．次に，図に示すように，オーバーラップ領域内の1画素1画素について，aとbの値を調べ，対応するビンにおける頻度を1だけ増分していく作業を繰り返せばよい．なお，図では，1つのディジタル画像の整数値ごとに1つのビンを設定しているが，実際には，適当な画素値範囲に対して1つのビンを設定することもある．

2次元ヒストグラム$h(a,b)$から，同時確率密度$p_{AB}(a,b)$の分布を次式より得る．

$$p_{AB}(a,b) = h(a,b) / \left(\sum_{a,b} h(a,b) \right) \tag{8.22}$$

ここで$\Sigma_{a,b} h(a,b)$は全画素数を表す．

次に，同時確率密度$p_{AB}(a,b)$から，画像Aの周辺確率密度$p_A(a)$，画像Bの周辺確率密度$p_B(b)$をそれぞれ以下のように計算する．

$$\begin{aligned} p_B(b) &= \sum_a p_{AB}(a,b) \\ p_A(a) &= \sum_b p_{AB}(a,b) \end{aligned} \tag{8.23}$$

(2) エントロピーおよび相互情報量の算出

確率密度$p_{A,B}(a,b)$，$p_A(a)$，$p_B(b)$から画像A, Bそれぞれのエントロピー$H(A)$, $H(B)$

および結合エントロピー$H(A,B)$が次式により計算される．

$$H(A)=-\sum_a p_A(a)\log p_A(a)$$
$$H(B)=-\sum_b p_B(b)\log p_B(b) \qquad (8.24)$$
$$H(A,B)=-\sum_{a,b} p_{AB}(a,b)\log p_{AB}(a,b)$$

これらを用いて相互情報量$I(A,B)$は以下の式により与えられる．

$$I(A,B)=H(A)+H(B)-H(A,B) \qquad (8.25)$$

ところで，相互情報量は，2枚の画像のオーバーラップ量に依存することが指摘されている．これを解決するものとして，以下の式で表される正規化相互情報量が用いられる場合もある[8]．

$$C_{\text{similarity}}(A,B)=[H(A)+H(B)]/H(A,B) \qquad (8.26)$$

3.2.3 相互情報量を用いた画像融合の具体例

相互情報量は，異なるモダリティ間の画像位置合せに有効である．ここでは胸部を対象とした胸部CTと肺灌流SPECTの位置合わせの例を示す．CTとSPECTは剛体変換によって対応づけることとする．結果を図8.8に示す．この図で，上段は位置合わせ前，下段は位置

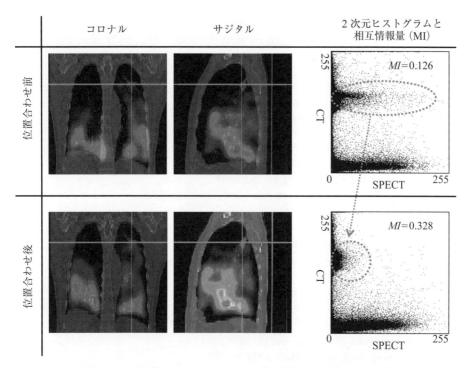

図8.8 相互情報量を用いたCTと灌流SPECTの画像融合（口絵参照）

合わせ後を示している．また左側の2枚はそれぞれコロナル面およびサジタル面の画像である．グレイの画像はCT画像であり，擬似カラー画像は肺灌流SPECT画像を表している．また右端の図は，CTとSPECTとの2次元ヒストグラムを表現しており，黒い部分ほど頻度が高いことを表している．それぞれのヒストグラムから算出される相互情報量の値も合わせて示している．

　位置合せ前の画像では，SPECTが下がりすぎており，また，背中側に寄りすぎている．ヒストグラムでみると，CTは体外領域および肺野内に対応する低い画素値と，軟部組織に対応する高い画素値の，大きく2つの画素値レベルで高頻度となっているが，特に，CTの高い画素値の部分に，SPECTが高い画素値にまで広く分布している（位置合わせ前のヒストグラムの点線楕円）．このことは，CTで得た肺野外の軟部組織までSPECTの高濃度領域がはみ出しているためと考えられる．これに対して，位置合わせ後では，このような分布の広がりが解消していることがわかる（位置合せ後のヒストグラムの点線楕円）．相互情報量の値も，初期値の0.126から0.328に上昇している．以上のように，剛体変換によっても位置合わせに一定の効果があることが示されている．

（羽石秀昭）

第8章の文献

第1節
引用文献
1) Barrett HH: J. Nucl. Med. **13**: 382, 1972
2) 田中栄一，他：核医学 **13**: 95, 1976
3) 小島一彦，他：RADIOISOTOPES **24**: 461, 1975.
4) 藤村貞夫，他：Med. Imag. Tech. **13**: 114, 1995
5) 安斎育郎，他：RADIOISOTOPES **51**: 505, 2002
6) Levy G: J. Nucl. Med. **15**: 214, 1974.

第2節
引用文献
1) Schonfelder V, et al.: Nucl. Instrum. Meth. **107**: 385, 1973
2) Todd R W, et al.: Nature **251**: 132, 1974
3) Watanabe S, et al.: IEEE Trans. Nucl. Sci. **52**: 2045, 2005
4) Motomura S, et al.: IEEE Trans. Nucl. Sci. **54**: 710, 2007
5) Motomura S, et al.: J. Anal. At. Spectrom. **23**: 1089, 2008
6) Kabuki S, et al.: Nucl. Instrum. Meth. **A580**: 1031, 2007
7) Takeda S, et al.: IEEE Trans. Nucl. Sci. **56**: 783, 2009
8) Takahashi T, et al.: New Astron. Rev. **48**: 269, 2004
9) Kawachi N: Med. Img. Tech. **27**: 3, 2009
10) Yamaguchi M, et al.: Phys. Med. Biol. **57**: 2843, 2012
11) Compton AH: Phys. Rev **21**: 483, 1923
12) Knoll GF: Radiation Detection and Measurement（Fourth Edition）. 2010, Wiley, the U.S.
13) Yamaguchi M, et al.: Nucl. Instrum. Meth. **A648**: 2, 2011
14) Tomitani T, et al.: Phys. Med. Biol. **47**: 2129, 2001
15) Lange K, et al.: J. Comput. Assist. Tomo. **8**: 306, 1984
16) Wilderman S J, et al.: Proc. IEEE Nucl. Sci. Symp. Conf. Rec. **3**: 1716, 1998
17) Lehner C E, et al.: IEEE Trans. Nucl. Sci. **51**: 1618, 2004
18) Mihailescu L, et al.: Nucl. Instum. Meth. **A570**: 89, 2007
19) Sullivan J P, et al.: Appl. Radiat. Isot. **67**: 617, 2009

20) Kim S M, et al.: Phys. Med. Biol. **55**: 5007, 2010
21) Du Y F, et al.: Nucl. Instrum. Meth. **A457**: 203, 2001
22) Vetter K, et al.: Nucl. Instrum. Meth. **A652**: 599, 2011
23) Zoglauer A and Kanbach G: Proc. SPIE-Int. Soc. Opt. Eng. **4851**: 1302, 2003
24) Vetter K, et al.: Nucl. Instrum. Meth. **A579**: 363, 2007

第3節
引用文献
1) 日本各医学技術学会編:核医学画像処理, 第5章 画像変換と解析法, 2010年
2) 核医学を変えるSPECT/CT, 画像重ね合わせの手法, 2008, Wiley-Blackwell
3) Practical Optimization, Gill PE, Murray W, Wright MH, Academic Press, 1981
4) Numerical Recipe in C 日本語版, Press, WH, Teukolosky SA, et al, 技術評論社
5) 北野宏明他:遺伝的アルゴリズム, 1993, 産業図書
6) Rueckert D, et al.: IEEE Trans. Med Imag. **18**: 712. 1999
7) Maes F, et al.: IEEE Trans. Med. Imag. **16**: 187 1997
8) Studholme C, et al.: Pattern Recogn. **32**: 71, 1999

第9章

アイソトープ治療および
放射性同位元素の安全取り扱い

治療に用いる放射性同位元素

1.1 種類と特徴

核医学の治療に用いられる放射性同位元素は，保険適用のものとして^{131}I，^{89}Sr，および^{90}Yの3種類がある．これらに共通する特徴は，半減期が比較的短いことと，主としてβ線を放出することである．β線はγ線ほど物質（人体）を透過せず，短期間に標的とする病巣の近傍に集中的にエネルギーを与えるため，治療に適している．これら放射性核種を含む医薬品を患者の体内に投与してがんなどを治療する方法を，内用療法という．

1.2 ヨウ素

^{131}Iは，β壊変によりβ線を放出して^{131m}Xeに変わる．その後γ線を放出して^{131}Xeとなる．放出される主なβ線のエネルギーは0.606 MeV（89.5%）で，組織内飛程は約2 mmである．γ線の81.7%は0.365 MeVである．物理学的半減期が8.02日と短いため，生物学的半減期も同程度である．ヨウ素が甲状腺に蓄積されやすい性質を利用し，放射性ヨウ素内用療法として，甲状腺機能亢進症（バセドウ病）の治療と，分化型甲状腺がんの全摘手術を行った患者に適用される．

1.3 ストロンチウム

^{89}Srは，物理学的半減期が50.53日で，1.495 MeVのβ線を放出する（100%）．組織内平均飛程は約2.4 mm，最大飛程は約8 mmである．ストロンチウムは体内でカルシウムと似た挙動を示すため，^{89}Srの塩化ストロンチウムの投与により，骨転移したがんの疼痛緩和に用いられる．

1.4 イットリウム

^{90}Yは，半減期が64.00時間で，2.280 MeVのβ線（100%）を放出する．組織内平均飛程

表9.1 核医学治療に用いる放射性同位元素

核種	半減期	β線エネルギー（最大）MeV（%）	γ線エネルギー MeV（%）
^{89}Sr	50.53日	1.497 (100)	
^{131}I	8.02日	0.248 (2.1) 0.334 (7.2) 0.606 (89.5)	0.284 (6.1) 0.364 (81.7) 0.637 (7.2)
^{90}Y	64.00時間	2.280 (100)	

は約5.3 mm，最大飛程は約11 mmである．CD20陽性の再発または難治性の低悪性度B細胞性非ホジキンリンパ腫（NHL），マントル細胞リンパ腫（MCL）の治療に用いられる．

第2節　非密封線源によるアイソトープ治療

2.1　甲状腺治療

^{131}Iで標識されたヨウ素カプセルを，当該疾患の患者に投与する．投与量は，状況によって異なるが，日本核医学会のガイドラインでは，甲状腺機能亢進症（バセドウ病）に対し，正常機能を目標とする場合は60〜80 Gy，低下症を目標とする場合は100〜200 Gyの吸収線量になるように投与量が設定されている．甲状腺がんでは，患者の体格や年齢，病状などを考慮し，3,700〜7,400 MBqを投与する．胃腸管から吸収されたヨウ素の6割程度が甲状腺に集積する性質を利用し，甲状腺の機能を抑えることによって，甲状腺機能亢進症の治療を行う．また，手術で甲状腺を全摘した甲状腺がんの患者に投与することにより，転移がん細胞あるいは残存がん細胞に^{131}Iが集積し，これらのがんを治療することができる．^{131}Iを効率的に集積させるため，投与前1〜2週間はヨードの摂取（海藻など）を控えることが必要である．

2.2　骨転移の疼痛緩和

^{89}Srで標識された塩化ストロンチウム（商品名：メタストロン）を，がんが骨転移した患者に投与する．骨転移部は，がん細胞の増殖により，骨代謝が活発になっている．投与されたストロンチウムは，その代謝が活発な部位に特異的に集積し，がん細胞に影響を与え，結果的に痛みを抑える効果が得られる．これらは対症療法であり，治療効果は期待できないが，患者の生活の質（QOL）の低下を防ぐことができる利点を有する．ストロンチウムを効率的に集積させるため，投与前はカルシウム剤の服用を控えることが求められる．

2.3　リンパ腫治療

B細胞の表面には，CD20抗原がある．その抗原に対するモノクローナル抗体を^{90}Yで標識（商品名：ゼヴァリン）して投与すると，特異的に対象細胞に抗体が集積して^{90}Yのβ線がそこだけに照射される．この原理によりリンパ腫の治療効果が得られる．まず，^{111}Inを結合させたモノクローナル抗体を投与し，^{111}Inから放出される光子を検出して画像化することにより，治療の適否を判断する．適すると判断された場合，治療目的として^{90}Y標識抗体を投与する．以前に受けた治療内容や，過敏症の既往などにより，患者によってはこの治療が適さない場合もある．

放射性薬剤の投与に伴う吸収線量評価

3.1 MIRD法

3.1.1 概要

放射性医薬品が体内に投与された際の被ばくは，内部被ばくである．したがって，核医学の場合も内部被ばく線量評価モデルを用いることにより，臓器線量および実効線量が計算される．

実際の被ばく線量評価には，一般的に米国核医学会の放射線量委員会（Committee on Medical Internal Radiation Dose: MIRD）が定めた計算方法（MIRD法）が用いられてきた．この計算モデルでは，最初に体内に取り込まれた核種と放射能の情報に基づき，放射性医薬品の体内動態が計算される．これによって，放射性医薬品が蓄積し線源となる臓器内の積分放射能が求められる．また，線源臓器から放射線が放出された場合，他の各標的臓器（その臓器自体を含む）に吸収されるエネルギーの割合を，あらかじめ求めておく．この値に各線源臓器の積分放射能に乗じると，全標的臓器の吸収線量が計算できる．各臓器の平均吸収線量に，放射線加重係数および組織加重係数を乗じて和をとることにより，実効線量が得られる．

3.1.2 体内動態計算

一般の薬剤と同様，体内に入った放射性医薬品の動態は，その種類・化学形，取り込みの形態（吸入・経口・傷口など）によって違いがある．対象とする放射性医薬品の種類と，投与の形態に適した体内動態モデルを用いて，各臓器の積分放射能が計算できる．体内動態モデルには，通常コンパートメントモデルが用いられる．これは，体内動態にかかわる主要な臓器などをコンパートメントとみなし，その間を放射性薬剤がある一定の速度で移動すると仮定し，模式化したものである．例として，ICRP Publ.106の消化管モデルおよび肝臓・胆汁排泄モデルを図9.1と図9.3に示す．

モデル化に用いることが可能なデータが少ない場合は単純なモデルにならざるを得ないが，多くのデータが利用可能であれば，動態を詳細に模擬した複雑なモデルを構築することができる．実際，ICRPは，以前に比べて複雑な体内動態モデルを近年公表してきた．たとえば，新消化管モデルのPublicationであるPubl.100では，以前のモデル（図9.1）と比べて非常に複雑化したモデルになっている（図9.2）．しかしながら，このような複雑なモデルを用いる場合は，用いられる多数のパラメータを決定しなければならない．コンパートメントモデルに基づいた体内動態計算は，多数の連立微分方程式として表されるため，通常コンピュータによる数値計算で求められる．

3.1.3 吸収割合計算

線源臓器から標的臓器へのエネルギー吸収割合は，人体形状（外形・各臓器・骨格）を数

第9章 アイソトープ治療および放射性同位元素の安全取り扱い

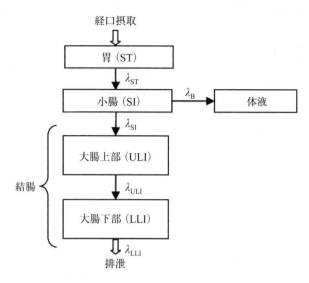

図9.1 消化管モデル（ICRP Publ. 106）

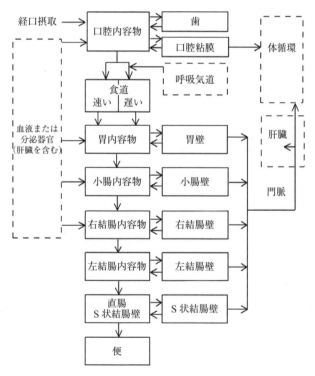

図9.2 消化管モデル（ICRP Publ. 100）

式で模擬した数学ファントムのシミュレーション計算によって求められてきた．数学ファントムとして，MIRDが定めたMIRDファントム（図9.4）が用いられている．これは，人体の各臓器および全身形状を，比較的単純な幾何形状の組合せとして定義したもので，成人だけでなく小児のファントムも作られ，利用されている．放射性核種ごとに，放出されるγ線

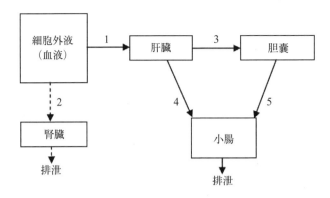

図 9.3 肝臓・胆汁排泄モデル

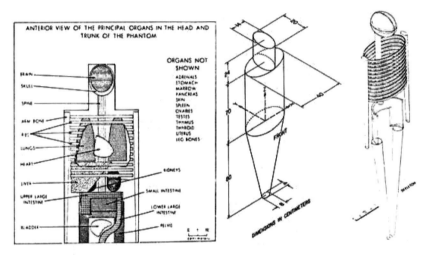

図 9.4 MIRD ファントム

のエネルギーに応じて，吸収割合（absorbed fraction: AF）が求められる．

2007年にICRPが出した放射線防護体系（ICRP Publ. 103）では，等価線量（equivalent dose）と実効線量（effective dose）の評価に，成人の標準男性と標準女性の標準コンピュータファントム（ICRP Publ. 110）が用いられている．これらはボクセルファントムと呼ばれ，人体形状を小さな直方体の集合体として表し，各臓器や人体形状をきわめて正確に模擬したものである．今後はこれらを用いて，放射線の被ばく線量が評価されることになる．したがって，核医学の患者の被ばく線量も，再評価されていくことが予想される．しかしながら，いまのところ成人男女のみしか標準ファントムになっていない．

3.1.4 臓器線量および実効線量評価

体内動態モデルにより計算された線源臓器内の放射性核種の壊変数に，一壊変当たりの標的臓器の比実効エネルギー（specific effective energy: SEE）を乗じることで，体内各臓器の吸収エネルギーが計算できる．これに放射線加重係数（radiation weighting factor）を乗じると，等価線量が求められる．個々の等価線量に組織加重係数（tissue weighting factor）を乗じて和をとれば，実効線量が評価できる．

第9章　アイソトープ治療および放射性同位元素の安全取り扱い

　実際には，あらかじめ求められた係数を投与放射能の値に乗じることで，簡便に等価線量および実効線量を求めることができる．ICRP Publ. 53には，核医学に用いられる放射性医薬品の核種および化学形ごとに，体内動態モデルと年齢（1歳・5歳・10歳・15歳・成人）ごとのmSv/MBqの換算係数が掲載されている．Publ. 53の補遺として，Publ. 80，Publ. 106が刊行されており，さらに4番目の補遺もICRPウェブに掲載されている．内部被ばく線量評価のために，OLINDA/EXM（Organ Level INternal Dose Assessment/EXponential Modeling）などの市販のソフトウェアも利用されている．これは，動物またはヒトの体内動態データを入力して計算できるソフトであり，Vanderbilt大学から購入可能である．

$$SEE(T \leftarrow S) = \sum_R \frac{Y_R E_R w_R AF(T \leftarrow S)_R}{m_T}$$

$$H_T(50) = \sum_S U_S(50) SEE(T \leftarrow S)$$

$H_T(50)$ ：50年間の預託等価線量
$U_S(50)$ ：摂取後50年間に線源領域Sで起きる核変換（Bqs）
$SEE(T \leftarrow S)$ ：比実効エネルギー（specific effective energy）
　　　　　　　S内の変換当たりの標的臓器・器官Tの線量（Sv/Bqs）
Y_R ：核変換当たりの放射線Rの収率（/Bqs）
E_R ：放射線Rのエネルギー（J）
w_R ：放射線Rの放射線荷重係数
$AF(T \leftarrow S)_R$ ：放射線RのS内変換当たりの吸収割合
m_T ：標的組織の質量（kg）

　一例として，ICRP Publ. 106に掲載されている^{18}F-FDG投与時の被ばく線量計算パラメータおよび線量を表9.2，表9.3に示す．1歳・5歳・10歳・15歳・成人の各患者が受ける被ばく線量として，放射性医薬品の投与量当たり換算係数が示されている．

表9.2　^{18}F-FDGの体内動態計算パラメータ

Organ（S）	F_S	T(h)	a	$\tilde{A}_S/A_0$ (h)
脳	0.08	∞	1.0	0.21
心臓壁	0.04	∞	1.0	0.11
肺	0.03	∞	1.0	0.079
肝臓	0.05	∞	1.0	0.13
その他臓器組織	0.80	0.20	0.075	1.7
		1.5	0.225	
		∞	0.70	
膀胱内容物	0.24			
成人，15歳，10歳				0.26
5歳				0.23
1歳				0.16

表9.3 ^{18}F-FDGによる年齢ごとの等価線量および実効線量

^{18}F 1.83 h

臓器	単位投与放射能あたりの吸収線量 (mGy/Mbq)				
	成人	15歳	10歳	5歳	1歳
副腎	1.2E-02	1.6E-02	2.4E-02	3.9E-02	7.1E-02
膀胱	1.3E-01	1.6E-01	2.5E-01	3.4E-01	4.7E-01
骨表面	1.1E-02	1.4E-02	2.2E-02	3.4E-02	6.4E-02
脳	3.8E-02	3.9E-02	4.1E-02	4.6E-02	6.3E-02
乳房	8.8E-03	1.1E-02	1.8E-02	2.9E-02	5.6E-02
胆嚢	1.3E-02	1.6E-02	2.4E-02	3.7E-02	7.0E-02
消化管					
胃	1.1E-02	1.4E-02	2.2E-02	3.5E-02	6.7E-02
小腸	1.2E-02	1.6E-02	2.5E-02	4.0E-02	7.3E-02
結腸	1.3E-02	1.6E-02	2.5E-02	3.9E-02	7.0E-02
（大腸上部）	1.2E-02	1.5E-02	2.4E-02	3.8E-02	7.0E-02
（大腸下部）	1.4E-02	1.7E-02	2.7E-02	4.1E-02	7.0E-02
心臓	6.7E-02	8.7E-02	1.3E-01	2.1E-01	3.8E-01
腎臓	1.7E-02	2.1E-02	2.9E-02	4.5E-02	7.8E-02
肝臓	2.1E-02	2.8E-02	4.2E-02	6.3E-02	1.2E-01
肺	2.0E-02	2.9E-02	4.1E-02	6.2E-02	1.2E-01
筋肉	1.0E-02	1.3E-02	2.0E-02	3.3E-02	6.2E-02
食道	1.2E-02	1.5E-02	2.2E-02	3.5E-02	6.6E-02
卵巣	1.4E-02	1.8E-02	2.7E-02	4.3E-02	7.6E-02
膵臓	1.3E-02	1.6E-02	2.6E-02	4.0E-02	7.6E-02
赤色骨髄	1.1E-02	1.4E-02	2.1E-02	3.2E-02	5.9E-02
皮膚	7.8E-03	9.6E-03	1.5E-02	2.6E-02	5.0E-02
脾臓	1.1E-02	1.4E-02	2.1E-02	3.5E-02	6.6E-02
精巣	1.1E-02	1.4E-02	2.4E-02	3.7E-02	6.6E-02
胸腺	1.2E-02	1.5E-02	2.2E-02	3.5E-02	6.6E-02
甲状腺	1.0E-02	1.3E-02	2.1E-02	3.4E-02	6.5E-02
子宮	1.8E-02	2.2E-02	3.6E-02	5.4E-02	9.0E-02
残りの臓器	1.2E-02	1.5E-02	2.4E-02	3.8E-02	6.4E-02
実効線量 (mSv/MBq)	1.9E-02	2.4E-02	3.7E-02	5.6E-02	9.5E-02

3.2 核医学治療における被ばく線量評価

　核医学治療でも，上記MIRD法により被ばく線量を計算することが原理上可能である．しかし，投与される放射能が比較的高いため，集積する標的部の位置，すなわち線源の位置によって，体内の線量分布が変わってくる可能性がある．また，体内動態も個人によって大きな違いがある．特に，尿中に排泄される放射性医薬品は，頻回の排尿を促すことで，被ばく線量を低減することが可能である．すなわち，排尿などで被ばく線量が変わることを意味する．さらに，MIRDファントムは代表的な体格をもとに作成されており，実際の個々の患者の体を模擬しているわけではない．したがって，評価された値には大きな不確かさが含ま

れていることに留意しなければならない．

　もともと，等価線量の計算に用いられる放射線加重係数と，実効線量の計算に用いられる組織加重係数は，比較的低線量の影響，すなわち確率的影響を主に考慮したもので，標的部位のGyあるいは数十Gyオーダの被ばく評価に直接用いることは適切でない．内用療法における被ばく線量評価については，検討の余地が大きく，今後の進展が待たれるところである．

第4節　放射性同位元素の安全取り扱い

4.1　考え方

　核医学検査および治療を安全に行うため，放射線防護のための管理が確実になされなければならない．放射線被ばくは，職業被ばく・医療被ばく・公衆被ばくに分類され，それぞれの対象および個別の状況に応じて，適切に管理されることが必要である．

　職業被ばくは，施設内において，後述の個人モニタリングおよび環境モニタリングによって，線量限度を超えないように管理される．核医学の診療を行う際は，医師・診療放射線技師・看護師などが放射性医薬品の放射線を受ける可能性があるため，実際の放射線診療の状況が考慮された防護措置をとる必要がある．被ばく線量の具体的な低減方法として，時間・距離・遮蔽の原則に基づく手法が用いられる．

　医療被ばくは，患者の被ばくに対する直接的な規制が存在しないため，通常管理の対象とはならない．他国ですでに規制に取り入れられている診断参考レベル（核医学では投与放射能量）も，日本にはまだ導入されていない状況である．しかしながら，患者以外の医療被ばくについては，介護者・介助者の線量拘束値が，後述の患者の退出規準算出の根拠とされている．

　公衆被ばくは，施設の設計および維持管理，放射線の使用制限，線源の管理などによって，間接的に線量限度を超えないように管理されている．核医学では，患者自身が線源となるため，公衆にも被ばくを与える可能性があるが，通常は問題とはならないレベルである．

4.2　個人モニタリング

　放射線作業従事者あるいは放射線診療従事者の被ばくを管理するために，個人線量計により直接測定することを個人モニタリングという．原則として妊娠可能な女性の従事者は腹部に，他の従事者は胸部に個人線量計を装着する．他の部位が最大の被ばくをするおそれがある場合は，その部位にもつけることになっている．測定に適していれば，用いる線量計の種類は問われないが，校正されていることが必要である．実際には，個人線量測定サービスの業者に委託して，個人線量計を借用し，定期的に測定結果を受け取ることにより管理されることが一般的である．個人線量計は，実用量の個人線量当量を測定するもので，体表面につ

けて測定することが前提となっている．そのため，鉛エプロンなどを身につけた場合は，エプロンの内側（体の表面）に付けなければならない．

　核医学に携わる放射線診療従事者も，通常個人線量計を適切な部位に装着して，個人モニタリングがなされている．個人線量計以外では，退出時の汚染チェックとして，ハンドフットクロスモニタが用いられる．これは文字どおり，手・足・衣服の汚染の有無を測定する機器である．

4.3　環境モニタリング

　放射線診療従事者の被ばくを個人線量計で直接測定するほか，労働環境中の放射線量率を測定することにより安全管理を行うことを，環境モニタリングという．核医学の場合，サーベイメータのほか，ダストモニタやガスモニタを用いて空気中に存在する放射性核種からの放射線を検知する．また，排水中の放射性核種の濃度も測定され，基準を満たしていることを実測で確認することにより管理されている．放射性医薬品による汚染のおそれがある場合は，速やかにサーベイメータにより汚染の有無と程度を確認する．検査には，一定の範囲を濾紙で拭き取り，付着した放射性核種の測定を行うスミア法も用いられる．

4.4　従事者の防護

　放射線防護の三原則，時間・距離・遮蔽によって，防護を行う．まず，被ばくをする可能性のある時間を短くする．被ばくを考慮する必要がある状況は，投与前の放射性医薬品の準備段階，患者への投与時，および退院までに放射性医薬品を投与された患者に接する場合である．

　時間では，それぞれの状況下，作業をする際に必要最低限の時間に抑えることが大切である．しかしながら，準備や静注を慌てて行うことで，ミスの誘発と時間がかかってしまう可能性がある．距離では，基本的に線源から適当な距離に離れて作業することを心がける（トングの使用など）．遮蔽は，適切なシールドを選んで使用することにより，被ばくを低減することができる．特に，直接医薬品を取り扱う作業では，作業場のシールド，バイアルシールド，シリンジシールドなどの使用が有効である．管理区域内では，状況に応じて防護エプロンを装着して診療を行う．ただし，防護を強調するあまり，患者に過度の不安を与えることは避けなければならない．

4.5　患者の退出基準

　放射性医薬品を投与された患者は，他の人に対する放射線の線源になり得るため，特別な配慮が必要となる．厚生労働省は，いくつかの放射性核種について，患者の退出基準を定めて通知として示している．基本的な考え方はICRPによるもので，公衆で1 mSv/年，介護者は医療被ばくにおける線量拘束値の1件当たり5 mSvであり，これらの値を考慮して算出している．次のいずれかの基準に該当する場合，退出を認めることとされている．

○投与量または体内残留放射能
　ストロンチウム-89：200 MBq（最大投与量）
　ヨウ素-131　　　：500 MBq（外部被ばくに患者の呼気による内部被ばくも加算）
　イットリウム-90　：1184 MBq（最大投与量）
○測定線量率
　ヨウ素-131：体表面から1 mの点の1 cm線量当量率が30 μSv/h
○患者ごとの積算線量計算
　患者体表面から1 mの点における積算線量が介護者で5 mSv，公衆で1 mSvを超えない場合（積算線量の算出に関する記録を保存する）＊
　　＊適用範囲は，ヨウ素-131で，遠隔転移のない分化型甲状腺がんで甲状腺全摘術後の残存甲状腺破壊（アブレーション）治療．投与量は1,110 MBq（外部被ばくに患者の呼気による内部被ばくも加算）．実施条件として，関連学会が作成した実施要領（「残存甲状腺破壊を目的としたI-131（1,110 MBq）による外来治療」）に従って実施する場合に限られる．

退出を認めた場合は，次の項目を記録し，2年間保存する．
　・投与量，退出日時，退出時線量率
　・授乳中」の乳幼児がいる母親の場合，注意・指導内容
　・積算線量計算の場合，算出方法（算出根拠も＊＊）
　　＊＊投与量でなく体内残留放射能量で判断する方法，1 mの被ばく係数を0.5未満とする方法，生物学的半減期あるいは実効半減期を考慮する方法，人体の遮蔽効果を考慮した線量率定数を用いる方法の場合，それぞれの根拠

　実際の内用療法を行う場合，関連学会が出している各種ガイドラインを参照して行う．

（赤羽惠一）

参考文献
- 日本アイソトープ協会：アイソトープ手帳11版．2011，丸善
- 日本核医学会分科会腫瘍・免疫核医学研究会「放射性ヨード内用療法」委員会「甲状腺RI治療」委員会編：甲状腺癌の放射性ヨード内用療法に関するガイドライン（改訂第4版），2013
- 日本核医学会分科会腫瘍・免疫核医学研究会「放射性ヨード内用療法」委員会「甲状腺RI治療」委員会編：バセドウ病の放射性ヨード内用療法に関するガイドライン（改訂第3版）
- 日本医学放射線学会・日本核医学会・日本甲状腺学会・日本内分泌外科学会・日本甲状腺外科学会・日本核医学技術学会：残存甲状腺破壊を目的としたI-131（1,110 MBq）による外来治療実施要領．
- 日本医学放射線学会・日本核医学会・日本甲状腺学会・日本甲状腺外科学会・日本核医学技術学会：放射性ヨウ素（I-131）ナトリウムカプセルを用いた内用療法の適性使用マニュアル
- 日本核医学会・日本医学放射線学会・日本放射線腫瘍学会・日本緩和医療学会：有痛性骨転移の疼痛治療における塩化ストロンチウム-89治療の適正使用マニュアル（第5版），2013
- 日本医学放射線学会・日本核医学会・日本血液学会・日本放射線腫瘍学会．イットリウム-90標識抗CD20抗体を用いた放射免疫療法の適正使用マニュアル（第2版），2009
- 日本アイソトープ協会：改訂版医療放射線管理の実践マニュアル，2004
- Ramesh Chandra（井上登美夫，山谷泰賀監訳）：核医学の基本パワーテキスト　基礎物理から最新撮影技術まで．メディカル・サイエンス・インターナショナル，2013

- ICRP, 1988. Radiation Dose to Patients from Radiopharmaceuticals. ICRP Publication 53. Ann. ICRP 18（1-4）
- ICRP, 1994. Human Respiratory Tract Model for Radiological Protection. ICRP Publication 66. Ann. ICRP 24（1-3）
- ICRP, 1998. Radiation Dose to Patients from Radiopharmaceuticals（Addendum to ICRP Publication 53）. ICRP Publication 80. Ann. ICRP 28（3）
- ICRP, 2004. Release of Patients after Therapy with Unsealed Radionuclides. ICRP Publication 94. Ann. ICRP 34（2）
- ICRP, 2006. Human Alimentary Tract Model for Radiological Protection. ICRP Publication 100. Ann. ICRP 36（1-2）
- ICRP, 2008. Radiation Dose to Patients from Radiopharmaceuticals－Addendum 3 to ICRP Publication 53. ICRP Publication 106. Ann. ICRP 38（1-2）
- MIRD Pamphlet No. 5. J. Nucl. Med., Supplement Number 3, vol. 10, 1969
- ICRP, 2009. Adult Reference Computational Phantoms. ICRP Publication 110. Ann. ICRP 39（2）
- http://www.icrp.org/docs/Radiation%20Dose%20to%20Patients%20from%20Radiopharmaceuticals%20-%20A%20fourth%20addendum%20to%20ICRP%20Publication%2053.pdf（A fourth addendum to ICRP Publication 53）
- http://olinda.vueinnovations.com/（OLINDA/EXM）
- http://www.jsnm.org（日本核医学会）

索 引

[欧文索引, ほか]

β酸化　55
1/r blurring（1/r ぼけ）　149
2D mode（2D モード）　216
3D-DRAMA 法　247
3D mode（3D モード）　217
3D reprojection　231
3DRP 法　231
3D モード　217
3次元画像再構成法　224
3電子生成　20
^{99}Mo/^{99m}Tc ジェネレータ　44
^{99m}Tc　44

A

absorption edge　19
access order　243
accidental coincidence　202
AD 変換器　134
algebraic reconstruction technique　157
aliasing　154
analog-digital converter　134
analytical image reconstruction　145, 236
Anger　3
angular correlation　25
angular deviation　25, 199
annihilation　21, 198
annihilation photon　25
aperture angle　144
ARG　53
arithmetic mean　173
ARM　283
artifact　154
ART 法　157
atomic number　13
ATP　53
attenuated Radon transform　177
attenuation　20
attenuation map　169

Auger effect　12
Auger electron　12
Auger yield　12
automatic edge detection　180
autoradiography　53
average lifetime　16
azimuth angle　17

B

backprojection　147
backscattering　21
ban-beam collimator　121
BBB　53
beam hardening　183
Beer's Law　169
BGO　5
bilateral collimator　121
binding energy　13
binding potential　67, 87
BKFIL 法　227
blank data　221
blank scan　181, 221
block-iterative method　242
blood-brain barrier　53
blood volume　56, 91
Blumgart　3
BP　67
branching ratio　16
bremsstrahlung　21
broad ビーム　169
B-spline　287
Butterworth フィルタ　151

C

calibration　129
CdTe　135
CdZnTe　135
center of rotation　194
central limit theorem　34
central slice theorem　150, 224
Chang 法　175
characteristic x-ray　12

charged particle accelerator　29
Cherenkov effect　21
CNR　194
CN 比　194
coded aperture　278
coherent scattering　18
coincidence　199
coincidence time window　213
collective model　13
collimator　120, 142
collimator aperture compensation　188
collision loss　23
collision stopping power　23
Colsher の2次元フィルタ　228
Colsher の3次元フィルタ　229
complete data　239
component based normalization　221, 270
Compton edge　20
Compton electron　19
Compton scatter　168
Compton scattering　18
continuous data acquisition　142
contrast to noise ratio　194
converging collimator　121
conversion coefficient　14
conversion electron　14
convolution　149
COR　194
count　33
counting rate performance　109
count loss　35, 265
count rate performance　214
critical energy　24
Crone-Renkin　49
cross-calibration　47
cross section　17
cross slice　216

索引

cross talk　182
cut-off frequency　151
cyclotron　31, 44
CZT　135

D

daughter nucleus　16
dead time　35, 107, 214
decay　14
decay constant　15
decay scheme　26
deconvolution　223
deconvolution法　185
delayed coincidence　222
delay line　103
descendant nuclei　16
DEWS（dual energy window subtraction）法　184
differential cross section　17
direct slice　215
distribution volume　78
diverging collimator　121
DOI　5
DPW　184
DRAMA法　244, 246
dual energy window　223
dual energy window subtraction　184
dual photopeak window法　184
dynamic RAMLA　244
dynamic scan　220

E

EC　15
ECT　146
effective dose　300
effective linear attenuation coefficient　169
effective photoelectron number　101
elastic scattering　21
electrocardiogram（ECG） gated acquisition　167
electromagnetic radiation　10
electron capture　15
electronic pair production　20
electron orbit　11

electrostatic deflector　32
emission computed tomography　146
emission data　220
EMアルゴリズム　239
End shield　216
energy correction　129
energy discrimination　110
energy function　163
energy level　11
energy loss　23
energy resolution　111
energy spectrum　110
energy weighted acquisition　184
energy window　111, 170, 213
equilibrium　76
equivalent dose　300
EWA法　184
excited state　12
expectation maximization　239
exponential Radon transform　178
extrapolated range　25

F

false positive fraction　194
fan-beam　165
Fano factor　34
fan/parallel conversion　165
FBP　236
FBP法　150
FDG　85
FDK法　166, 189
Feldkamp法　166
Fick's principle（Fickの原理）　48, 49
field-of-view　141, 219
FILBK法　227
filtered back-projection　236
filtered backprojection　150
first-pass extraction fraction　51, 77
fission products　29
fluorescence yield　12
FORE　250
forward projection　156
Fourier rebinning法　250

Fourier transform　149
Fourier Transform method　150
FOV　141
FPF　194
free fatty acid metabolism　41
free-form deformation（FFD）　287
frequency distance relation　189
FT　149
full width at half maximum （FWHM）　34, 111, 123, 154, 193

G～I

gated scan　220
generator　32
geometric efficiency　121
geometric mean　173
Gibbs distribution　163
Gibbs分布　163
global sensitivity image　240
glucose metabolism　53
glycolysis　53
grand-daughter nucleus　16
ground state　12
half life　15
Headtome I　4
Headtome II　4
Hevesy　2
high-yeild pileup-event recovery　106
histogram mode　219
HYPER　106
IAEA　137, 260
IC　13
IEC　137, 260
ILST法　157, 158
image nonlinearity　129
image nonuniformity　129
image reconstruction　145
image segmentation　180
incoherent scattering　19
indicator　48
inelastic scattering　21
in-flight annihilation　26
influx rate　78

309

internal conversion 13
International Atomic Energy
 Agency 137, 260
International Electrotechnical
 Commission 137, 260
intrinsic spatial resolution
 144
inverse attenuated Radon
 transform 177
inverse Radon transform
 147
ionizing radiation 10
isobar 13
isomer 14
isomeric transition 14
isotope 13
IT 14
iterative image reconstruction
 145, 236
iterative least-squares
 technique 157

K〜M

Kety-Schmidt model（Kety-
 Schmidtモデル） 49, 51,
 68
kinetic energy 11
LC 63
ligand 63, 86
light guide 95
likelihood function 161
limit cycle 163, 243
LINAC 32
linear accelerator 32
linear attenuation coefficient
 20, 96, 168, 169
linear interpolation 132
linearity correction 129
line of response 246
linogram 147, 224
liquid drop model 13
list mode 219
list mode data 184
list mode reconstruction
 247
log likelihood 161
Logan plot 81
longitudinal tomography
 140
LOR 246

LSO 5
lumped constant 63, 86
magic number 13
MAP（maximum a posteriori）
 -EM法 163
mass attenuation coefficient
 20
mass number 13
mass stopping power 23
matrix 147
maximum a posteriori 163
maximum likelihood 238
maximum likelihood
 expectation maximization
 238
maximum likelihood-
 expectation maximization
 160
maximum range 24
maximum ring difference
 217, 248
MCATファントム 192
metabolic trapping 41
metal artifact 183
meta-stable 14
Michaelis-Menten 61
Michelogram 218
microsphere 48
ML-EM 160
ML-EM法 238, 279
modulationtransfer function
 193
Monte Carlo simulation
 190
MRD 217, 248
MSRB 231
MTF 193
multi-modality 145
multiple scattering 21
multi slice rebinning 231

N

NaI（Tl）検出器 95, 96
narrowビーム（体系） 169
National Electrical
 Manufacturers Association
 137, 260
NECR 215, 263
NEMA 137, 192, 260

noise equivalent count rate
 （NECR） 215, 263
nonparalyzable model 35
nonparalyzable 107
normal distribution 34, 111
normalize 221
nuclear pair production 20
nuclear reaction 29
nuclear reactor 29
Nyquist frequency 153

O〜P

OEF 56
one step late（OSL）法 164
OpenPET 257
orbital electron 11
ordered subset-expectation
 maximization 162, 242
Ordinary Poisson 241
OrlovのL関数 226
Orlovの式 226
Orlovの条件 225
OS-EM 242
OS-EM（法） 162
OSL 164
oxygen extraction fraction
 56
oxygen metabolism 55
pair production 18
parallel beam 165
parallel hole collimator 121
paralyzable 107
paralyzable model 35
parent nucleus 16
partial volume effect 188
partition coefficient 52
Patlak plot 82
penetration 121
percentage losses 109
permeability surface area
 product 50
PET 2
PET/CT 5, 253
PET/MRI 5, 256
photoelectric 18
photoelectric effect 18
photoelectric surface 95
photoelectron 19, 96
photomultiplier tube 95
photonuclear reaction 20

索 引

photopeak 110
phtoelectric effect 168
pile up 213
pinhole collimator 121, 144
pixel 147
pixel driven 148
PMT 95
PMT出力信号 97
point spread function 123, 185, 225
Poisson distribution 34, 98, 111, 156
polar angle 17
position arithmetic 114
position sensitive PMT 211
Positologica I 5
positronium 25
positron range 198
post-injection transmission scan 221
postive fraction 194
preamplifier 100
primary photon 170
projection 146
prompt coincidence 222
PSF 123
PS-PMT 211
PS-product 50
baseline shift 101
pulse pile-up 101
pulse shortening 103
pulse waveform shaping 101
PVE 188

R

radiation 10
radiation loss 23
radiation weighting factor 300
radiative stopping power 23
radioactive equilibrium 16
radioactive metabolite 41
radioactivity 15
radioisotope 14
radiolabeled compound 40
Radon transform 147
RAMLA 244

ramp filter（フィルタ） 150, 233
random coincidence 202, 213
range 24
rate constant 74
ray driven 148
Rayleigh scattering 18
Raフィルタ 229
RBI法 245
RC integration circuit 101
RC積分器 101
receiver operating characteristics 194
receptor 63
receptor assay 65
receptor mapping 63
recoil electron 19
regional blood flow 40
relaxation parameter 244
rescaled block iterative 245
respiration gated acquisition 167
response function 173
rest energy 10
rest mass energy 10
RIジェネレータ 44
ROC解析 194
ROI解析 74
row action maximum likelihood algorithm 244

S

sampling theorem 153
Scatchard plot 66, 89
scatter coincidence 212
scatter fraction 187, 223, 262
scintillation camera 94
scintillator 95
secular equilibrium 16
sensitivity 144, 265
septa 216
shell model 13
Shepp and Logan filter（フィルタ） 151
signal to noise ratio 157, 194
simple backprojection 147

simplified reference tissue model 90
simultenous iterative reconstruciton technique 157
single capillaryモデル 49
single photon emission computed tomography 43, 140
single scatter simulation 223
single slice rebinning 231, 249
sinogram 147, 224
SIRT法 157
SNR 194
SN比 157, 194
Sorensonの減衰補正法 174
span 216
spatial resolution 121, 144, 192, 260
specific activity 42, 46, 88
SPECT 2, 43
SPECT/PET 252
SRTM 90
SSRB 231, 249
SSS法 223
static acquisition 46
static scan 220
statistical flnctuation 202
step and shoot data acquisition 142
stopping power 23
stripping foil 32
synchrotron 32
system matrix 155
system resolution 126

T

table look-up法 84
TAC 46
TCA回路 53
TCT 146
TDCS法 186
TEW法 184
threshold energy 20
time activity curve 46
time of flight 214
time resolution 214
tissue weighting factor 300

TOF　214
TOF-PET　5
total energy　11
TPF　194
tracer　43
transient equilibrium　16, 44
transition　12
transmission computed tomography　146
transmission data　221
transmission-dependent convolution subtraction　186
transverse axial tomography　140
tricarboxyl acid cycle　53
triple energy window　184
triple energy window法　4
triplet production　20
true coincidence　212
truncation error　183
Tuyの条件　165

U～Z

unified atomic mass unit　10
uniformity correction　129
uptake rate　51
variable sampling technique　104
variance reduction　191
voxel　147
VST　104
whole body scan　220
x%ロス値　109
Zubal phantom（Zubalファントム）　192

[和文索引]

あ～お

アーチファクト　154
アクセス順序　243
アフィン変換　286
アンガーカメラ　3, 94
移行率　51
位置演算　114
位置演算の分解能　116
位置演算分解能の最適化　118

位置有感型光電子増倍管　211
一括定数　86
移行速度定数　74
因数分離型フィルタ　228
インフライト消滅　26
インフラックス　78
運動エネルギー　11
永続平衡　16
液滴模型　13
NaI（Tl）検出器　95
エネルギーウインドウ　111, 170, 213
エネルギー関数　163
エネルギー準位　11
エネルギースペクトラム　110
エネルギー損失　23
エネルギー分解能　111
エネルギー弁別　110
エネルギー補正　129
エミッションCT　146
エミッションデータ　220
エリアシング　154
エンドシールド　216
エントロピー　290
横断断層　5, 140
応答関数　173
オージェ効果　12
オージェ収率　12
オージェ電子　12
オートフルオロスコープ　3
オートラジオグラフィ　53
オートラジオグラフィ法　84
オーバーラップ　289
親核　16

か～こ

開口角　144
開口率　124
解析的画像再構成　236
解析的画像再構成法　145, 235
回転中心　194
解糖系　53
壊変　14
壊変図　26
壊変定数　15
カウント　33

核異性体　14
核異性体転移　14
核電子対生成　20
角度相関　25
角度揺動　25, 199
核分裂生成物　29
殻模型　13
画像再構成　145
画像セグメンテーション　180
画像ノイズ　231
画像ひずみ　129
カットオフ周波数　151
荷電粒子加速器　29
過渡平衡　16
カドミウム亜鉛テルライド　135
干渉性散乱　18
完全データ　239
感度　144
緩和パラメータ　244
幾何学的効率　121
幾何平均　173
期待値最大化　239
基底関数　287
基底状態　12
軌道電子　11
軌道電子捕獲　15
機能画像　285
逆減衰ラドン変換　177
逆投影　147
逆ラドン変換　147
キャリブレーション　129
吸収端　19
偽陽性率　194
極角　17
局限定理　34
局所血流量測定　40
局所血流量　48
局所的変形　286
均一性補正　129
近接撮像　142
金属アーチファクト　183
空間分解能　192
偶発同時計数　202, 213
グラフ法　80
グルコース代謝　53
グルコース代謝率　83
クロスキャリブレーション　47

索　引

クロススライス　216
クロストーク　182
蛍光収率　12
計数損失　35
計数値　33
計数率特性　109, 214
形態的画像　285
血液体積　91
血液脳関門　53
血液量　56
結合エネルギー　13
結合能　67
血流量　40, 83
原子核反応　29
原子番号　13
減弱　20
原子炉　29
減衰マップ　169, 179
減衰ラドン変換　177
光学系の厚さ　98
光核反応　20
剛体変換　286
光電吸収　18
光電効果　18, 168
光電子　19, 95
光電ピーク　110
光電面　95
光電面の見込み角　99
後方散乱　21
コーディットアパチャ　5, 278
呼吸同期収集法　167
国際原子力機関　137
固有空間分解能　144
固有分解能　126
コリメータ　120, 142
コリメータ開口補正　188
コリメータ孔の見込み角　124
コリメータの幾何学的効率　124
コリメータの空間分解能　123
コンバージングコリメータ　121
コンパートメントモデル　73
コンプトンイメージング　280
コンプトンエッジ　20
コンプトンカメラ　6, 280
コンプトンコーン　281
コンプトン散乱　110, 168, 280
コンプトン電子　19

さ～そ

サイクロトロン　2, 31, 44
最小二乗法　79
最小電離　24
最小二乗画像再構成法　157
最大飛程　24
最大リング差　217, 248
最適化　118
サイノグラム　147, 224
最尤推定　238
最尤推定期待値最大化法　160
雑音等価計数率　215
残差二乗和　288
算術平均　173
参照（reference）画像　285
参照領域法　80
酸素摂取率　56
酸素代謝　55
酸素代謝率　58
サンプリング定理　153
散乱線補正　128
散乱同時計数　212
散乱フラクション　223
散乱割合　187
ジェネレータ　32
時間分解能　214
時間放射能曲線　46, 72
敷居エネルギー　20
指数ラドン変換　178
システム行列　155
システム分解能　126
システムマトリクス　236
子孫核種　16
実効線減衰係数　169
実効線量　300
実効的光電子数　101
質量減弱係数　20
質量衝突阻止能　23
質量数　13
質量阻止能　23
質量放射阻止能　23, 24
自動エッジ検出法　180
自動合成装置　44

指標　48
脂肪酸代謝　41, 59
清水武雄　3
視野　141
シャドウイメージ　279
集団運動模型　13
縦断層　5, 279
縦断層イメージング　140
周辺確率密度　289
受容角　228
受容体　63
受容体結合能　83
準安定　14
照射野イメージング法　257
衝突阻止能　23
衝突損失　23
消滅放射線　25
初回循環摂取率　49, 51, 77
心筋SPECT装置　143
シンクロトロン　32
診断参考レベル　303
シンチスキャナ　3
シンチレーションカメラ　3, 94
シンチレーションカメラのデータ収集　127
シンチレーション光応答関数　98
シンチレータ　95
シンチレータの効率　97
心電同期収集　128
心電同期収集法　167
真の同時計数　212
真陽性率　194
スタティック（静態）収集　46, 128, 220
ステップアンドショットデータ収集　142
スパン　216
正規化相互相関　289
正規分布　34, 111, 157
制御点　287
静止エネルギー　10
静止質量エネルギー　10
静電偏向装置　32
制動放射　21
セプタ　216
遷移　12
全エネルギー　11
線形加速器　32

313

線形補間　132
線減衰（減弱）係数　20, 96, 144, 169
全身収集　220
全体感度画像　240
前方投影　156
線量拘束値　304
相互情報量　288, 289, 290
相互相関　288
相対標準偏差　104
即発同時計数　222
組織加重係数　300
阻止能　23

た〜と

大域的変形　286
体軸横断断層イメージング　140
代謝捕獲　41
代数の画像再構成法　157
対数尤度　161, 238
ダイナミック（動態）収集　46, 128, 220
ダイバージングコリメータ　121
タイムウインドウ　202
ダイレクトスライス　215
多重散乱　21, 110
畳み込み積分　149
畳み込み積分法　152
田中栄一　4
タリウム活性化ヨウ化ナトリウム　96
単光子放射型断層撮影　140
単光子放射断層撮影　2, 43
単純逆投影　147
弾性散乱　21
ダンピング係数　160
断面積　17
チェレンコフ効果　21
遅延線　103
遅延線によるパルス短縮　103
遅延同時計数　222
逐次近似型画像再構成（法）　235, 236
中央断面定理　150, 224
直線性補正　129
対消滅　198
テーブル参照法　84

デコーディング　279
デコンボリューション（法）　223
デュアルエネルギーウインドウ法　223
テルル化カドミウム　135
電子軌道　11
電子対生成　18
電子電子対生成　20
電磁放射線　10
電子・陽電子消滅　21
点広がり関数　185, 225
電離放射線　10
同位体　13
統一原子質量単位　10
投影（projection）データ　146
等価線量　300
同期収集　220
統計的なゆらぎ　202
同時確率密度　289
同時計数　199
同時計数時間幅　213
同時計数タイムウインドウ幅　213
同時逐次再構成法　157
同重体　13
動態　40
動態解析　72, 73
動態撮影　72
特性X線　12
ドップラーブロードニング　284
トランケーションエラー　183
トランスミッションCT　146
トランスミッション撮像　181
トランスミッションデータ　221
トリガ調停回路　135
取り込み定数　78
トレーサ　43
トレーサ法　2

な〜の

ナイキスト周波数　153, 233
内部転換　13
内部転換係数　14

内部転換電子　14
入射核破砕反応　259
脳-血液分配定数　84
ノーマライズ　221

は〜ほ

肺灌流SPECT画像　292
パイプライン方式　135
バイラテラルコリメータ　121
パイルアップ　101, 213
薄膜　32
波形整形　101
バックプロジェクション　147
パラメトリック画像　74
パラレルホールコリメータ　121
パルス短縮　103
半減期　15
反跳電子　19
半導体検出器　135
半値幅　34, 111, 123, 154
反復的画像再構成法　145
ビームハードニング　183
非因数分離型フィルタ　228
非干渉性散乱　19
ピクセル　147
ピクセルドリブン　148
ヒストグラム　290
ヒストグラムモード　219
非弾性散乱　21
飛程　24
微分断面積　17
比放射能　42, 46, 88
非まひ型　35, 107
評価尺度　285
標識化合物　40
標識代謝産物　41
標的核破砕反応　257
標本化定理　153
ビン　290
ピンホールコリメータ　121, 144
ファノ因子　34
ファンパラ変換　165
ファンビーム　165
ファンビームコリメータ　121
フィルタ付き逆投影法　150

索引

フィルタ補正逆投影　236
フーリエ変換（Fourier transform: FT）法　149, 150
フォワードプロジェクション　156
不感時間　35, 107, 214
不均一性　129
部分容積効果　188
プライマリ光子　170
ブランク撮像：blank scan　181
ブランクスキャン　221
ブランクデータ　221
プリアンプ　100
フルオロデオキシグルコース　85
フレネルゾーンプレート　278
フローティング（floating）画像　285
ブロック反復法　242
分岐比　16
分散低減　191
分子イメージング　6
分子プローブ　6
分配定数　52
分布体積　78
平均寿命　16
平均発光面　100
平衡状態　76
平行多孔コリメータ　121
平行ビーム　165
ベイズの定理　163

ベースラインシフト　101
ベールの法則　169
ペネトレーション　110, 121
変形モデル　285
変調伝達関数　193
ポアソン分布　34, 98, 111, 156
方位角　17
放射化　30
放射線加重係数　300
放射性同位元素　14
放射阻止能　23
放射損失　23
放射平衡　16, 44
ホールボディ収集　128
ボクセル　147
ポジトロニウム　25
ポジトロンカメラ　5
ポジトロン飛程　198
ポストインジェクション・トランスミッション収集　221

ま～も

マイクロスフェア　48
孫核　16
マトリクス　147
まひ型　35, 107
魔法数　13
マルチーピーク核種でのイメージング　116
マルチバッファ方式　135
マルチモダリティ装置　145
ミカエリス・メンテン　61
ミッシェログラム　218

ミルキング　44
娘核　16
モンテカルロシミュレーション　190

ゆ～れ

有効視野　219
尤度関数　161
要素別感度補正　221
陽電子放射断層撮影　2
ライトガイド　95
ラドン変換　147
ランダム同時計数　202
ランダムマルチピンホール　278
リガンド　63, 86
リストモード　219
リストモード再構成　247
リストモード収集　128
リストモードデータ　184
リノグラム　147, 224
リミットサイクル　163, 243
量子雑音　146
臨界エネルギー　24
リングバッファ　134
類似性　285
励起状態　12
レイドリブン　148
レイリー散乱　18
レセプタアッセイ　65
レセプタマッピング　63
連続データ収集　142

医学物理学教科書シリーズ：核医学物理学

2015年 3 月30日　　第 1 版第 1 刷発行
2017年11月30日　　第 2 版第 1 刷発行
2020年 4 月30日　　第 2 版第 2 刷発行

　　編著者　　村山秀雄
　　監　修　　日本医学物理学会
　　発行者　　笠井　健
　　発行所　　株式会社国際文献社
　　　〒162-0801 東京都新宿区山吹町358-5
　　　Tel：03-6824-9360
　　　Fax：03-5227-8671
　　　URL：https://www.bunken.co.jp/
　　印刷製本　株式会社国際文献社

©MURAYAMA Hideo, et al. 2015　　　Printed in Japan
　　ISBN978-4-902590-42-5　　C3047
　　乱丁・落丁はお取り替えいたします